# 危重新生儿救治中心能力建设系列教程

## 之二

# 危重新生儿转运

主 编／封志纯 孔祥永

副主编／尹晓娟 刘冬云

U0224479

人民卫生出版社

**图书在版编目（CIP）数据**

危重新生儿转运 /封志纯,孔祥永主编 .—北京：
人民卫生出版社,2020
危重新生儿救治中心能力建设系列教程之二
ISBN 978-7-117-29652-6

Ⅰ.①危⋯　Ⅱ.①封⋯ ②孔⋯　Ⅲ.①新生儿疾病-
险症-转运-教材　Ⅳ.①R722.105.97

中国版本图书馆 CIP 数据核字（2020）第 097248 号

| | | |
|---|---|---|
| 人卫智网　**www.ipmph.com** | 医学教育、学术、考试、健康， | |
| | 购书智慧智能综合服务平台 | |
| 人卫官网　**www.pmph.com** | 人卫官方资讯发布平台 | |

**危重新生儿救治中心能力建设系列教程之二**
危重新生儿转运

主　　编：封志纯　孔祥永
出版发行：人民卫生出版社（中继线 010-59780011）
地　　址：北京市朝阳区潘家园南里 19 号
邮　　编：100021
E‐mail：pmph @ pmph.com
购书热线：010-59787592　010-59787584　010-65264830
印　　刷：河北新华第一印刷有限责任公司
经　　销：新华书店
开　　本：787×1092　1/16　　印张：14
字　　数：341 千字
版　　次：2020 年 7 月第 1 版　2020 年 7 月第 1 版第 1 次印刷
标准书号：ISBN 978-7-117-29652-6
定　　价：56.00 元

打击盗版举报电话：010-59787491　E-mail：WQ @ pmph.com
质量问题联系电话：010-59787234　E-mail：zhiliang @ pmph.com

# 编　者（以姓氏笔画为序）

尹晓娟　中国人民解放军总医院第七医学中心八一儿童医院
孔祥永　中国人民解放军总医院第七医学中心八一儿童医院
田兆方　南京医科大学附属淮安第一医院
刘冬云　青岛大学附属医院
杜志方　中国人民解放军联勤保障部队第 980 医院
李　广　中国人民解放军总医院第七医学中心八一儿童医院
李　婷　中国人民解放军总医院第七医学中心八一儿童医院
杨常栓　中国人民解放军总医院第七医学中心八一儿童医院
张　珊　中国人民解放军总医院第七医学中心八一儿童医院
张艳平　中国人民解放军总医院第七医学中心八一儿童医院
封志纯　中国人民解放军总医院第七医学中心八一儿童医院
赵丹华　中国人民解放军总医院第七医学中心八一儿童医院
徐凤丹　广东医科大学
韩　涛　中国人民解放军总医院第七医学中心八一儿童医院
翟晋慧　中国人民解放军总医院第七医学中心八一儿童医院

# 序

我国的新生儿科在近 20 年得到长足发展，2017 年全国新生儿死亡率已经降至 4.5‰，达到了发展中国家最好水平，但距离发达国家低于 1.0‰ 的最好水平尚有一定差距。国际同行的经验告诉我们：新生儿死亡率越是接近低位，难度越大，需要付出的努力也越大。审视我国新生儿科现状，主要问题是"发展不均衡"。从宏观来看，存在地域、城乡和医院级别之间的诸多不均衡；从微观来看，则主要存在技术能力的不均衡，技术能力的要素包含硬件即设施与设备、软件即人员与管理，其人员素质是最根本的因素。因此，进一步降低新生儿死亡率的攻坚战，成败取决于全国新生儿科医护人员达到高标准、均衡的技术能力水平即"同质化"。

党和政府对新生儿科同质化非常重视，按照国家卫生健康委员会（简称卫健委）的部署，中国医师协会新生儿科医师分会 2018 年确定了力推的三项重点工作：一是联合国与卫健委妇幼司联合项目《中国危重孕产妇和新生儿救治中心建设和评估》，分会承担危重新生儿救治中心部分的工作，制订的《危重新生儿救治中心建设和管理指南》，2018 年初已由卫健委正式颁布并督促落实。二是由卫健委主导，中国医师协会毕业后教育委员会执行的《中国专科医师规范化培训制度试点》工作，新生儿围产期医学专科已经列入第二批试点专科，相关工作顺利进展。三是卫健委医政医管局倡导的专科医联体项目，中国医师协会新生儿科医师分会组织的全国新生儿专科医联体已于 2018 年 3 月 29 日启动，以全国新生儿科专家为骨架，覆盖全国各级医疗机构的新生儿科诊疗、培训和转化网络已经形成。这三项工作相辅相成，目标一致，剑指新生儿科同质化，其核心是新生儿科医护技术能力同质化。

新生儿科医护技术能力水平的提高，不可替代的途径之一是培训；而培训工作需要适宜的教材。目前，我国新生儿科学领域的专著、译著较多，结构、内容各有千秋，但是尚无一套适用于危重新生儿救治中心医护人员培训使用的教程。因此，在卫健委妇幼司及其相关处室领导的支持和指导下，中国医师协会新生儿科医师分会组织部分专家编写了这套《危重新生儿救治中心能力建设系列教程》。本套教程分《危重新生儿诊治》《危重新生儿转运》《危重新生儿护理》三部分；内容以新生儿重症监护病房及其转运网络诊疗救护实际工作思路为主要脉络，注重危重新生儿救治基本理念、基础理论、基本知识、基本技能的介绍，突出危重新生儿救治中心技术能力建设的系统化属性与高技术属性，主要目标人群是具有一定普通儿科基础并有初步新生儿科医护技术体验的医护工作者；旨在通过按本丛书构建的理论和技术体系进行强化培训，使之达到系统掌握新生儿科诊疗救护、建设运作的要求，从而尽快为我国各级危重新生儿救治中心打造一支合格的技术骨干队伍。

为了实现这一初衷,我们遴选了我国省级以上医疗机构Ⅲ级B等以上新生儿病房的中青年现职主任和护理骨干担任本套丛书的编者。他们活跃在新生儿科临床、教学和科研第一线,既掌握国内外本领域最新进展,又拥有丰富的实际工作经验,加之他们对本丛书编写的工作热情和认真态度,是本丛书特色和品质的基本保证。而且,他们都是危重新生儿救治中心建设和管理、新生儿围产期医学专科医师规范化培训试点、全国新生儿专科医联体等三项行业重点工作的实践者和专家,是我国新生儿专科各类培训工作当然的骨干教员;可以预料,通过他们的努力,本套丛书出版后一定能起到快速推进我国新生儿科医护技术能力同质化的目的,为进一步降低我国新生儿死亡率作出贡献。

封志纯

2019 年 7 月

# 前言

20世纪80年代后期和90年代初，随着国内新生儿重症监护病房（neonatal intensive care unit, NICU）的建立，我国的新生儿转运工作也随之开始启动，特别是在珠江三角洲地区，形成了以原第一军医大学（现南方医科大学）珠江医院为中心的转运网络。近年来，新生儿转运工作发展迅速，目前我国东中部地区的大部分医疗机构均有开展，在降低新生儿死亡率方面起到非常重要的作用，已成为新生儿医学的重要工作内容。

但我国的新生儿转运工作相对于国外起步较晚，很多区域的转运体系还有待于进一步完善。主动转运开展较少，主要还是依赖由基层医院负责运送的被动转运模式。目前，医疗资源相对集中在大、中城市，部分县级医院、落后地区的市级医院，甚至个别三级综合医院的儿科，严重缺乏新生儿监护、救治、转运所需要的专业设备和人员。为了不断改进和优化新生儿转运工作，需要加强教育和培训，所以有一本适合广大新生儿医务人员开展新生儿转运的培训教材就显得尤为重要。

本书为《危重新生儿救治中心能力建设系列教程》之一，和其他新生儿培训教材相比更加注重新生儿转运领域，包括区域化的新生儿转运网络、组织管理、特殊条件下转运新生儿的病理生理及不同疾病条件下的新生儿转运等内容，专业性强，更加侧重于实用。本书由中国医师协会新生儿科医师分会组织编写，参编人员都是活跃在临床一线的中青年新生儿专家，具有开展危重新生儿转运工作的丰富经验，保证了本书的科学性和先进性，希望能为新生儿医务人员提供一本参考价值高、实用性强和内容丰富的培训教材。

尽管我们投入了很多精力，但局限于我们的知识水平，加之知识更新迅速，难免有所不足甚至错误，希望广大读者在阅读过程中不吝赐教，欢迎发送邮件至邮箱 renweifuer@pmph.com，或扫描封底二维码，关注"人卫儿科学"，对我们的工作予以批评指正，以期再版修订时进一步完善，更好地为大家服务。

编者
**2020 年 5 月**

# 目录

# 第一章
# 新生儿转运系统的组织构建

　　将危重新生儿集中在新生儿重症监护病房进行监护和救治,是降低危重新生儿死亡率和改善其预后的重要措施。1950 年,美国率先建立了新生儿转运系统( neonatal transport system, NTS ),自此半个多世纪以来,新生儿转运已成为新生儿抢救工作中的重要内容。20 世纪 80 年代后期和 90 年代初,随着国内新生儿重症监护病房( neonatal intensive care unit, NICU )的建立,我国的新生儿转运工作也随之开始启动,特别是在珠江三角洲地区,形成了以原第一军医大学(现南方医科大学)珠江医院为中心的转运网络。近十几年来发展迅速,目前在我国中东部的大部分地区均开展了新生儿转运工作,且转运规模不断扩大,转运技术不断完善和提高,为降低新生儿死亡率,提高新生儿救治技术水平起到重要作用,已成为新生儿医学的重要工作内容之一。至 2013 年,我国新生儿死亡率已由 1990 年的 24.9/1 000 降低为 7.7/1 000,为全球实现或接近联合国新千年发展目标 MG4(即在 1990 年基础上,2015 年使婴儿死亡率降低 2/3 ),作出了巨大贡献。新生儿死亡率的降低,对降低婴儿和 5 岁以下儿童死亡率有重要意义,这与广泛开展新生儿转运是分不开的。

　　2013 年,中国医师协会新生儿医师分会制订并出版了《中国新生儿转运指南( 2013 )》(以下简称《指南》),并在 2017 年对该《指南》进行了更新和完善,对指导和规范新生儿转运工作起了积极的推动作用。但我国的新生儿转运工作相对于国外起步较晚,且我国现阶段的社会经济物质基础条件和文化背景与之都有较大差异,所以全盘照搬西方危重新生儿转运模式在我国大部分地区难以实行。我国经济发展不均衡,中西部差距较大,医疗资源集中在大中城市,在部分县级医院甚至落后地区的市级医院,包括个别三级综合医院的儿科,严重缺乏新生儿监护、救治和转运所需要的专业设备。所以我们必须更加重视我国的新生儿转运工作,充分认识目前我国新生儿转运发展过程中所存在的问题,不断的改进和优化新生儿转运。

　　随着区域性三级新生儿监护病房的分化和发展,我们有必要将专业的新生儿重症监护技术通过专业医护团队扩展到有转诊需求的基层医院。实际上,转运团队的功能就是 NICU 的延伸,可以提供同等质量的专业监护和救治,不论是在转诊需求的单位还是在转运途中。本章将重点讲述转运机构组织构建,包括转运人员配备、交通工具、设备需求、通讯以及记录保存等方面。

## 第一节 区域性新生儿转运网络体系

### 一、建立区域性新生儿转运网络的必要性和重要性

区域性新生儿转运网络体系（regional neonatal transport network，RNTN）是指以Ⅲ级NICU 为中心，向周围辐射，集现场急救、转运、通讯和培训为一体的特殊医疗服务系统，主要通过有计划、有组织的对转出医院的危重新生儿进行就地抢救，待病情稳定后再转运至高级NICU，使危重患儿得到更好地诊疗和监护，是将"新生儿重症监护"送至患儿身边的一种技术服务体系，从而达到降低新生儿病死率和致残率的目的。由于危重疾病通常会发生在远离 NICU 的地区，特别是远离Ⅲ级 NICU 的地区，所以要保证患儿病情的稳定并得以进入适宜的 NICU 诊治，就必须进行院间转运以最大可能改善患儿的预后。

目前，新生儿转运已成为新生儿重症救护工作中的重要内容，发达国家较早建立的区域性危重新生儿转运系统已证明对保障母婴健康至关重要，只有统一认识新生儿转运体系的重要性，才能保证其健康快速发展。转运团队和接受医院 NICU 的实力和新生儿的预后明显相关，即应根据 NICU 的实力而开展相应规模的新生儿转运。不能将转运理解为一辆救护车再加上医师和护士这种简单的组合。在英国、美国、澳大利亚和加拿大等发达国家中，新生儿转运技术先进，并且医师的培养已达到产业化阶段；在英国，与新生儿转运相关的大学课程已经设立；在美国德克萨斯大学，学生可利用高仿真的婴儿模拟器来进行模拟训练。相较于国外对新生儿转运的重视程度，国内在这方面所做的工作显然还有待提高。

### 二、建立以危重新生儿救治中心为核心的区域性转运网络体系

新生儿急救不仅费用昂贵而且需要大量人力，NICU 的建设和管理也需要投入大量的资金和人力，如果每家医院均设立高等级 NICU，会因为床位使用率较低而造成卫生资源的浪费，所以应设立区域性的转运中心，即各级危重新生儿救治中心（newborn care center，NCC）。RNTN 即是以 NCC 为中心，由区域内不同等级的 NCC 和相关医疗保健机构组成。相应的医疗改革也将会进一步促使新生儿重症监护资源的更有效利用，并且推动危重监护单位区域化的深化发展，这也要求政府需要给转运体系提供更多的资源。

RNTN 的主要特点包括：

（1）较高等级的 RNTN 可包含较其低等级的 RNTN。后者可依次作为前者的分系统或子系统，既参与整个系统的运作，又组织各自局部系统的运作。NCC 应遵照其层级所定义的医护服务条件和能力接收新生儿，一般病情患儿提倡按 NCC 等级逐级实施转运，特殊病情患儿可以根据需要越级实施转运。

（2）确定 RNTN 的范围应以"适宜、就近"为原则，在行政区划的基础上兼顾地方就医的习惯和地理距离。有条件情况下，同一区域可同时有多个 RNTN 提供服务；不要求 RNTN

中 NCC 与转出医疗机构之间是专属关系,可允许与其他 RNTN 之间有交互联系。

（3）RNTN 所服务区域的大小受其层级限制,结合地理形态、人口密度、气候条件、区域经济、医保支付和可提供适当服务的 NCC 数量等综合考虑。转运方式依据不同的地理区域而有所不同,也取决于接收医院的距离、介绍和接收 NICU 的数量、位置、天气和人口密度。采用救护车转运,RNTN 服务半径一般以 200~400km 以内为宜,除确认患儿病情许可且必须转运外,超出此范围应选用其他等更高速的交通工具。

（4）RNTN 采用"综合、主动、全程、立体型"技术服务模式为宜。业务内容应为涵盖高危儿转运救治、人员培训和科学研究的全方位服务,转运形式以 NCC 接回患儿的主动转运为主,转运的服务范围应包括产房待产、新生儿转运和宫内转运,转运途径应逐步拓展为陆路、航空和水路结合的立体型交通网。2017 年底,国家卫生和计划生育委员会制定并颁布了我国的《危重新生儿救治中心建设与管理指南》,其内容涉及 "各级区域性危重新生儿救治中心技术能力基本要求" 和 "新生儿转运工作要求",即根据要求各区域设立一级、二级、三级甚至四级的各级危重新生儿救治和转运中心,这对构建和规范我国区域性的危重新生儿救治服务体系至关重要。

# 第二节　转运团队组成

转运团队是转运系统最重要的组成部分,包括医疗主任、医疗质控员、转运协调员、转运医师、转运护士、飞行员和司机,国外往往还配有辅助医务人员和呼吸治疗师等。所有的人员都应该接受正规的转运医学的培训。培训的内容应包含转运需要使用航空运输工具时,能适应因高度攀升所带来的生理改变。挑选团队成员首先应该看他们的临床诊断技巧、人际沟通能力、身体状况、应急情况下的良好的反应能力、抗疲劳、抗晕动能力、机敏性、工作热情和责任心等。

## 一、NTS 的机构

NCC 设转运服务台,有条件的应设立转运服务处。其职能主要是转运组织管理和质量控制。

1. **预备管理**　转运车辆、设备和药品等由转运处统一管理,应每天检查物品完备完好情况。车辆设备应做好定期保养,发现故障、隐患应及时维修,使其时刻处于良好备用状态。

2. **过程管理**　实行全天 24 小时值班制,及时合理调度车辆和人员。实行转运人员亲笔签到制度,以督导及时出发。与转运任务中相关人员保持随时联系以准确掌握动态。

3. **质量控制**　实行全程督导,登记转运工作各环节的信息数据,并录入数据库,定期分析总结评估。及时反馈被转运患儿信息,征集 RNTN 内各协作单位对转运工作的意见,以利持续改进。

## 二、转运人员

### 1. 转运职责

（1）新生儿转运的医疗主任应该接受新生儿医学、新生儿急救技术、急诊医学和转运方面的专门训练。其职责包括筛选和训练人员、改进转运策略和方案、回顾分析转运案例、批准设备和药物清单、建立和实施拓展项目、管理和改进转运质量。

（2）转运协调员负责转运团队的日常生活：转运团队成员的行程安排；设备选择和维护；转运数据采集；预算管理；协助医疗主任。转运协调员一般是由注册护理人员（国外可以是医务辅助人员）担任，在国内也可以是住院总医师或科秘书来担任。在一些转运体系中，转运协调员可能是最早接听电话者，然后再将电话转接给转院医师，同时开始调动整个团队。

（3）新生儿转运小组由新生儿科医师、护士和司机组成。转运小组的数量以保证转运工作的及时和顺利完成为原则，依区域内转运工作量而确定。医师在转运小组中应起主导作用，是转运的组织者和决策者。一线转运小组各成员应 24 小时值班，其他转运小组成员的活动范围最好也限制在医院内或周围，能随叫随到。转运医师要负责获取患儿的信息，用来向上级医师咨询患儿下一步管理的建议，决定合适的转运方式，安排团队的组成，在转运途中保持监督联系等。并将基本数据和临床数据记录在适当的数据库或日志里。转运医师必须要了解床位使用情况，在没有进一步深入会诊的情况下有接收患儿的权利，必要时对患儿进行分类并启动转运后备方案。如果需要其他专业的医师（心脏病学、外科学等），转运医师要负责和他们进行协商或会诊。

**2. 转运医师和护士必须掌握的技术** 转运医师和护士应接受专业化的培训，不但要有丰富的专业知识和技能，还应具备良好的团队组织、协调和沟通能力。主要包括：

（1）熟练掌握新生儿复苏技术。

（2）能识别潜在的呼吸衰竭，掌握气管插管和 T- 组合复苏器的使用技术。

（3）熟练掌握转运呼吸机的使用与管理。

（4）能熟练建立周围静脉通道。

（5）能识别早期休克征象，掌握纠酸、扩容等技术。

（6）能正确处理气漏、窒息、发绀、惊厥、低血糖、发热、冷伤、呕吐、腹泻、脱水、心律失常等常见问题。

（7）能熟练掌握儿科急救用药的剂量和方法。

（8）掌握转运所需监护、治疗仪器的应用和数据评估。

转运医师推荐选用本科毕业后在 NICU 工作至少两年或以上的住院医师、研究生住院医师或主治医师，对于在 NICU 工作不满两年的住院医师，在科室医疗主任评估认为其能胜任的情况下也可以参与转运。要根据处理危重症新生儿的临床洞察力和专业技能来为转运团队挑选医师。他们必须具有优先为患儿做出诊断和治疗的能力，包括在紧急情况下阅读 X 线片。特别是必需熟知药学知识和实践技巧并且精通气管插管、动静脉导管置入、胸导管放置技术。如果需要进行空中转运，转运医师也要进行飞行生理学知识的训练。

转运护士应该是具有新生儿急救护理经验的注册护士。医疗主任需要根据其在呼吸道管理、建立静脉通道和熟练操作转运设备并知晓设备自身局限性等方面的护理技能和经验来挑选人员。转运护士要处理好与工作人员和家属的关系,即使不是在转运途中转运护士也要对住院患儿尽到护理责任。转运护士要在转运途中负责协助转运医师稳定患儿病情以及患儿的管理和检查。转运护士特别是护理组长可能需要额外掌握更多的技术能力,例如气管插管、建立骨内或中心静脉通道、清理气道等。护理组长必须有准确地评估患儿和恰当的安排优先治疗策略的能力。

**3. 其他医务人员的职责**　在国外,转运小组还包括转运医务辅助人员和呼吸治疗师。转运医务辅助人员是许多转运系统的组成部分。辅助人员应该登记注册,并且需要接受患儿处理和院间转运方面的培训。这些人员需要科室主任依据其能力和临床技能进行审核。辅助人员在转运期间通常要帮助转运医师稳定和管理患儿。转运呼吸治疗师应该是注册的治疗师,并有新生儿急救方面的训练或经验。呼吸治疗师应该经由医疗主任认可,具备稳定肺功能和处理呼吸道的能力。其应该有使用转运呼吸机设备和便携式呼吸机、在不同转运交通工具使用氧疗以及在高海拔地区进行呼吸管理的专业知识。有时,呼吸治疗师还可能会负责呼吸道安全和气管插管。在转运组长认为合适的时候,呼吸治疗师可能会帮助团队负责一些其他的医疗任务。

**4. 司机和飞行员的职责**　司机和飞行员都要进行相应的训练,医院行政机构要审核他们的个人安全记录。飞行员要依据天气状况来决定是否适于飞行,而不是由患儿的临床状况来决定。救护车司机如果违反交通规则,要对其进行劝阻,这种节省时间的冒险行为其实对患儿并没有益处。

## 第三节　转运设备和器材

转运团队需要携带所有需要的设备、耗材和药品,最好是携带专门为转运设计的设备。转运设备具有以下特点:

(1)转运设备能够提供生命支持。

(2)重量较轻(两人可搬运)、便携、自带电池容量能够用来完成两次转运。

(3)耐用,能够承受高海拔、高热以及气压的急剧变化,并且能够保证重复使用。

(4)容易维护和清洁。

(5)可使用直流电和交流电。

(6)能抗电磁影响。

(7)设备的大小能够通过医院的门和适应转运工具的空间,并且在转运过程中容易固定。

目前已经有许多适合新生儿转运的专用设备,比如把转运呼吸机、心肺监护仪、脉搏氧饱和度监测仪、输氧设备、输液泵等安装在轮床和转运暖箱上,这样既可以移动灵活,又可以保护设备。心肺监护仪需要同时具备体内和体外监测功能。体外血压计对于没有放置动脉导管的患儿非常重要,电子血压计在运动中的车辆上也非常实用。推荐使用电动呼吸机,因为它可以提供低通气量或者低氧流量的氧气供应,最好是新生儿专用转运呼吸机,呼吸机需要具备呼气末正压通气和持续气道正压通气功能,还需要具备恰当的不同压力、容量和流量的可视、听觉报警功能。如果车辆上不能提供合适的电源供应时,也可以使用人工压力呼吸器来代替,如复苏气囊。当转运车用来转运早产儿时,转运呼吸机应能够提供低潮气量的呼吸支持。

在转运中需要温度探针或者温度计来确保新生儿所处环境的适宜,同时一些团队希望配备有经皮二氧化碳监测。在转运中通常需要使用多通道输液泵、推注泵和注射器,尤其是多通道输液泵和推注泵。为满足患儿的需要和预期的情况,大部分转运团队会有单独的耗材与药物供应包。特殊药品包中装有特殊管制药物和需要冷藏保存的药物,它们要放在容易被转运人员拿到的地方。必须要确定器械、物资和药物是充足的,并且保证在有效期之内。在出发前器械设备应该经过检查与测试。药品与物资应该在上次转运结束时尽可能快地补齐。表1-1列出了转运物质和转运常用药物清单。

**表 1-1 转运物资和转运常用药物**

| 气道与呼吸 | 血管通路 | 其他设备 | 常用转运药物 |
| --- | --- | --- | --- |
| 面罩式加压气囊 | 留置针 | 胸腔造口术工具 | 葡萄糖注射液 |
| 面罩(全尺寸) | 中心静脉导管 | 胸腔造口管(全尺寸) | 生理盐水注射液 |
| 氧气管 | 骨髓穿刺针 | 闭式胸腔引流 | 盐酸肾上腺素 |
| 喉镜和刀片(全尺寸) | 静脉导管和连接器 | 腰椎穿刺器械 | 5% 碳酸氢钠 |
| 气管内导管(全尺寸) | 三通阀 | 鼻胃管 | 硫酸阿托品 |
| 呼气末二氧化碳检测仪(可选) | 酒精和碘伏棉球 | 手术刀 | 多巴胺 |
| 喉罩 | 注射器 | 橡皮奶嘴 | 多巴酚丁胺 |
| 吸引导管(全尺寸) | 无菌和非无菌手套 | 敷料 | 呋塞米 |
| 负压吸引器 | 无菌衣 | 血压计套袖(小) | 甘露醇 |
| 胶布 | 口罩 | 电极片 | 苯巴比妥钠注射液 |
| 便携式氧气瓶 | 脐静脉导管(可选) | 听诊器 | 咖啡因 |
| T-组合复苏器 | 脐血管引导装置(可选) | 剪刀 | 利多卡因 |
| 急救箱 空氧混合仪 | 全棉脐带线 | 笔式手电筒 | 肝素 无菌注射用水 |
|  | 缝合线 | 备用电池 | 皮肤消毒制剂 |
|  | 止血带 | 备用灯泡 |  |
|  |  | 创可贴 |  |
|  |  | 凡士林 |  |
|  |  | 导尿管(全尺寸) |  |
|  |  | 尿袋 |  |

## 第四节　可移动式体外膜氧合仪转运

对患有可逆性呼吸或心力衰竭的患儿,若对常规治疗无反应,一般会选择把这些患儿转运至配备有体外膜肺氧合(extracorporeal membrane oxygenation,ECMO)的救护中心。对于此类患儿及时发现病情和安全及时的转运非常重要。然而一些患儿的情况对于常规的转运方式非常不稳定,这就意味着采用常规转运方式随时会发生包括心肺功能骤停的危险。因此,为了降低这种风险,转运时需要应用移动式体外膜肺氧合仪(mobile ECMO)。将 ECMO 设计为能应用于救护车、直升机和固定翼飞机上,它对于高度专业化的团队是必需的。这个团队应该由至少五名专家组成,其中包括 ECMO 医师、ECMO 护士、能够插管的外科医师、NICU 医师和 NICU 护士。所有成员都必须经过专业培训,包括接受过理论、实验室模拟培训和具有 ECMO 临床实践经验。

ECMO 需要被改进成便携式的,能够通过各种医院设施通道,并且在电梯或者转运车辆的车厢能够容纳。ECMO 的泵需要同时具有使用交流电和电池的能力。转运车辆需要备有变频器,来为路途中使用 ECMO 提供交流电。电池电源在从医院向转运车或者从转运车向医院的转运过程中使用。辅助设备包括外科插管所需要的全部材料,如各种医用导管和 ECMO 循环专用导管。应备有凝血功能的监测设备,还应能够提供悬浮红细胞红细胞、血浆、白蛋白和其他扩容液体等。

## 第五节　转运交通工具

转运交通工具的选择需要考虑很多因素,其中包括患儿病情严重性和稳定性、需提供高级监护的紧迫性、医院间的交通状况、转运交通工具的可靠性、转运人员的能力、天气情况、地理情况、安全性和费用等。转运交通工具包括救护车、固定翼飞机和直升机,偏远地区上述三种转运交通工具都会用到,而城市中一般会选择救护车和直升机。轮船因为速度较慢,现已基本不选用。在国内,目前仍以转运救护车为主,每个 NCC 应配备 1 台以上装备完善的新生儿转运专用救护车。

患儿的诊断和病理生理状况是选择转运交通工具的主要参考因素。医师根据在医院中收集的患儿信息决定患儿应该接受的监护等级和转运的紧迫性。如果患儿所处医疗环境能够诊断和治疗病情,那么就没有必要迅速的启动转运。如果患儿病情不稳定或者病情不断恶化,超出了所在医院的处置能力,那么就应该迅速转运至三级 NICU 中心救治,比如通过直升机。然而,如果直升机不能降落在医院内并且从医院到直升机需要动用成倍的人力、物力时,则使用直升机转运可能并不会缩短转运时间。

必须要高度重视转运团队的安全。飞行决策必须由飞行员根据天气和地理情况决定。同样,地面运输也需要驾驶员根据交通和路况来做出决定,在非常恶劣的天气再加上复杂地形时,做出转运决策时应慎重,如大雪、暴雨或山地等。需要配备有后备转运交通工具,特别是救护车,以备在转运交通工具发生机械故障或者同时有其他患儿需要转运时使用。

各种转运交通工具都有它的优点和缺点(表1-2)。地面救护车是最常用的,因为可以提供非常便捷的服务,将患儿用转运暖箱抬上车或直接由护士抱上车,直接就可以送达接收医院。如果患儿在转运过程中发生特殊情况,救护车可以随时停下来让医师在静止状态下进行任何必要的治疗。救护车可以轻易地绕道到就近医院处理,以让患儿病情稳定和补充必要的物资。天气状况和载重对地面转运交通工具限制较小,只要有足够的安全座椅就可以容纳较多的医护人员和患儿家属,而且救护车转运是转运工具中最经济的。

表1-2　转运交通工具的优点与缺点

| 优缺点 | 地面救护车 | 固定翼飞机 | 直升机 |
| --- | --- | --- | --- |
| 优点 | 容易获得 | 长距离快速转运 | 快速转运 |
| | 大多数天气情况下可用 | 恶劣天气可用 | 可到达其他交通工具无法到达的环境地区 |
| | 患儿仅需两次转换过程 | 空间大,可携带设备多 | |
| | 空间足够 | 乘客数量限制少 | |
| | 乘客数量限制少 | | |
| | 容易改装变换 | | |
| | 费用成本低 | | |
| 缺点 | 转运时间长 | 需要机场跑道 | 需要非限制着陆点 |
| | 道路和交通状况影响转运效率 | 患儿需要多次中转 | 空间小 |
| | | 高成本 | 可能需要多次中转 |
| | | | 燃料储备空间小,限制了其运输范围 |
| | | | 天气限制 |
| | | | 噪音和震动大 |
| | | | 安全性减低 |
| | | | 成本较高 |

在使用救护车转运时医护人员可能会出现晕动病,有时还比较常见。如果发生这种情况,护理患儿将会变得非常困难,可以在出发前服用药物或者在转运中盯着固定的物体来减轻晕动病的症状。较长距离的地面救护车转运往往会使人感到非常疲劳,不可预知的交通拥堵或上下班高峰时间可能会延长转运时间,同时也影响到设备电池的供应。减震系统不佳、较窄的轴距和较高的重心都会增加途中救护车或转运暖箱的颠簸,这对一些患儿来说是非常不利的。转运过程中的颠簸会增加插管脱出的风险,并且在噪音环境下对患儿进行实时监护将变得比较困难。

直升机转运最大的优势是迅速,它只需要地面转运一半或者三分之一的时间。并且直升机可以到达救护车所不能达到的地方。其实只要有导航员的陪同,直升机在恶劣的天气下转运也是非常安全的,所以有必要抛弃那些直升机不安全的旧观念。直升机需要专用降落场或者是没有障碍的场地,然而有些医院并没有这样的条件。如果没有场地条件就需要将患儿搬上救护车然后送往直升机起飞场地,这样做的话不仅增加转运时间,还增加了患儿的转运风险。直升机有空间和重量的限制,这样就不能搭载更多的转运人员,机上噪音和振动也影响着监护仪器的正常工作,晕动病同样也是个大问题。能见度较低的天气情况会限制直升机飞行。高空飞行,特别是对直升机而言,可能会导致缺氧和气压病。直升机相对高额的转运费也是要考虑的。

固定翼飞机最大的优势在于长距离转运时较高的转运速度,转运距离一般都超过300~400km。但在固定的150~250km的转运距离中,包括地面救护车使用所消耗的时间在内,直升机和固定翼飞机所用时间基本相近,直升机转运所需费用却是固定翼飞机转运费用的4倍。固定翼飞机对重量限制较小,有较大的空间,这样就可以搭载更多的转运人员,而且其飞行高度更高,在恶劣天气条件下也可以正常飞行。固定翼飞机转运需要足够长的跑道,而且可能会因为机场交通状况而发生延时。大气压的变化也是需要考虑的问题,因为大部分小型飞机没有密封舱,即使大型飞机也要到一定飞行高度才使用密封舱。使用固定翼飞机转运需要将患儿进行多次的中转,相对地面转运它的花费也是较高的。

## 第六节 通 讯

通讯对于一次成功的转运是必不可少的。转出医院的医师在转运队伍到达前需要将患儿的情况实时与转运医师沟通,转运医师可以接受或者否定治疗意见,并且根据患儿的情况做出临时治疗方案。转运医师要有专门的"热线"可以用来与转运中心进行联系,调度员可以根据转运的需求派出人员来协助转运。移动电话的普及和转运软件系统的应用,使转运过程中的通讯联系变得更加便捷和实时。

调度员需要迅速联系到转运人员,可通过电话、对讲机或者微信平台等。调度员需要了解转运时间、当前天气情况以及医院床位情况。转运的速度是非常重要的,一旦转运团队被派出,转运团队、转运医师以及转运医院间的通讯就应该持续建立。在进行空中转运时,通讯中心需要有自己的无线电波段来与空中转运进行沟通。无线电和电话临时线路非常重要,这可以避免不必要的呼叫。通讯中心与救治中心和交通局的联系也是必需的,因为有时需要在非专用地点降落直升机。

理想条件下所有的通讯都需要记录或者录音,如果不能做到全部记录,涉及通讯的正式记录和文件是需要保存的。所有医嘱需要记录在病历上,并且所有这些记录科室主任会定期评估,来保证转运质量或者用来做教学材料。

(封志纯 孔祥永)

## ✎ 参考文献

1. 封志纯. 高危新生儿的转运. 中国儿童保健杂志, 2008, 16(1): 5-8.

2. 封志纯, 王斌, 毕军英, 等. 区域性新生儿转运网络几种模式比较. 中华围产医学杂志, 2000, 8(2): 95-96.

3. 吕波, 高喜容, 庄严, 等. 呼吸衰竭早产儿363例转运时机与临床结局的相关性. 中华实用儿科临床杂志, 2015, 30(14): 1087-1089.

4. 孔祥永, 高昕, 尹晓娟, 等. 区域性综合主动型新生儿转运网络组织的应用研究. 中华儿科杂志, 2010, 48(1): 4-8.

5. 余玲玲, 朱雪萍, 肖志辉, 等. 区域性危重新生儿主动型院前急救转运的应用及意义. 东南大学学报(医学版), 2014, 33(5): 612-615.

6. 封志纯, 王斌, 黄为民, 等. 珠江三角洲新生儿转运网络10年工作及效果报告. 中国儿童保健杂志, 2000, 8(1): 8-10.

7. Kong XY, Liu XX, Hong XY, et al. Improved outcomes of transported neonates in Beijing: the impact of strategic changes in perinatal and regional neonatal transport network services. World J Pediatr, 2014, 10(3): 251-255.

8. Neto MT. Regionalization, networks and neonatal transport. J Matern Fetal Neonatal Med, 2002, 11(2): 140.

9. 中国医师协会新生儿专业委员会. 中国新生儿转运指南(2013). 中华实用儿科临床杂志, 2013, 28(2): 153-155.

10. 孔祥永, 封志纯, 李秋平, 等. 新生儿转运工作指南. 发育医学电子杂志, 2017, 5(4): 193-197.

11. Lui K, Abdel-Latif ME, Allgood CL, et al. Improved outcomes of extremely premature outborn infants: effects of strategic changes in perinatal and retrieval services. Pediatrics, 2006, 118(5): 2076-2083.

12. Chien LY, Whyte R, Aziz K, et al. Improved outcome of preterm infants when delivered in tertiary care centers. Obstet Gynecol, 2001, 98(2): 247-252.

13. Gill AB, Bottomley L, Chatfield S, et al. Perinatal transport: problems in neonatal

intensive care capacity. Arch Dis Child Fetal Neonatal Ed, 2004, 89（3）: 220–223.

14. Fenton AC, Leslie A. Who should staff neonatal transport teams? Early Hum Dev, 2009, 85（8）: 487–490.

15. LeFlore JL, Anderson M, Zielke MA, et al. Can a virtual patient trainer teach student nurses how to save lives–teaching nursing students about pediatric respiratory diseases. Simul Healthc, 2012, 7（1）: 10–17.

新生儿急诊、分诊及评估

新生儿急诊是指给予新生儿紧急、适当的处理,以挽救其生命、缩短其病程或维持患儿各系统功能的过程。它的存在保证了新生儿在突发疾病或危重状态时,可在最短时间内得到专业、科学的救治。新生儿急诊主要包括分诊、评估和急诊治疗,由于新生儿各系统发育不成熟,代偿能力差,病情变化迅速,易出现死亡,因此,正确的分诊、迅速评估和及时治疗对挽救危重新生儿和有潜在病情变化的新生儿的生命至关重要。

### 一、新生儿分诊

分诊是指医务工作人员对每一位来诊的患儿所进行的简单迅速的评估,了解患儿的医疗需求,决定患儿就诊的紧急程度,使患儿在适当的时机、恰当的处置区获得适宜的治疗与护理的过程。分诊的目的是合理安排就诊,优先处理危重症患儿,提高抢救成功率,提高急诊工作效率并有效控制急诊室内就诊人数,维护急诊室内秩序并安排适当的诊治地点。

新生儿分诊必须由有工作经验并熟悉新生儿特点的医师或护士完成,在新生儿到达急诊病区后应即刻开始检查体温、呼吸、脉搏和体重,并注意以下急症表现:

(1)气道或呼吸问题:患儿存在阻塞性呼吸困难或呼吸暂停、中枢性发绀或重度呼吸窘迫:观察是否有呼吸、气道梗阻、发绀(中枢性发绀)及是否存在严重的呼吸窘迫。

(2)循环障碍表现:包括患儿手足冰冷,或毛细血管再充盈时间 >3 秒,或脉搏细速。

(3)抽搐或昏迷表现:包括弹足底或轻抚背部无反应或疼痛刺激无反应,或抽搐发作。

(4)重度脱水表现:如果存在腹泻或其他脱水情况(如呕吐,或由于精神萎靡和发热等原因导致液体摄入不足),并伴有以下 3 种症状其中之一:昏睡或昏迷、双眼凹陷、皮肤的回弹速度慢(>2 秒)。

### 二、新生儿急诊评估和常用的危重评分系统

新生儿危重评分是 20 世纪 90 年代发展起来的评价新生儿病情的方法,对于估计病情严重程度、预测死亡风险、评价治疗效果、指导危重新生儿转运等均有重要意义。1988 年,

英国4家Ⅲ级新生儿病房创建了婴儿临床危险指数（clinical risk index for babies，CRIB）评分系统，用以评估胎龄≤32周早产儿的死亡率。德国学者通过应用logistic回归对极低出生体重儿（very low birth weight infants，VLBW）预后进行分析，制定了Berlin评分。此后，一些更复杂的评分如新生儿急性生理学评分（acute physiological score of neonates，SNAP）、新生儿急性生理学评分-Ⅱ（SNAP-Ⅱ）、新生儿急性生理学评分围生期补充（SNAPPE）、新生儿危重病例评分（neonatal critical illness score，NCIS）和新生儿治疗干预评分系统（NT-ISS）相继出现。这些评分系统各具特点，在评估疾病的死亡、判断预后中发挥着重要作用。

**1. 婴儿临床危险指数**　CRIB评分系统最初在英国4家Ⅲ级新生儿病房使用，用以预测出生体重<1 500g或胎龄≤32周早产儿的死亡率。其项目包括胎龄、出生体重、先天性畸形、生后最初12小时的最大碱缺失、生后最初12小时的适合最低吸入氧浓度、生后最初12小时的适合最高吸入氧浓度6项。评分范围0~23分，分值越高，病情越危重，死亡风险越大。CRIB的主要优点为资料容易收集，每个患儿只需要5分钟就可以计算出分值。另一个优点是CRIB在生后12小时内评估，受治疗效果的影响较小。早期的CRIB评分提示，CRIB对死亡的预测价值较单一的出生体重更高。但也有研究指出，CRIB对院内病死率的预测价值与出生体重基本相同。另外也有报道指出，CRIB同胎龄相似，优于出生体重，对<1 500g的早产儿发生严重IVH有较高的诊断价值。

**2. 婴儿临床危险指数-Ⅱ**　CRIB-Ⅱ是改良后的CRIB评分，包括胎龄、出生体重、性别、最大BE值、入院时体温5项指标。评分范围0~27分，分值越高，病情越危重，死亡风险越大。除入院时体温易受护理相关因素影响外，其余指标均受治疗的影响小。该评分倾向于评价极早产儿伴体温低下患儿的预后。同CRIB一样，CRIB-Ⅱ亦不能用于病情的动态监测。有研究认为，与CRIB、出生体重、胎龄相比，CRIB-Ⅱ对极低出生体重儿（VLBW）死亡风险的预测并不高。也有研究指出，CRIB、CRIB-Ⅱ预测VLBW医院病死率的能力相近，其研究结果的不一致可能与研究例数、治疗模式有关。另据研究报道，CRIB-Ⅱ与VLBW（体重≤1 250g）的长期（3岁时）神经发育结果明显相关。CRIB-Ⅱ评分能预测主要的神经发育障碍（脑性瘫痪、严重感音神经性听力损失、失明、严重癫痫发作、认知功能障碍）。出生1小时内的CRIB-Ⅱ分值≥13预示主要的神经发育障碍，其敏感度和特异度分别达83%和84%。

**3. 新生儿急性生理学评分**　新生儿急性生理学评分源自1990年对波士顿的3个新生儿中心的1 643例（其中154例出生体重<1 500g）新生儿的研究，由生命体征、血气指标、外周血象、血生化指标的27个项目组成。具体如下：出生24小时内收集的血压、心率、呼吸、体温、氧分压（$PaO_2$）、$PaO_2/FiO_2$比值、$PaCO_2$、氧合指数（OI）、血细胞压积、白细胞计数、未成熟中性粒细胞/中性粒细胞比率（I/T比值）、中性粒细胞绝对计数、血小板计数、血尿素氮和肌酐、尿量、未结合胆红素、结合胆红素、钠、钾、离子钙和总钙、血糖、碳酸氢根、pH、呼吸暂停、大便潜血等28个项目，包括每一个系统和部分检验结果。评分范围0~118分，轻度：0~9分，中度：10~19分，重度：>19分。分值越大，病情越危重。根据每一个参数，分别评为0、1、3或5分，该评分可用于任何胎龄的新生儿，但对胎龄比较小的极早产儿和超早产儿的评估敏感性较低，但涉及的指标较多，资料不易获得，使用起来也相对较复杂。SNAPPE是在SNAP的基础上增加了出生体重、小于胎龄儿和5分钟Apgar评分<7三项。

由于增加了围生期因素,SNAPPE 能够更好地预测病死率,主要应用于美国和加拿大,评分范围 0~163 分,分值越高,死亡风险越大。SNAP 和 SNAPPE 均是以反映生理状况来预测病死率的。SNAP 和 SNAPPE 评分系统能评估机体许多器官和系统的功能,能够很好地预测患儿的结局和死亡,但其资料的收集要比 CRIB 评分复杂得多。近来,有关胎盘病理与早产儿出生 24 小时内危重程度关系的报道指出,有核红细胞升高、胎盘中胎儿血栓性血管病与早产儿出生 24 小时内较高的 SNAPPE 分值有相关性。该发现对提前预测早产出现病情会有一定临床价值。

4. **新生儿危重病例评分** 新生儿危重病例评分是 2001 年发表的国内统一的新生儿危重评分法。内容由两部分组成:

(1)新生儿危重病例评分法。

(2)新生儿危重病例单项指标。

NCIS 所包含的 10 个指标均为 NICU 中常规检查项目,简便易行。10 个指标总分值根据分值 >90 分为非危重、70~90 分为危重、<70 分为极危重,将病情严重程度分为 3 个等级（表 2-1）。分值越低病情越重,总分值 <70 分对死亡预测特异性较高。其中,新生儿危重病例单项指标不能代替新生儿危重病例评分法。以新生儿危重病例单项指标评价病情,危重病诊断准确率高,但同时漏诊率也较高。有报道显示,NCIS 对早产儿死亡风险也有很好的预测价值,而与 CRIB 和 CRIB-II 比较,NCIS 的预测准确性更高。与国际公认的 SNAP 比较,NCIS 在判定住院新生儿疾病危重程度上无差异,两者均能准确判断病情。NCIS 指标少,且数据收集较容易,推广 NCIS 更符合我国国情。

表 2-1　新生儿危重病例评分（讨论稿）

| 检查项目 | 测定值 | 入院分值 | | 病情 1 | | 病情 2 | | 出院分值 | |
|---|---|---|---|---|---|---|---|---|---|
| | | 月 | 日 | 月 | 日 | 月 | 日 | 月 | 日 |
| 心率（次/min） | <80 或 >180 | 4 | | 4 | | 4 | | 4 | |
| | 80~100 或 160~180 | 6 | | 6 | | 6 | | 6 | |
| | 其余 | 10 | | 10 | | 10 | | 10 | |
| 收缩压（mmHg） | <40 或 >100 | 4 | | 4 | | 4 | | 4 | |
| | 40~50 或 90~100 | 6 | | 6 | | 6 | | 6 | |
| | 其余 | 10 | | 10 | | 10 | | 10 | |
| 呼吸（次/min） | <20 或 >100 | 4 | | 4 | | 4 | | 4 | |
| | 20~25 或 60~100 | 6 | | 6 | | 6 | | 6 | |
| | 其余 | 10 | | 10 | | 10 | | 10 | |
| $PaO_2$（mmHg） | <50 | 4 | | 4 | | 4 | | 4 | |
| | 50~60 | 6 | | 6 | | 6 | | 6 | |
| | 其余 | 10 | | 10 | | 10 | | 10 | |
| pH | <7.25 或 >7.55 | 4 | | 4 | | 4 | | 4 | |
| | 7.25~7.30 或 7.50~7.55 | 6 | | 6 | | 6 | | 6 | |
| | 其余 | 10 | | 10 | | 10 | | 10 | |

| 检查项目 | 测定值 | 入院分值 月 日 | 病情 1 月 日 | 病情 2 月 日 | 出院分值 月 日 |
|---|---|---|---|---|---|
| Na$^+$（mmol/L） | <120 或 >160 | 4 | 4 | 4 | 4 |
| | 120~130 或 150~160 | 6 | 6 | 6 | 6 |
| | 其余 | 10 | 10 | 10 | 10 |
| K$^+$（mmol/L） | <2.0 或 >9.0 | 4 | 4 | 4 | 4 |
| | 2.0~2.9 或 7.5~9.0 | 6 | 6 | 6 | 6 |
| | 其余 | 10 | 10 | 10 | 10 |
| Cr（μmol/L） | >132.6 | 4 | 4 | 4 | 4 |
| | 114~132.6 | 6 | 6 | 6 | 6 |
| | 其余 | 10 | 10 | 10 | 10 |
| BUN（mmol/L） | >14.3 | 4 | 4 | 4 | 4 |
| | 7.1~14.3 | 6 | 6 | 6 | 6 |
| | 其余 | 10 | 10 | 10 | 10 |
| 红细胞比容 | <0.2 | 4 | 4 | 4 | 4 |
| | 0.2~0.4 | 6 | 6 | 6 | 6 |
| | 其余 | 10 | 10 | 10 | 10 |
| 胃肠表现 | 腹胀并消化道出血 | 4 | 4 | 4 | 4 |
| | 腹胀或消化道出血 | 6 | 6 | 6 | 6 |
| | 其余 | 10 | 10 | 10 | 10 |

注：1. 分值 >90 分为非危重，70~90 分为危重，<70 分为极危重；2. 用镇静剂、麻醉剂及肌松剂后不宜进行 Glasgow 评分；3. 选 24 小时内最异常检测值进行评分；4. 首次评分，若缺项（≤2 分），可按上述标准折算评分，如缺 2 项，总分则为 80 分，分值 >72 分为非危重，56~72 分为危重，<56 分为极危重（但需加注说明情况，何时填写）；5. 当某项测定值正常，临床考虑短期内变化可能不大且取标本不便时，可按测定正常对待，进行评分（但需加注说明病情、时间）；6. 不吸氧条件下测 PaO$_2$；7. 1mmHg=0.133kPa

NCIS 完全可以反映转运新生儿的病情危重程度。在转运指征上，有研究指出：提倡评分 <80 分（项目齐全则 <90 分）作为 NICU 转运指标。对于基层医院无条件开展评分者，可以以新生儿危重病例单项评分作为转运指标。但首次评分应尽可能选择较多的指标，在条件好的医院，仍建议使用 10 个指标的 NCIS。因为首次评分对患儿病情的评估极为重要，与预后相关性高。

**5. 对早产儿危重程度和病死率的评估** 虽然 SNAP 和 SNAPE 对足月儿和早产儿均适用，但鲜有用于早产儿死亡风险预测的报道。2009 年，英国组织的一项以 3 268 名胎龄在 22~32 周的早产儿为对象的研究，结果显示 CRIB 和 CRIB-Ⅱ对全部样本病死率预测的 ROC（receiver operating characteristic）曲线下面积 A（area）值分别为 0.92 及 0.921。分层研究显示，胎龄 22~27 周早产儿的 CRIB 和 CRIB-Ⅱ的 A 值分别是 0.830 和 0.807，胎龄 27~32 周早产儿的 CRIB 和 CRIB-Ⅱ的 A 值分别为 0.839 和 0.826，显示 CRIB-Ⅱ的准确性较 CRIB 高。新生儿呼吸窘迫综合征是早产儿常见的并发症，SNAP 评分结合新生儿呼吸危险评分的急性护理（acute care of at risk newborns respiratory score）可以帮助基层医院医师尽早发现呼吸窘迫的早期征象,作出转院决定。另外在预测早产儿视网膜病方面,虽然较高的 SNAPE-Ⅱ 评分与早产儿视网膜病的发生存在关联,但用于预测其发病率的准确性过低。SNAPE-Ⅱ还可以较好预测接受腹腔引流后的穿孔性 NEC 患儿的病死率,引流后评分高者病死率随之增高,与是否接受手术无关。这可以用于指导穿孔性 NEC 患儿的治疗,但仍需要大量样本的验证。

# 第二节　医院间转运前的准备

在医院之间转运病情严重的患儿时,转诊医院（转出医院）、转运团队及接收医院（转入医院）之间需要有良好的沟通,目的是获得有关患儿的足够信息,并对转诊医院的医护人员提供必要的帮助以稳定患儿的病情。整个沟通过程从转诊医院拨打第一个电话或通过微信等信息平台取得联系开始,直到患儿被安全接收才能结束。

## 一、数据收集和文件记录

为了提供包括转运设备、药品、人员及转运模式等内容在内的安全合适的转运过程,转运团队必须从转诊医院详细了解有关患儿的足够信息。这些信息包括患儿的病史、胎龄、体重、目前的生命体征、相关的体格检查、相关的实验室检查结果及医院所给予的所有治疗方法。在获得患儿最初的医疗信息时要认真填写标准的转运病历,能够让转运团队的所有人员在准备转运时明确所有必需的重要信息。转运病历能够指导转运人员向转出医院询问问题,以保证所有的重要信息不会遗漏。转运病历应该作为患儿的住院记录信息的一部分而被永久保留（表2-2）。此时获得的信息对决定转运的方式及转运团队人员的构成非常重要。

表2-2　危重新生儿转运病历（北京市）

| 患儿姓名: | 性别:　男　女 | | 胎龄:　　周　天 | 出生体重:　　　　g |
|---|---|---|---|---|
| 出生日期:　年　月　日　时　分 | | | 转诊时间:　年　月　日　时　分 | |
| 出生医院: | | | 转出医院: | 所在区: |
| 母亲姓名: | 母亲年龄:　岁 | | 母亲血型:＿＿型 | 家长联系方式: |
| 母孕期情况:<br>产前检查:1. 常规　　2. 不规则　　3. 没有　　4. 不详<br>母妊娠并发症:糖耐量异常;糖尿病;子痫前期（轻　重）,子痫<br>感染:有（早　中　晚期）无,感染类型（　　　　　　　　　）;<br>贫血:有　无;其他:<br>母亲围产期用药史（剂量和疗程）:皮质激素　　　　　　抗生素<br>母亲既往病史（传染性疾病史）:＿＿＿＿＿＿＿＿＿＿＿＿＿＿<br>患儿为第＿＿＿胎、第＿＿＿＿产（足＿＿早＿＿流＿＿存＿＿） | | | | |

多胎情况：1. 单胎　　2. 双胎　　3. 三胎　　4. 四胎；多胎之第一、二、三、四胎

受孕方式：1. 自然受孕　　2. 人工授精　　3. 试管婴儿

分娩方式：1. 阴道分娩　　2. 助产（产钳、胎吸）　　3. 剖宫产（选择性、急诊）

胎膜早破：1. 无　　2. 有：_____小时 / 天

胎心：正常　减慢_____次 /min，增快_____次 /min，持续时间_____

胎动：正常　增多　减少　　晚期减速、变异减速

羊水：量_____ml（正常　过多　过少）；清亮，污染____度，血性，气味（无、臭）

胎盘情况：正常　异常；　早剥　前置　帆状　钙化　其他_____产前出血量_____ml

脐带：正常　异常；绕颈__周，紧　松；脱垂；过长　过短；单脐动脉；其他_____

产程：正常　延长　滞产　急产　第一产程____小时，第二产程____小时

宫内窘迫：1. 无　　2. 有

生后快速评估：无　有；初步复苏：　无　有（措施：_____　　　　）

生后窒息：无　有　Apgar 评分

| 时间 | 呼吸 | 心率 | 肤色 | 肌张力 | 反射 | 评分 |
|---|---|---|---|---|---|---|
| 1 分钟 | | | | | | |
| 5 分钟 | | | | | | |
| 10 分钟 | | | | | | |

复苏方式：常压给氧　T 组合　面罩正压给氧　气管插管正压给氧　胎粪吸引　胸外按压

　　　　复苏用药　　无

　　　　1：10 000 肾上腺素　剂量____次数____给药途径_____

　　　　生理盐水　　　　　剂量____次数____给药途径_____

　　　　其他　　　　　　　剂量____次数____给药途径_____

　　　　肺表面活性物质应用：1. 无、2. 有（时间：生后_____小时）

神志：1. 昏迷　2. 昏睡　3. 激惹　4. 清醒　　呼吸：____次 /min　1. 规则　　2. 不规则：____

心率：____次 /min　　心律：齐　不齐　杂音：_____

喂养史：开奶时间：_____　喂养方式：1. 母乳　2. 配方乳　3. 混合喂养　4. 糖水

初次排胎便时间：_____　　初尿时间：_____

血糖：_____mmol/L　　　　血压：_____mmHg

出生后病情变化：



辅助检查（时间和结果）：



治疗（时间、处理方法、药物剂量及喂养情况）：



预防接种：无　有（卡介苗　乙肝疫苗）

初步诊断：

| 填表医院联系电话： | 填表医师： | 填表时间： |
|---|---|---|

转入医院的责任从最初与转出医院交流即已开始,并且在患儿被接收入院后极大增加。因此,作为连续转运过程中的重要环节,交流过程中的信息必须被准确记录,包括所有的治疗建议,都必须记录下来。

## 二、转运决策与知情同意

1. **转运指征**　以实现分级诊疗为原则,依据新生儿救治中心(NCC)技术能力制定各层级 NCC 的转运指征。指征过严或过宽均不利于新生儿疾病的救治,应尽量保证每一个患儿都得到适宜的医疗护理服务。

2. 鼓励实施宫内转运,将具有妊娠高危因素的孕妇转运至同一或附近医疗机构设有 NCC 的高危孕产妇抢救中心进行分娩。对未能转运至高级 NCC 的高危产妇,转运人员要提前到达转出医疗机构,积极配合转出医疗机构的产科医师、儿科医师到产房或手术室待产。患儿娩出后,视病情决定是否需要转运。

3. 转运前应充分评估转运的风险,但原则上应创造条件积极转运。转运决策需由转出医疗机构主管医师和接收 NCC 专科医师共同商定,并且最终应由接收 NCC 主管医师决定,包括最终作出取消转运的决定。

4. 转运前应将患儿的病情、转运的必要性、潜在风险、转运和治疗费用告知家属,获取患儿父母的知情同意和合作,并在知情同意书上签字。家属有决定是否转运及向何处转运的权力。紧急情况下,为抢救患儿的生命,在法定监护人或被授权人无法及时签字的情况下,可由医疗机构法人或者授权的负责人签字。

## 三、医院间的联络和准备

1. **转出医院**　符合转运指征者,由转出医疗机构主管医师向拟转入医院提出转运的请求,并负责完成以下工作:①保持与拟转入医院电话联系;②填写新生儿转运单;③告知家长转运的必要性、在转运途中患儿可能发生的危险,指导家长签署转运同意书;④指导家长做经费准备;⑤再次通知拟转入医院,正式启动转运程序;⑥在转运队伍到达之前,对患儿进行初步复苏和急救,稳定病情。

2. **转入医院**　接收医院接到转运电话后,应充分了解患儿病情,指导转诊医院转运前稳定病情、做好转运有关准备。转入医院给转出医院的标准建议应该重点集中于保持患儿呼吸道通畅、维持足够的通气量及保证稳定的循环。无论是自主呼吸还是辅助呼吸,所有的患儿必须保持呼吸道通畅,足够的空气通气及足够的血液灌注。如果在最初与转出医院间的联系中发现患儿以上哪一个指标不稳定,转入医院必须给患儿提供治疗建议。随后立即启动转运程序,转诊小组人员及时到位,迅速检查所有设备及药物是否齐全,准备转运所需设备和用品,特别是医用气体,调试各种医疗设备设施至正常工作状态;根据患儿情况设计最佳的转运方案、路线和特殊准备,估计转运时间,在规定时间内出发。

## 第三节 转运团队的评估与病情稳定

转运人员到达后必须了解患儿病史、详细检查,预测患者在转运过程中需要采取的措施比正确的诊断更为重要。评估当前的整体状况,完成并记录病情危重度评分。高危新生儿在转运前应尽可能达到基本的稳定状态,避免在转运途中死亡。

### 一、STABLE 处理模式

目前国际上采用 STABLE 模式在转运前对患儿进行处理。S(sugar)-注意维持血糖稳定:可足跟采血,应用快速血糖仪检测,确保患儿血糖维持在 2.6~7.0mmol/L。T(temperature)-保持体温稳定:确保患儿的体温维持在 36.5~37.2℃,在做各项操作及抢救时都应注意保暖,但也要防止过热。A(assisted breathing)-保证呼吸道通畅:清除患儿呼吸道内的分泌物,视病情需要给氧,必要时行气管插管维持有效的通气,此时应适当放宽气管插管的指征。B(blood pressure)-维持血压稳定:监测患儿的血压、心率及血氧饱和度,血压偏低时可使用生理盐水扩容,也可应用多巴胺及多巴酚丁胺维持血压。L(lab works)-注意监测患儿血气指标,根据结果进行纠酸和补液,确保水、电解质及酸碱平衡。如果血常规提示感染应尽早给予抗生素。E(emotional support)-情感支持:由医师向患儿的法定监护人讲明目前患儿病情及转运途中可能会发生的各种意外情况,稳定家属的情绪,使其主动配合。

1. **体温管理** 由于新生儿尤其是早产儿体温调节中枢发育不完善,体表面积/体重的高比例会导致散热过快,胎龄越小、出生体重越低,发生低体温的风险越大。低体温将会导致代谢性酸中毒和组织缺氧,严重时会导致低血压、休克、DIC、肺出血、脑室内出血和新生儿死亡。因此在危重新生儿转运时,体温管理是一个重点。在实际工作中我们常用一些保暖设备和装置以实现保暖的目的。

(1)辐射式保暖床:辐射式保暖床装有头顶式远红外元件,发出的热集中在安置新生儿的区域内,以达到保暖的目的。主要用于产房内新娩出新生儿的处理或复苏操作,如对新生儿做一些暴露躯体的操作(如腰穿、抽血)、对危重新生儿进行抢救。

(2)暖箱:暖箱为新生儿尤其是早产儿提供了一个适宜的小环境,在转运时最好使用转运暖箱。

(3)多聚乙烯塑料薄膜:适用于胎龄小于 30 周的早产儿或极低出生体重儿。方法是:预热塑料包被,一旦患儿娩出,不擦干身体立即将早产儿放入塑料包被内,仅暴露头部和右侧腕部并立即擦干,然后和辐射式保暖床联合使用。如果患儿需要转运,外面还需要再包上毛毯,以减少传导散热,或者使用转运暖箱。保暖过度对新生儿同样不利,可导致水分丢失增加而发生脱水,诱发呼吸暂停,血液浓缩导致红细胞破坏增加而加重黄疸,还可引起患儿发热,严重者可导致死亡,所以在转运过程中也要避免保暖过度的发生。

2. **血糖管理** 新生儿尤其是早产儿更容易发生低血糖,葡萄糖是重要的能量物质,是大脑唯一的能量来源。血糖 <2.2mmol/L 为低血糖,转运车上最好配备快速血糖检测仪。但快速血糖一般较静脉血糖稍高,一般要维持血糖在 2.6~6.5mmol/L。低血糖急救处理:缓慢静脉注射 10% 葡萄糖 2ml/kg。

**3. 气道和呼吸管理**

(1)气道管理:保持呼吸道的通畅是转运的必须要求。所有的患儿都必须被评估,了解其能持续保持呼吸道通畅的能力。存在意识障碍的新生儿应该置于适宜的体位以防止误吸,保持呼吸道通畅。上呼吸道的分泌物应该清理干净,气道的附属部位,例如口咽部、鼻咽部的呼吸道也要保持通畅。有严重的呼吸窘迫、呼吸衰竭、意识丧失及颅内压增高的新生儿,首先应进行插管而不是转运,并且应该在转运团队到来之前就进行插管。转运团队对患儿最初的评估包括呼吸音、辅助通气下的胸廓扩张度及胸片上气管插管位置。如果患儿没有插管,呼吸道的再次评价内容就包括呼吸音、自主呼吸时胸廓的扩张度、意识水平及血气分析。转运团队的一个重要决定就是在转运前是否需要对患儿进行插管。没有任何一个参数能够回答这个问题,它由患儿整体的状况决定,对转运患儿来说气管插管的指征可适当放宽。包括对患儿病情的趋势评估:患儿病情是改善还是恶化,这基于患儿的生命体征、病史及精神状态。还要考虑患儿的计划转运模式及转运时间。如果决定插管,应该由最有经验的医务工作者进行操作,插管前应该进行适当的镇静。在转运之前必须确保气管插管是安全的,转运团队有权重新置管。由于在转运过程中保持人工气道的通畅是转运团队的责任,反复确定气管插管位置正确会让他们感到放心。

(2)呼吸管理:对气道和呼吸的评估实际上是同时进行的。呼吸状况的检查包括呼吸频率、呼吸音、辅助呼吸肌活动、皮肤颜色及意识水平。氧浓度和呼气末二氧化碳监测仪可为通气状态提供无创性的评估。动脉血气分析能够提供患儿氧合和通气状态的准确信息,但必须结合患儿的整体状况考虑。应该为所有存在呼吸窘迫或者因为某些问题导致患儿氧耗增加的患儿提供充足的氧气或者呼吸支持。氧疗是为了提高患儿的氧浓度,给氧的方法很多,对于吸氧浓度要求低的患儿并不需特别考虑给氧途径,对于早产儿来说要避免吸入 100% 氧气。头罩可以提供 90% 及以上氧浓度的氧气,头罩根据尺寸的大小可以适用于不同的患儿并应用于持续转运过程中。从体格检查就能明显判断患儿是否呼吸衰竭,而不需要血气分析来证明这个事实。一旦发现患儿有呼吸衰竭,就需要用气囊加压面罩行正压通气,并开始着手安排气管插管。对于早产儿,强调出生后立即给予经鼻持续气道正压通气(nasal continuous positive airway pressure ventilation,nCPAP),推荐压力 5~6cmH$_2$O,早产儿正压通气推荐应用 T-组合复苏器,途中也可选择 nCPAP。避免肺损伤,包括压力伤、容量伤,压力过高可增加气胸发生率。在胎龄 26 周以上超早产儿中,早期 nCPAP 优势更加明显,然后再根据病情进展情况考虑是否进行气管插管,如果呼吸窘迫逐渐加重应给予气管插管。虽然早期 nCPAP 成为主流,但气管插管机械通气仍是抢救危重早产儿的重要手段之一,主要通气方式包括常频和高频通气,但仍然要避免发生不必要的压力伤和容量伤。在完成插管和人工通气之后,应该采用血气分析来评估现在和进一步的通气状况,并考虑气管内应用肺表面活性物质(pulmonary surfactant,PS),特别是早产儿。虽然目前预防性应用 PS 越来越谨慎,尤其是对于 26 周以上早产儿,如无新生儿呼吸窘迫综合征(neonatal respiratory distress syndrome,NRDS)表现,可早期 nCPAP 支持,暂不使用 PS,但对于有 NRDS 表现的早产儿,仍倾向于早期积极的 PS 治疗,但推荐 INSURE(气管插管 – 应用 PS– 早期拔管给予 nCPAP)。由于大多数的转运工具上没有混合压缩空气和空氧混合仪等设备,因此在转院过程中使用纯氧治疗是可以接受的。尽管在转运中胸部 X 线片并非是明确呼吸衰竭的必需项目,但其能够确定气管插管的位置,也许能够为呼吸衰竭的病因诊断提供有价值的提示。建议适当镇静气管插管患儿,这不仅有利于通气,还有利于防止患儿躁动或者自行拔管。短效药物如吗啡及芬太尼有利于辅助镇静,这些药物持续时间短,也有利于间歇重复评估患儿的神经系统状态。

**4. 血压和循环管理**　患儿的循环功能通过心率、皮肤灌注(毛细血管再充盈时间、外周和中央血管搏动比较、皮肤颜色、皮肤温度)、血压、尿量、脱水程度(皮肤充盈程度、黏膜情况)和意识状态来判断。所有的病危或有潜在病危的患儿应该至少开放一条血管通路,可以是经外周静脉、中心静脉或者是经骨的输液通路。尽管按标准需要两条通路,但常没这个必要,应取决于转运团队。

评估心率时要注意,窦性心动过速与很多原因都有关,如应激、疼痛和发热,也有可能是由于呼吸抑制或休克引起的。再者,查看参数时要考虑患儿的整体状况,而不能仅依靠一个参数对患儿进行评估。转运开始前还应注意评估血压(blood pressure, BP)情况。BP 是指驱动血液在血管中流动的动力,BP= 心输出量(cardiac output, CO)× 血管阻力(systemic vascular resistance, SVR)。低血压是指低于正常血压的第 10 百分位数,一般指低于 50/30mmHg,主要适用于足月儿。对于早产儿来说,其平均血压不应低于其相应胎龄,目前应用较广。在转运前,应评估血压,积极纠正低血压或休克,早产儿更容易发生低血压。

应尽早发现患儿休克的体征并及时给予相应的治疗。循环血容量减少是最常见引起新生儿低血压和休克的原因。结合患儿的病史及临床表现将有助于诊断休克的类型。抗休克的治疗首选生理盐水,以 10ml/kg 快速输注,推荐使用输液泵。为了加快输液速度,可以使用注射器或用人工推挤的方法将液体快速输注,使用 20ml 的注射器从小静脉内推液体遇到的阻力会小一些,合适的注射器型号能够加快输液速度。当所有的液体都输完后,需要对患儿的生命体征进行重新评估,必要时进行重复补液。新鲜冰冻血浆或 5% 的白蛋白在必要时也应该被快速输注给患儿,当然这取决于导致休克的病因。经反复扩容血压仍较低或休克无明显改善者,可考虑应用血管活性药物,常用的有多巴胺和多巴酚丁胺。

如果存在休克,在转出医院内就应该给予快速的抗休克治疗,但抗休克治疗应该在所有的转运工具中都能实施。如有需要使用血管活性药物治疗,也应该从转出医院就开始进行治疗。尽管转运团队在转运途中也可以进行这些治疗,但是在转出医院(患儿稳定和非移动环境)中进行治疗会更容易。所有的转运团队都应该有输液泵以保证能以所需要的低流速将液体输给患儿。虽然心律失常在新生儿中不常见,但转运团队必须有能力去识别并治疗。在转运途中尽量使用心电监护仪,还应该携带复苏的药品如肾上腺素、利多卡因、阿托品和腺苷等。

**5. 神经系统管理**　意识水平评估是一个持续的评估过程,应和呼吸道、呼吸及循环评估同时进行。可以用 AVPU 等级评分法对患儿神经系统进行持续简单的评价:警觉状态、对刺激有反应、仅痛觉反应,或者是昏迷。抽搐是新生儿较常见的一种表现,有很多原因会导致抽搐的发生。初步稳定治疗阶段包括氧的供给和静脉输注抗惊厥药物,保持呼吸道通畅及足够通气也是非常重要的。对可疑或者明确有颅内出血的新生儿尤其是早产儿,其治疗目标是预防继发性损伤,防止继续出血。患儿的头部应该被抬高 30°,并且要保持居中。通气治疗的目的是控制性过度换气,确保达到目标的最低呼气末正压。

6. **实验室检查** 对于异常的化验结果,要尽量纠正至正常范围内或进行早期干预,包括动脉血气、离子和酸中毒等。全血细胞分析,若提示感染,应尽早输注抗生素,还包括影像学资料,应复印并移交给接诊医院。

7. **情感支持** 当新生儿需要转院时,家属一般无思想准备,医护人员应和家属充分沟通,减少其焦虑。详细告知病情严重性及转运的必要性,而且疾病有可能继续进展。取得家属理解并同意转运,书面签字后转运。

## 二、特殊疾病的处理

1. **胎粪吸入** 生后羊水胎粪污染且新生儿无活力(呼吸抑制、肌张力低下和心率 <100 次/min),立即气管插管气道吸引,需要重复吸引时应重新气管插管。

2. **气胸** 听诊时一侧呼吸音减弱,可行胸部 X 线摄片或透光试验明确诊断;如有呼吸困难,需胸腔穿刺抽出气体或胸腔闭式引流,同时给予适当的氧疗措施。

3. **膈疝** 转运前怀疑或已经确诊膈疝的患儿,因面罩复苏囊正压通气时大量空气进入胃肠道,扩张的胃肠进入和占据胸腔,应插入大口径胃管(10 号或 12 号)以防止胃肠扩张导致的呼吸困难;需正压通气时应立即给予气管插管。

4. **食管闭锁和/或气管食管瘘** 应抬高新生儿头部,以防胃内容物反流吸入;插入口饲管到遇到阻力后连接吸引器低负压间断吸引;需禁食及建立静脉通道;必要时气管插管呼吸支持,气管导管的远端应尽可能超过瘘口远端,以减少加压气体进入远端食管和胃内。气管食管瘘 C 型者应避免面罩通正压气和持续气道正压给氧。

5. **腹裂或脐膨出** 腹裂是患儿低体温和低血糖的高危因素,需按无菌技术处理膨出的脏器,减少热量和液体丢失。腹裂患儿常有肠管血液循环障碍,转运人员必须密切观察肠道血液循环情况。推荐转运时患儿取侧卧位,适当支撑外露的肠管,以避免腹壁紧张或肠扭转。所有腹裂或脐膨出患儿均需插胃管。

6. **Pierre-Robin 综合征** 转运时需调整患儿体位以保持气道通畅,必要时给予人工口咽气道及气管插管,注意患儿是否合并腭裂。

7. **坏死性小肠结肠炎** 疑似坏死性小肠结肠炎( necrotizing enterocolitis, NEC )的患儿,应转运至具有小儿外科救治能力的医院治疗。转运过程中重点是支持治疗,腹胀患儿应注意留置胃管,经口或经鼻均可以。转运过程中,必须确保胃管安全并连接可开放的收纳袋或注射器,可在必要时手动吸引或持续胃肠减压。发生 NEC 患儿易合并呼吸衰竭,必要时需气管插管机械通气。

## 第四节 转运途中的管理

在整个转运过程中,应该对患儿进行持续有规律的评估,生命体征及干预措施都应该被记录下来。转运的流程将会帮助转运团队让转运资料的记录更加容易,不管是转运记录当时还是之后的阅读和评价。患儿状态变化的时间、干预措施及评估实践都应该被记录。

### 一、转运途中病情的观察和护理

应确保患儿的生命安全,注意预防各种"过低症",如低体温、低血糖、低氧血症和低血压等,重点应注意以下问题:

(1)将患儿置于转运暖箱中保暖,注意锁定暖箱的箱轮,以减少途中颠簸对患儿脑部血流的影响。在车厢空调有效的环境里,也可以由转运护士将患儿抱在怀中,这种方法不仅可以减少震动的影响,还能起到保暖的作用。

(2)注意体位,防止颈部过伸或过曲,保持呼吸道的通畅,防止呕吐和误吸。

(3)连接监护仪,加强对体温、呼吸、脉搏、经皮血氧饱和度、血压、肤色、输液情况的观察。

(4)如需机械通气,推荐使用T-组合复苏器或转运呼吸机,注意防止脱管和气胸等并发症。

(5)控制惊厥,纠正酸中毒、低血糖等,维持途中患儿内环境的稳定。

(6)必要时应留置尿管。不是所有的患儿都需要留置尿管,但任何有休克或心脏骤停体征的患儿可能需要留置尿管来持续监测尿量。

(7)途中如果出现病情变化,应积极组织抢救,如有必要应及时按交通规则妥善停驶车辆。同时与NCC取得联络,通知NICU值班人员做好各方面的抢救与会诊准备。

### 二、填写转运途中记录单

转运人员必须填写完整的转运记录单,内容包括途中患儿的一般情况、生命体征、监测指标、接受的治疗、突发事件及处理措施(表2-3)。

### 三、转运途中的安全保障

在转运途中,必须避免救护车发生交通事故,一般需要做到以下几点:

(1)注意救护车的定期维护。

(2)挑选经验丰富的司机并合理安排,避免疲劳驾驶和违章开车,特殊情况下需鸣笛超车或在应急车道行驶。

(3)强化医护人员的安全意识,每次转运都应系好安全带。

(4)保证车内急救设备(如暖箱、监护仪、氧气管等)的固定和安全保护。

## 表 2-3 北京市危重新生儿转运过程记录单

<table>
<tr>
<td rowspan="6">离开转诊医院情况</td>
<td colspan="3">姓名： 性别： 出生医院：</td>
</tr>
<tr>
<td colspan="3">转诊诊断：</td>
</tr>
<tr>
<td colspan="3">T： ℃；HR： /min；R： /min；BP： / mmHg；SpO₂： %；CAP： S<br>意识：清醒 烦躁 嗜睡 意识模糊 昏睡 昏迷 其他_____<br>全身状况：红润 青紫 硬肿 黄疸 其他_____<br>危重评分： 分</td>
</tr>
<tr>
<td colspan="3">辅助检查：</td>
</tr>
<tr>
<td rowspan="10">途中处理</td>
<td rowspan="5">呼吸支持</td>
<td>气管插管下复苏囊给氧（ ）</td>
</tr>
<tr><td>面罩复苏囊给氧:（ ）</td></tr>
<tr><td>T 复苏器:（ ）</td></tr>
<tr><td>鼻导管给氧:（ ）</td></tr>
<tr><td>不吸氧:（ ）</td></tr>
<tr>
<td rowspan="4">途中用药</td>
<td>1:10 000 肾上腺素：</td>
</tr>
<tr><td>生理盐水：</td></tr>
<tr><td>碳酸氢钠：</td></tr>
<tr><td>其他：</td></tr>
<tr>
<td>转诊时间</td>
<td colspan="2">接到转诊电话： 时 分<br>离开病房： 时 分<br>至转诊医院抢救地点： 时 分<br>离开转诊医院： 时 分<br>到达本院病房： 时 分</td>
</tr>
<tr>
<td>途中特殊情况及处理</td>
<td colspan="2"></td>
</tr>
<tr>
<td>到达转诊医院情况</td>
<td colspan="2">T： ℃；HR： /min；R： /min；BP： / mmHg；SpO₂： %； CAP： S<br>意识：清醒 烦躁 嗜睡 意识模糊 昏睡 昏迷 其他_____<br>全身状况：红润 青紫 硬肿 黄疸 其他_____</td>
</tr>
<tr>
<td>转运结局</td>
<td colspan="2">1. 成功 2. 途中死亡 3. 放弃转诊</td>
</tr>
<tr>
<td>转诊人员</td>
<td colspan="2">医师： 护士：</td>
</tr>
<tr>
<td>时间</td>
<td colspan="2"> 年 月 日</td>
</tr>
</table>

## 第五节 到达转入医院后的工作

转运团队应事先确定转入医院有为患儿准备的合适床位,这需要考虑到重症特级护理需要、隔离需要、专科医师在场等因素。为确保患儿能顺利的转运,转入医院必须要清楚转运团队到达的时间,从而保证能为患儿提供特殊治疗及护理的医护人员准时到场。在转运团队离开转诊医院后,必须与转入医院保持持续联系。事先设定的联络人员应该知晓当前已经启动的转运,熟悉转运的方案和指导原则,必要时候可提供持续标准的建议。转运团队还应该在患儿转运途中情况有变化时能够及时通知转入医院。

患儿到达接诊医院后,应由绿色通道直接入住 NICU,NICU 值班人员需按照先稳定患儿病情再办理住院手续的程序进行。转运人员与 NICU 值班人员应全面交接患儿情况。NICU 值班人员对患儿进行必要的处置,包括危重评分、进一步详细询问病史、完成各种知情同意书的告知并签字。待患儿病情基本稳定后,协助监护人完成入院手续。转运人员详细检查已使用过的转运设备,补充必要的急救用品,完毕后将转运设备放回转运处,以备下一次使用。

要重视转运后的反馈工作,加强与转诊医院之间和网络之间交流,这对整个转运网络的发展和新生儿综合救治水平的提高有重要意义。NICU 是危重新生儿转运网络中最关键的环节,各级 NICU 是危重患儿后续治疗的保障。绿色通道的建立可以密切新生儿救治中心(NCC)与转诊医院之间的关系,促进沟通与合作,共同提高急救水平,使 NCC 中心成为可以信赖的基地和坚强后盾。NCC 中心规模、设备、技术实力以及科学规范管理均起到强化转运网络组织的作用,对提高危重新生儿的救治水平、降低新生儿死亡率起关键作用。

## 第六节 知情与沟通

患儿的父母应该留在转诊医院直至转运团队的到来,这将有利于转运团队讨论患儿的治疗,获得相关的病史及获得知情同意。与患儿家属的交流是很重要的,对患儿潜在的疾病或者是可能的结果家长可能会有错误的理解,因此转运团队在转运患儿前应该向家属解释清楚。不同的转运团队有不同的做法,也不一定要求所有的家长或监护人都同意患儿的转运,但如果必须征得家长同意的而家长却没有出现,将会导致转运延迟。

一般允许家长乘坐转运工具,但家属也可以选择自驾车辆跟随转运车的方式,这取决于转运方式、转运距离、团队合作、团队人员的数量、患儿的状况及父母的行为。必须首先对患儿父母进行评估,确保他们在转运过程中有依从性及保持安静的能力。因为即使没有因紧张的父母参与所带来的额外压力,转运团队在救护车中处理急救患儿就已经充满了挑战。

(孔祥永　张艳平)

参考文献

1. Kelen GD, Sauer L, Clattenburg E, et al. Pediatric Disposition Classification (Reverse Triage) System to Create Surge Capacity. Disaster medicine and public health preparedness, 2015, 9(3): 283-290.

2. Terzic S, Heljic S. Assessing mortality risk in very low birth weight infants. Med Arh, 2012, 66(2): 76-79.

3. Manktelow BN, Draper ES, Field DJ. Predicting neonatal mortality among very preterm infants: a comparison of three versions of the CRIB score. Arch Dis Child Fetal Neonatal Ed, 2010, 95(1): 9-13.

4. Dammann O, Shah B, Naples M, et al. ELGAN Study Investigators. Interinstitutional variation in prediction of death by SNAP-II and SNAPPE-II among extremely preterm infants. Pediatrics, 2009, 124(5): 1001-1006.

5. 中华医学会急诊学分会儿科学组,中华医学会儿科分会急诊学组、新生儿学组. 新生儿危重病例评分法(草案). 中华儿科杂志, 2001, 39(1): 42-43.

6. 叶荣明,余加林,华子瑜. 危重新生儿评分在新生儿双程转运中的应用分析. 中国实用儿科杂志, 2004, 19(1): 39-41.

7. 孔祥永,高昕,尹晓娟,等. 区域性综合主动型新生儿转运网络组织的应用研究. 中华儿科杂志, 2010, 48(1): 4-8.

8. Kong XY, Liu XX, Hong XY, et al. Improved outcomes of transported neonates in Beijing: the impact of strategic changes in perinatal and regional neonatal transport network services. World J Pediatr, 2014, 10(3): 251-255.

9. Bellini S. Postresuscitation Care and Pretransport Stabilization of Newborns Using the Principles of STABLE Transport. Nurs Womens Health, 2016, 19(6): 533-536.

10. American Academy of Pediatrics, American College of Emergency Physicians, American College of Surgeons Committee on Trauma, et al. Equipment for ground ambulances. Prehosp Emerg Care, 2014, 18(1): 92-97.

11. 孔祥永,封志纯,李秋平,等. 新生儿转运工作指南. 发育医学电子杂志, 2017, 5(4): 193-197.

# 第三章
# 新生儿转运的实施

所有接受转运院外出生新生儿的转入医院,应该具有自己独立的转运系统或者与其他转运组织协作。转运服务必须保证有充足的有工作经验的 NICU 医护人员、足够合适的设备及材料,以便转运团队能及时处理在到达转入医院前及转运途中可能出现的临床状况。总目标为转运过程中承继患儿在转出医院所进行的治疗和护理。有转运服务或转运团队的大多数转入医院都是二级或三级医院。不管是在附近还是在路途遥远的地区,转入医院都要与新生儿或儿科的专科医师取得联系。为了使转运服务迅速有效,必须给转运机构提供患儿的病史、转运前患儿的治疗和护理、转运过程病情变化以及转运患儿所需的准备工作等相关信息。另外,需要建立书面档案,记载需要咨询和转运的患儿情况,包括记录可以直接联系的电话号码以免不必要的延误时间、转运患儿所需的信息或样本。将以上记载的文书张贴在转运网络中的产房、育儿室、急救中心及转运医师办公室。作为转运网络的一部分,对外的宣传资料必须持续更新转入医院的医务人员个人信息。并记载转运前及转运途中对患儿所进行的治疗和护理。

转运团队的所有医疗护理成员都必须掌握下列技术:

(1)气管插管、气囊加压通气、CPAP 机械通气、吸痰、给氧、胸外心脏按压等心肺复苏技术。

(2)建立周围静脉通路,如穿刺和置入短塑料导管、脐血管插管。

(3)腹腔穿刺排气和引流。

(4)输液和纠正代谢异常,如防止低血糖、代谢性酸中毒、维持体温稳定。

(5)掌握急救药物的剂量和方法。

(6)掌握转运所需监护、治疗仪器设备的应用和数据评估。

(7)特殊治疗,如脓毒症、抽搐、张力性气胸的评估和治疗等其他技术。

还应指定专人作为转出医院和转入医院之间的联络人,以便及时联系和传递信息。通常由转运机构指定合适的护士或管理人员直接接收邮件或电话,以获得患儿信息、提供培训或解决转运相关的问题。

根据转运患儿的临床疾病状态,由转出医院和转入医院的医师共同决定是否转运患儿,并负责整个转运过程。一个转运小组一般由新生儿科医师、护士和司机组成。转运小组的数量以保证转运工作的及时和顺利完成为原则,依区域内转运工作量而确定。转运团队必须有新生儿专业知识,以提供必要的观察、监护以及危重情形下所必需进行的特定干预。此外,还需要具有转运设备和工具的相关知识。医师在转运小组中应起主导作用,是转运组织者和决策者。转运医师和护士应接受专业化的培训,不但要有丰富的专业知识和技能,还应具备良好的团队组织、协调和沟通能力。

转运人员可以是新生儿学专家、新生儿专科医师、呼吸治疗师、新生儿执业护士、新生儿转运护士、新生儿专科护士、航空护士/飞行员、新生儿转运司机等。

**1. 选择转运人员应考虑如下因素**

(1)所在的省市、具体地点、医院标准及制度。

(2)转运团队人员必须具备的监护知识。

(3)新生儿所患疾病的严重程度。

(4)转运距离及估计里程。

(5)执业的法律范围。

2. 必须对转运人员进行专业知识和协作能力培训,并定期考核。考核容包括但不限于:

(1)获取患儿母亲怀孕、宫缩、分娩和治疗的病史,并利用数据预计可能出现的问题。

(2)与其他的团队成员合作,在转运前和转运过程中给新生儿行全面查体和评估孕母的生育年龄。

(3)指定完全复苏中各个成员的作用。

(4)描述转运过程中如何对新生儿保温,以及环境因素对中性温度的影响(如湿度、大气温度和气流的速度)。

(5)描述转运过程中影响新生儿胃肠道功能的加速和减速的因素,及降低刺激因子的方法。

(6)转运过程中如何使用安全有效的方法限制血管内治疗的并发症。

(7)描述影响新生儿呼吸功能的不断改变的大气压、高度、温度和湿度,和采取措施减少这些影响。

(8)转运过程中如何建立和正确使用呼吸支持和监测设备。

(9)使用特殊的工具和措施限制转运中呼吸窘迫、胃肠道阻塞、腹壁功能障碍和心脏疾病的副作用。

(10)描述如何采取措施预防感染,在转运过程中使用通用的预防措施。

（11）描述和采取措施促进患儿父母和转出医院、接收医院的医护人员的正常关系。

（12）如何与新生儿转运网络中的成员协作,形成全面、持续和专业的转运方案。

转运团队应携带有利于新生儿稳定所必需的所有设备和物品,转运医院还应该提供暖箱保暖,同时评估和稳定新生儿。转运团队离开转出医院前也应获得实验室检查资料,如动脉血气分析、气管插管或脐导管的X线检查。

## 第二节 转运交通工具、设备及用品

### 一、交通工具

转运方式可分为母亲宫内转运、医院内转运、陆地转运(救护车、汽车)、航空转运(直升机和固定翼飞机),可因地制宜地选择应用。在目前条件下以转运救护车为主,每个新生儿转运(NT)中心应配备1台以上装备完善的新生儿转运专用救护车。为了实现更快速、较长距离转运,有条件的可开展航空转运(如直升机或民航班机),以直升机或固定翼飞机包机作为转运工具应该是未来我国新生儿转运的发展趋势。

选择陆地急救车、直升机还是固定翼飞机的转运模式,取决于医院之间的距离和当地资源。大于150km的长距离转运经常需要航空转运来减少时间,但应预备陆地转运以便用于因天气因素导致航空转运不安全或飞机降落地点离医院太远的情况;而且,当出现需要医疗评估与介入的情况时(如气管插管脱出或者气胸时),陆地转运可以停车以便急救。

新生儿转运的专用救护车必须提供的条件,包括:

（1）全固定转运保温箱到栏杆上。

（2）安全固定其他设备(如氧气和空气罐、监护设备)。

（3）设备电池的独立电源,保证保温箱和其他监测和支持设备不受干扰,并具有自动防故障设备。

（4）提供适宜的环境以防止患儿温度不稳定及过多的噪音、震颤和感染带来的风险。

（5）快速安全转运的团队领导应该指示合适的转运速度,因为多数情况下新生儿在转运前比较稳定,而不需要"急救速度"。使用直升机或固定翼飞机转运新生儿,必须掌握空中救助服务认证知识。

接受转入外院出生的新生儿转运的Ⅲ级新生儿病房需要正常配备一台用于新生儿重症监护的专用急救车。转运人员有义务组织和维护新生儿转运设备和物品。如果有任何设备需要转入医院和急救中心共同使用,应该有备用计划保证合理的维护,当需要的时候立即可用。应列清单保证所有必需的设备一直备用并在工作状态,转运后列清单以保证物品的置换和设备充电。当一个以上的患儿需要转运(比如双胞胎)时,必须备有两套设备和物品。当选择特定的设备时,除了考虑临床功能外,也应考虑设备的重量和大小。

## 二、转运设备及用品

高危新生儿在转运途中要求有严密的监护,必要时进行急救处理,转运设备实际上相当于一个移动的 NICU 抢救单元。所有设备所需的电源必需同时可应用电池电源和交流电源。转运设备亦可比较简单,这与转运对象及医院经济条件有关,如一般新生儿的转运可以仅用 1 个可移动的能放进救护车的暖箱。此外,根据患儿的不同病情,还应配置基本的急救药品及相应的药物(如肺表面活性物质)。

### (一)温度支持设备及用品

温度支持设备及用品包括转运保温箱、辐射加热台、温度计和 / 或温度检测器和探头、塑料薄膜卷、绝缘毯子、热屏蔽盾、化学激活热量袋或垫子。

转运保温箱在转运过程中能为患儿提供一个合适温度和保护的环境;提供足够的热量保证想要的周围温度,能在最短时间内预热和在暖箱打开时恢复温度;转运保温箱装备随时可读的控制按钮和温度指示器的随动控制装置也是非常有益的。对于极冷的环境或极不成熟或冷伤综合征的新生儿,必须有额外的热量支持。热量屏蔽、用塑料薄膜覆盖新生儿、使用化学激活的热量袋和垫子、用绝缘毯子覆盖保温箱的外面等可帮助减少热量损失,减少蒸发、传导、传送和辐射。但必须在不降低可见度的情况下保护患儿,以免灼伤。

转运保温箱还必须具备:

(1)足够安全固定、可携带的氧气和空气罐。

(2)至少两侧不受限制的视野。

(3)保温箱里或上方有光源,以保证不受干扰的照明。

(4)有足够支撑力的易携架,架子可调整以适应必需的监测和支撑设备。

(5)转运过程中可安全固定的架子。

(6)在转运中能将患儿固定在保温箱的安全限制设备。

(7)通过侧孔很容易接触到新生儿,以减少热量和氧气的损失。

(8)在转运医院和急救车上必须有与 AC/DC 电源连接的适配器。

如新生儿有特殊需要和必须经常触摸,应该备有随动控制的辐射保温箱。为了保障转运安全,保温箱应该有方便转运的特点,而不是可自由活动的开放式保温箱。转运过程中用坚硬的器具间断地测量腋下和 / 或直肠温度可能会损害患儿。新的保温箱和生命体征监测仪能提供持续监测,通过灵活柔软的探头显示皮肤、腋下或直肠的温度。还应有温度检测仪和温度计。

### (二)呼吸支持设备及用品

#### 1. 呼吸支持的主要设备及用品

(1)配有气体压力和含量指示器的氧气 / 空气罐。

(2)流量表。

(3)空氧气混合器。

(4)氧气分析仪。

（5）氧气管道及适配器。

（6）氧气罩。

（7）氧面罩、鼻导管。

（8）正压袋及带有压力计的面罩。

（9）持续的正压通气装置：鼻塞、双鼻气道、气管插管。

（10）配有备用电路的呼吸机、T–组合复苏器。

（11）气管插管导管直径：2.5、3.0、3.5 和 4.0mm。

（12）喉镜和 00、0 和 1 号大小的镜片。

（13）喉镜电池及备用灯泡。

（14）固定气管插管的支架或胶带。

（15）可携带的血气分析仪。

（16）经皮氧气与二氧化碳监测仪。

（17）氧饱和度监测仪。

（18）呼气末二氧化碳监测仪。

（19）表面活性物质使用装置：气管插管连接装置。

（20）气漏综合征的诊疗设备：透罩器；18、20 号穿刺针；10、12 及 14 号胸导管；胸腔引管系统。

**2. 吸痰设备及用品** 包括

（1）不同型号的注射器。

（2）可调节的吸痰负压，小于 100mmHg。

（3）不同型号吸痰管（5、6、8、10、12Fr）。

（4）不同型号胃管（5、6、8 Fr）和用于胃减压的 20ml 注射器。

（5）不同型号无菌手套（6、6.5、7、7.5、8 Fr）。

（6）用于灌洗的灭菌水。

（7）胎粪吸引装备及气管插管。

**3. 转运前和转运期间使用氧气及呼吸支持的指导原则**

转运过程中大多数新生儿需要吸氧和呼吸支持。即使转运前患儿吸入空气已经可以充分氧合，也应该备有氧源和面罩下的正压通气，并遵守以下原则：

（1）整个转运过程中给予患儿特定氧浓度的氧/空气混合气体。

（2）所有气罐应适当安全地固定到暖箱及急救车上的氧供系统。

（3）用分析仪监测环境中的氧浓度，且每隔 15~30 分钟做一次记录。

（4）用合适的面罩、头罩或鼻导管给予氧气。

（5）经鼻或经气管插管的持续正压通气对肺泡发育不良或肺水肿的新生儿有益。流量加压的氧气袋或机械呼吸机能输送氧气并产生正压。使用经鼻 CPAP 的过程中应考虑使用开放的胃管以减少胃的扩张。

（6）带有包括压力计等安全装置的新生儿加压球囊较呼吸机更适合提供短期通气或在转运中的紧急需要；当需要辅助通气时，便携呼吸机可以提供持续的机械通气；转运期间新生儿机械通气管理的每道程序需经过转运医疗组长的确认。呼吸机要安全安装在转运暖箱上，并以合适的接头连接医用气体；建议呼吸机在转运前试用医院的氧气/空气，以确认氧

气 / 空气接头在转运工具与医院的医用气体罐之间的通配性。

（7）推荐使用能提供湿化氧气的设备。保持新生儿的热量有困难时，有与呼吸机连接的无需电源或外来水源提高湿度的设备。

（8）有血气分析仪来确保血气正常。

（9）转运过程中应考虑经皮监测氧气和二氧化碳来评估患儿。若不是极早产或灌注不良的新生儿，且转运时间在 2~4 小时内，热传感器不会灼伤患儿皮肤。

（10）转运过程中主要的氧合监测是脉氧饱和度监测。与经皮监测相比，脉氧监测的绝对优势是它的可携带性及快速可读。改善的探头设计、大小和技术也改善了它的准确性和可读性。

（11）呼气末二氧化碳监测可用于评估通过气管插管呼出的二氧化碳量。新生儿转运过程中评估呼气末二氧化碳有助于判断气管插管有无脱出和肺部二氧化碳交换的改变。在无动脉血气信息时，呼气末二氧化碳监测可使转运团队做出更准确地调整。

（12）必须严格执行气漏综合征的评估和治疗方案。在转运前或转运过程中可能需要紧急评估气胸、心包积液或胸膜积液的可能性。在急救车上没有 X 线设备确认该症，应备有能透过胸部的光纤灯源。

（13）转运医院和接受医院距离较远时可考虑肺表面活物质替代治疗。必须有文件记录清晰描述表面活性物质的使用指征和使用后的反应。转运团队必须有机械通气和气管插管方面的资格和经验。

### （三）监护设备及用品

1. 用于持续心率监护的心电监护仪及电极。备用电池在转运前应充分充电以确保持续的心电监护。

2. 用于听诊心音、呼吸音的听诊器。如转运过程中的噪音干扰听诊，如新生儿发生急性恶化，需要停车细听。

3. 用于转运前及转运中新生儿评估的外周血压测量仪及合适的袖带。

4. 对于状态不稳的新生儿，建议有中心动脉或静脉血压监测。转运过程中，由于震动及运动，间断的外周血压监测可能比较困难。

5. 应测量血糖以便决定转运途中合适液体的输注。转运途中，必须可以随时监测血糖。

### （四）胃肠外营养设备及用品

大多数的新生儿转运途中需要胃肠外治疗。应备有可携带、充满电及可准确输注液体的输液泵，避免注射泵的温度变化及悬吊瓶的麻烦。危重患儿可能需要 1 个以上的液体输注泵，比如说心脏病患儿需要输注前列腺素。转运团队到达时应备好外周输液或脐动脉导管。转运团队有责任进行液体治疗或确保液体疗法的连续性。如外周静脉的建立不成功或不需要脐动脉导管用于血气或持续的血压监测，脐静脉亦可以使用。

外周和脐带输液必需的物品包括：

（1）静脉输液管（22、23、24、25、26G）。

（2）注射器（1、3、6、12、20、35ml）。

（3）儿童臂夹板、胶带或透明敷料。

（4）三通管。

（5）与输液泵匹配的静脉输液管道。

（6）脐带导管支架。

（7）单腔或双腔脐带导管（2.5、3.5及5Fr）。

### （五）脓毒症检查及治疗的用品

在转运团队到达前，多数转出医院已经进行了相应的病原体培养和初始的抗生素治疗。如果做培养有困难或没有很好评估感染的风险性，转运团队应该做好脓毒症相关检测的计划，备有用于有氧和厌氧培养的血培养介质，并在离开转运医院前开始抗生素治疗。如果有可能，转运医院的实验室报告应该有全血细胞数量及分类。为了防止转运团队延迟离开，应将结果电话告知接收医院的医师。

### （六）抢救药物准备

转运前或转运中稳定或复苏新生儿必须携带所有抢救药物，排列整齐放在带有抽屉的抢救箱内。每天都应该列出所需药物的清单，特别是溶液浓度和过期时间；苯巴比妥和芬太尼之类的药物需要特别的药物安全和文件说明。按条款规定对温度敏感药物提供保存条件，例如表面活性物质和前列腺素 E。必要时，转运团队使用药物前，应该阅读书面指南和／或电话咨询转入医院的医师。转运必备药物见表3-1。

表 3-1　转运必备药物

| 药物 | 药物 | 药物 |
| --- | --- | --- |
| 肾上腺素 | 咪达唑仑 | 呋塞米 |
| 异丙肾上腺素 | 安定 | 肝素 |
| 阿托品 | 苯巴比妥钠 | 前列腺素 E |
| 多巴酚丁胺 | 芬太尼 | 葡萄糖溶液（5%、10%） |
| 多巴胺 | 吗啡 | 生理盐水 |
| 米力农 | 泮库溴铵 | 5% 碳酸氢钠 |
| 毛花苷 C | 氨苄青霉素 | 林格液 |
| 地高辛 | 庆大霉素 | 无菌注射水 |
| 利多卡因 | 表面活性物质 | 三羟甲基氨基甲烷 |
| 纳洛酮 | 10% 葡萄糖酸钙 | 5% 白蛋白 |

## 第三节 新生儿转运文件

做好记录对确保转运中新生儿治疗的持续性及评估转运过程非常重要。转出医院、转运团队和转入医院都有义务了解详细的临床资料。

### 一、转出医院的义务包括

完整的产前记录复印件;母亲现病史的复印件;新生儿医疗记录及护理记录的复印件;如转入医院请求,应提供完整的新生儿转运表格。

### 二、转运团队的义务包括

转出医院向转运团队提供患儿的病史、评估和入院记录,如有可能,离开转出医院前,询问患儿家长和家庭病史以补充信息。转运护士应该填写新生儿转运单,完成转运表,记录转运前及转运中重要的生命体征及其他紧急的临床信息,亦包括评估及程序。提供新生儿转运、转运中治疗及转入医院的签字文书。如有需要应配有适当的翻译。一些转运团队也总结了转入医院所需服务的表格,包括转运前的医疗护理,邮寄给指定转入医院里合适的围产期工作人员。

### 三、转入医院的义务包括

保存咨询或转运电话的记录。转运申请时间、通知转运团队的时间以及实际出发时间,以便计算回应时间。保存实际的医疗、护理咨询或转运对话的记录。应记录面谈时的病史及转出医院所给的建议。保存转运医师的跟踪谈话。转运医师保存好患儿之前的入院记录及出院记录。

## 第四节 家庭支持与沟通

新生儿转运到另一个医院接受特殊治疗会引起家庭成员的各种情绪反应。转出医院的医护人员、转运人员及转入医院的医护人员在与患儿的爸爸、妈妈及其他成员交流时可能会碰到他们的各种情绪反应,如震惊、否认、生气、悲伤及对未知的恐惧。转运过程中必须考虑给予干预、降低压力和缓解悲伤。

采取措施如下:

(1)转运前允许父母探望及抚摸他们的孩子,如果母亲不能够移动,转运人员应将患儿带到患儿母亲的房间里。

（2）详细解释患儿的临床问题及转运医师、转运团队所提供的转运服务。

（3）提供转入医院的信息,包括地点、停车规则、探望规则及基本的新生儿监护病房常识。一些护理人员制作了视频录像带,记录了新生儿监护病房及其员工的情况,这样可以消除患儿父母对未知的恐惧。

（4）至少为患儿拍摄两张以上照片并带给母亲。

（5）如果患儿病情危重,考虑患儿母亲一起陪同转运。

（6）一旦患儿入院应立即电话告知其父母。

最基本的沟通方式是直接电话沟通,并与转运团队取得联系。某些新生儿医师、工作人员、儿科医师或护士应负责接电话。咨询有助于形成治疗方案、产生以下三种可能的处理:①转入医院可以提供新生儿所必需的治疗。②接下来的 24 小时跟踪电话来确保此种决定是否合适。③转运是必要的,但是新生儿的状态不需要派遣转运团队。转出医院在讨论转运方案后有权利转运患儿,转入医院做好入院准备。需要转运团队转运时,应该提供支持治疗及讨论转运团队到达时间。

转运中,转运团队应该可直接通过电话联系转运医院和转运中心。与转出医院沟通以便转运前进一步的处理。当返回时应可以与转入医院直接联系,使转入医院按照患儿参数（如呼吸机参数）做好接受准备。所有的急救车应该都可无线联系,这些信号由急救中心发射,不直接发到新生儿治疗中心。推荐使用每周的进度信函便于持续的沟通,这有助于转运医师准备好可能的后备转运或出院。这些进度信函的复印件也可以发给产科医师或接生人员和护士。

# 第五节 病情稳定后的返回转运

在区域化的治疗系统里,强调提供经济合适的治疗。因此,当新生儿不再需要三级医疗资源时,而出院尚不可能,应将患儿送回合适的一级或二级新生儿病房。这对三级医疗中心、家庭及其他社区医院都是有益的。

出院或后续转运的协调者通常是熟悉社区医院和资源的护士,护士可能负责转运。安排后续转运涉及的工作包括:①评估患儿所需的医疗水平;②与患儿父母商量关于接下来医师的选择;③认同所选择社区医师的医疗责任;④获得患儿父母的转运同意书;⑤与社区护士沟通和计划进一步的治疗;⑥协调出院文书,包括护理和医疗出院小结。

转运过程中的临床治疗取决于患儿的需要。转运整个过程须持续必需的治疗,如氧气输送、静脉输注液体和心肺监护等。患儿转运至少应该有暖箱、心电监护、正压氧气袋、面罩和氧源,以防急性恶化。

（赵丹华　尹晓娟）

✏️ **参考文献**

1. 封志纯. 高危新生儿的转运. 中国儿童保健杂志, 2008, 16（1）: 5-8.

2. Kong XY, Liu XX, Hong XY, et al. Improved outcomes of transported neonates in Beijing: the impact of strategic changes in perinatal and regional neonatal transport network services. World J Pediatr, 2014, 10（3）: 251-255.

3. Chang AS, Berry A, Jones LJ, et al. Specialist teams for neonatal transport to neonatal intensive care units for prevention of morbidity and mortality. Cochrane Database Syst Rev, 2015, （10）: CD007485.

4. 邵肖梅, 叶鸿瑁, 丘小汕. 实用新生儿学. 第4版. 北京: 人民卫生出版社, 2011.

5. 张家骧, 魏克伦, 薛辛东. 新生儿急救学. 第5版. 北京: 人民卫生出版社, 2000.

6. 封志纯. 转运组织与转运单位的准备工作. 小儿急救医学, 2001, 8（2）: 69-70.

7. 魏克伦, 杨于嘉. 新生儿学手册. 第5版. 长沙: 湖南科学技术出版社, 2006.

8. Marlow N, Bryan Gill. Establishing neonatal networks: the reality. Arch Dis Child Fetal Neonatal Ed, 2007, 92（2）: 137-142.

9. 封志纯, 钟梅. 实用早产与早产儿学. 北京: 军事医学科学出版社, 2010.

10. Campbell DM, Dadiz R. Simulation in neonatal transport medicine. Semin Perinatol, 2016, 40（7）: 430-437.

11. Rathod D, Adhisivam B, Bhat BV. Transport of sick neonates to a tertiary care hospital, South India: condition at arrival and outcome. Trop Doct, 2015, 45（2）: 96-99.

12. 中国医师协会新生儿科医师分会. 新生儿转运工作指南（2017）. 发育医学电子杂志, 2017, 5（4）: 193-197.

13. 封志纯. 转运组织与转运单位的准备工作. 小儿急救医学, 2001, 8（2）: 69-70.

14. 中国医师协会新生儿专业委员会. 中国新生儿转运指南（2013）. 中华实用儿科临床杂志, 2013, 28（2）: 193-197.

15. Schwartz HP, Bigham MT, Schoettker PJ, et al. Quality metrics in neonatal and pediatric critical care transport: a national delphi project. Pediatr Crit Care Med, 2015, 16（8）: 711-717.

16. Shenai JP. Sound levels for neonates in transit. J Pediatr, 1977, 90（5）: 811-812.

17. Shenai JP, Johnson GE, Varney RV. Mechanical vibration in neonatal transport. Pediatrics, 1981, 68（1）: 55-57.

18. Hennequin Y, Grevesse L, Gylbert D, et al. Skin-to-skin back transfers provide a feasible, safe and low-stress alternative to conventional neonatal transport. Acta Paediatrica, 2017, 107（1）: 163.

19. Snedec N, Simoncic M, Klemenc M, et al. Heart rate variability of transported critically ill neonates. European Journal of Pediatrics, 2013, 172（12）: 1565-1571.

20. Vocel J. Transportation of ill neonates. Ceskoslovenská Pediatrie, 1980, 35（10）: 563.

21. Davis PJ, Manktelow B, Bohin S, et al. Paediatric trainees and the transportation of critically ill neonates: experience, training and confidence. Acta Pädiatrica, 2010, 90（9）: 1068-1072.

22. Hallworth D, Mcintyre A. The transport of critically ill children. Current Paediatrics, 2003, 13 ( 1 ): 12–17.

23. Khilnani P, Chhabra R. Transport of critically ill children: How to utilize resources in the developing world. Indian Journal of Pediatrics, 2008, 75 ( 6 ): 591–598.

24. Lupton BA, Pendray MR. Regionalized neonatal emergency transport. Seminars in Neonatology Sn, 2004, 9 ( 2 ): 125–133.

# 第四章

# 新生儿转运的生理性影响因素

新生儿转运的成功实施有赖于对新生儿独特生理及不利转运环境的充分了解。新生儿迅速改变的生理变化,包括温度、睡眠状态和呼吸等。新生儿期这一过渡时期还往往会受各种疾病状态、环境条件和治疗情况等负面因素的影响,这些因素常使转运过程变得复杂。

## 第一节　新生儿过渡时期

分娩过程中独特的生理变化对于复杂的人类生理本质来说是一个奇迹。在分娩过程中会出现一些显著的独特变化,如内环境与器官功能的变化(即出生时呼吸的出现,以及胎儿生后的循环过渡,肝、肾、肠功能的迅速成熟)及代谢过程的重建。无论成熟与否,所有新生儿都必须经历这个快速过渡时期。临床医师必须具备将这些正常生理变化与疾病状态区分开来的能力,并且能够及时救治那些过渡延迟或过渡期缺失的患儿。无法正确识别异常过渡期将会导致患儿出现并发症,或者给健康者带来危害。

随着娩出及脐带的夹闭,新生儿的心血管系统在瞬间发生转变,即由胎儿时的低阻力平行循环转变为新生儿时期的高阻力连续系统循环。胎儿循环与新生儿的连续系统循环不同,后者是低氧血经由右心回流至低阻力的肺循环系统,而含氧血从左心射出至高阻力的体循环中。胎儿循环则是一个更加复杂的平行系统,含氧血(25~30mmHg)从胎盘经由肝脏的静脉导管回流至右心,这些血中仅10%~20%(仅能满足肺的发育及代谢)灌注至肺,其余大部分血由右心室经开放的动脉导管射出,绕过肺循环至主动脉及全身,并且最终回流至胎盘进行再循环。尽管胎体同时接受来自于两侧心室的血液,但以来自右心室的血液为主,射出的血量占混合输出总量的65%。左心室输出的20%的混合血液主要分配至大脑,3%分配在心肌,其余10%血液经主动脉至全身。胎儿循环的特点是高阻力肺循环,其维持有赖于肌性动脉的收缩(继发性低血氧张力和内源性化学介质的复杂相互作用)和低阻力的胎盘循环。随着呼吸的出现、低阻力胎盘功能的撤除、肺血管阻力的急剧下降,以及体循环阻力的增加,胎儿循环功能性地转变为成熟的循环体系,这种转变以静脉导管、动脉导管和卵圆孔功能性及永久性的关闭为特点。而以上这些变化被认为是由抗肺动脉血管扩张的高氧环境、舒血管物质（一氧化氮、缓激肽及前列腺素）的释放及缩血管物质的减少所介导的。研究表明，在新生儿出生时，不利的环境条件和疾病状态可以改变这种正常的过渡，并导致持续胎儿循环，即以高肺血管阻力、低肺血流量、动脉导管或卵圆孔持续不闭合及低循环氧分压为代表的循环体系。如果没有适当的治疗，这种循环状态会导致持续缺氧和死亡。

出生初呼吸建立时，空气进入肺泡，肺泡张开。1/3 的肺液经产道挤压，由口鼻腔排出，2/3 的肺液由肺泡进入肺周围的淋巴管。 新生儿最初的啼哭及深呼吸所产生的力量足以帮助排出其肺泡及气道中的液体。在刚出生时的最初几次呼吸中，新生儿很快将肺从充满液体的状态转变为气体交换的器官。许多因素参与了有力的自主呼吸，如寒冷、触觉刺激和化学感受器等。经过几次的初始呼吸运动后，肺内液体被清除，肺膨胀至接近正常。患儿的热量转变必须有保温措施的协助。尽管出生于湿冷环境的应激有助于最初的呼吸运动建立，但如果没有适当的保温措施，患儿的内部体温将会下降 2~3℃，使正常的转变过程受到威胁。随着呼吸的建立，新生儿依靠自身肺与外界进行气体交换，肺小动脉扩张，肺血流增加，血液流经肺部吸取氧气，动脉导管关闭，血氧含量升高，有充足氧含量的血液回到左心，经主动脉泵入全身组织，所携带的氧供机体新陈代谢、维持机体生存所用。

由于生产过程会显著影响胎儿，在出生后的头几个小时密切监护出生的新生儿显得尤为重要。人们已经把分娩的应激和刺激与涉及大量交感神经兴奋的外科手术做了比较，正常足月顺利分娩新生儿的心率突然增加至 160~180 次/min，并可持续到分娩后 1 小时。而这一阶段（第一次活跃期）会出现许多生理现象，如迅速的不规则呼吸（持续 60~90 分钟）、短暂快速的鼻翼扇动、主动啼哭、警觉试探性行为、自发惊恐和拥抱反射、震颤、肌张力增加及不自主运动等；这一反应性和警觉性增加的阶段过后，患儿便进入无反应期或睡眠期，并持续 1~2 小时，此时，患儿的皮肤为粉红色，心率减慢至 120~140 次/min，呼吸频率约为 40~60 次/min，偶有肌肉抽动，而后又将迅速恢复睡眠。在生后 2~6 小时，新生儿再次开始活跃（第二次活跃期），出现心动过速和快速呼吸（>60 次/min）。在以上所有阶段中，新生儿若突然出现皮肤颜色、肌张力的改变，心率小于 100 次/min 或超过 160 次/min，出现不规则呼吸或呼吸暂停均可视为异常。因此，临床医师必须充分认识新生儿过渡时期的各种变化，以便将疾病状态同正常转变准确地区分开来。

新生儿窒息、产妇麻醉药物应用、早产、冷应激和酸中毒等因素均可引起正常过渡期延迟或缺失，从而导致持续性的胎儿循环，即以心动过速、低氧分压为特点的循环状态，此时便需要通气支持。必须严密观察所有患儿，必要时辅助支持以确保其顺利度过这一关键时期。每一个患病新生儿都应由专人负责新生儿护理。新生儿出生后应立即擦干、保温（通常用辐射加热器），并轻柔地为其清理气道。必须由受过专门训练的人员密切观察分娩新生儿以使其度过过渡状态，直到生命体征稳定。这一过程中的任何异常改变均需要立即治疗，以避免持续胎儿循环状态的发生。

## 一、转运中新生儿正常体温的维持

转运过程中的主要职责之一是新生儿保温。通过提供保温和尽量减少热损失以保持患儿的温度在正常范围，是患儿生存必不可少的环节。实施新生儿转运的人员应该对患儿体温调节的过程、热损失的机制有清楚的了解,并有切实可行的方法以保持患儿温暖及处理冷热应激所造成的后果。

### (一) 新生儿和成人之间体温调节的差异性

在正常人体代谢过程中产生的热量必须通过热传递从机体向环境散发,因此,维持产热和散热平衡对于保持新生儿正常体温来说尤为必要。暴露在寒冷的环境中,新生儿产热增加;与成年人不同的是,新生儿暴露于冷环境时的寒战对于其产热是一个无效过程。新生儿产热主要是依靠棕色脂肪组织代谢实现,这种独特代谢产生的热量,通过血液循环到达身体的其他部位。棕色脂肪在妊娠 26~30 周时开始在胎儿体内储存。棕色脂肪一旦被利用将不可再生。这种代谢过程具有氧依赖性,氧化功能的紊乱将会削减新生儿对冷应激的反应能力。

新生儿独特的生理特点会导致过度的热损失,以致其难以在变化的环境中维持稳定和正常体温。基于其体表面积/体重的比值较大,新生儿的散热面积相对更大。此外,新生儿脂肪代谢保温作用较弱,且无法通过改变姿势的运动在冷应激中维持体温。由于脂肪组织更少,早产儿在这种过度的热损失中面临更大的风险。随着胎龄的逐渐减小,患儿机体的总含水量由足月儿的 69% 增加到极低出生体重儿的 86%。这就增加了热量蒸发损失的概率,尤其是在超早产儿。

### (二) 中性温度及核心热损失的机制

适中的环境温度是指新生儿在外界环境中以最小的能量消耗来保持热平衡所必要的温度范围。新生儿周边环境的温度,无论是温床还是转运保温箱,都必须保证能为其提供一个适中的环境温度(通常为 33~36.5℃),这就是中性温度,确保新生儿的正常体温保持在 36.5~37.0℃。一些患儿,即便为其维持适中的温度环境仍不能保持热平衡,属于高危热不稳定群体,包括早产儿、小于胎龄儿以及患中枢神经系统疾病和/或其他类型疾病的患儿。单纯的体温不稳定可能是更严重疾病的表现。

在转运过程中监测患儿的体温是十分重要的工作,新生儿的正常体温应保持在 36.5~37.0℃,有四种散热方式,包括辐射、蒸发、传导、对流,必须对这些散热的机制加以控制,以减少新生儿的热丢失。热辐射过程中,热量将由一种物体传递给放置在其附近的另一种相对较冷的物体。患儿在一个开放的加热器中会通过附近任何较冷的物体表面散失热量,如窗户、墙壁。转运车辆特别是救护车,隔热效果很差,转运保温箱就需要额外增加产热,这样也就增加了电消耗,并且降低了电池使用时间和寿命。在低温条件下,将患儿从医院转移到转运车时,患儿会产生突然的体温降低,即使用双层的转运保温箱,患儿仍会通过保温箱壁散失热量。

### (三) 冷热应激对患儿的影响

在患儿转运过程中,出现冷应激并不少见,通常是由于转运人员往往把最初的工作重点集中于复苏措施和转运程序而有所忽略所致。冷应激是指皮肤温度低于 36℃或直肠、腋窝温度低于 36.5℃。冷应激的症状和体征包括灌注不足、手足发绀、嗜睡、皮肤湿冷、拒食、呼吸和心动过缓等。冷应激还可引起低血糖、呼吸窘迫、持续性酸中毒、低灌注状态、凝血障碍、休克、缺氧和死亡。一旦察觉冷应激,复温过程便应立即开始。但是应注意快速复温会增加氧耗且可能导致呼吸暂停。因此,除了要密切监测保温箱温度和患儿体温,还应密切监测血压、血糖和动脉血气分析。

### (四) 在转运过程中维持体温和减少热损失的方法

**1. 转运中通用的保温方法** 在患儿转运过程中,应由新生儿转运保温箱来保证合适的环境温度。多数转运保温箱可以容纳体重小于 5kg 的患儿。所有新生儿都应放在转运保温箱中转运,但也有一些例外情况,如:从同一医院同时向两家或两家以上医院转运患儿并使用相同的保温箱或辐射加热器,在设备可能不够用的情况下,如果患儿临床上情况稳定而不需要额外的氧气或通风设备,在转运车内能够维持正常的体温,并且可随时监测心率及呼吸频率,能保证无创性供氧,那么使用汽车座椅转运新生儿也是允许的。如果身材适合并且不影响保温箱的气流流通,把双胞胎放在同一个保温箱里也是一种选择。

在装载患儿前,保温箱应先预热,使其内部空气温度接近于中性环境温度。表 4-1 用于指导如何预热保温箱。在寒冷天气下用转运工具转运患儿时,保温箱的使用可减少热量损失。镀铝的反光片材料可以进一步帮助减少热量损失。毛毯可以放在保温箱上来保暖,大多数医院也是这样做的。但不论是用何种材料的东西覆盖,在整个转运过程中必须保持箱内患儿有足够的可见度,以便对其进行观察。

**表 4-1　正常体温新生儿的保温箱初步温度设定建议[*]**

| 出生体重（g） | 温度设定（℃） | |
| --- | --- | --- |
| | 着衣患儿 | 未着衣患儿 |
| >2 500 | 28 | 33 |
| 1 501~2 500 | 31 | 35.5 |
| <1 500 | 33 | 36.5 |

[*] 假定条件:环境相对湿度约为 50%,救护车温度 25~28℃,出生体重 <1 500g 的患儿采取措施防止热辐射损失。若无环境加湿设备,则每个体重组分别加 1℃

由于头颅占了患儿很大一部分体表面积,商业生产或自制帽子的使用也可以大大减少热量损失。含有聚氨酯材质的帽子甚至可以进一步减少蒸发性热损失。任何可用的材料,如毛巾或窗帘,都可以被改制为可使用的帽子。如果是用自制帽子,在帽子内层加上塑料包裹膜可提高其有效性,尤其是对于极低出生体重儿。

为了更容易且持续地观察患儿的肤色、呼吸、静脉注射状况、监控指标的变化及患儿活动情况,多数患儿在转运保温箱内是不穿衣服的。冷应激,如腹壁缺损、极低出生体重儿或在保温箱加热时电池失效,可使患儿处于高危状态,在保温箱内给患儿加盖毛毯可减少热量损失。小毛毯的使用不应干扰暖空气的正常流动。用柔性铝包制成的商用毛毯可以减少辐射热损失,但是显著降低了能见度。临床情况稳定的正常足月患儿在院外出生时便可以使用这些物品。在极低出生体重儿中,透明塑料包裹也能有效地减少蒸发和对流的热量损失,并且降低了蒸发失水导致昏迷发生的可能性。尽管透明塑料必须被分离或折叠后才可使患儿进入,但它并不干扰患儿的可见度。将一个极低出生体重儿用塑料膜包裹到颈部还可以降低热量损失和失水性昏迷的发生,同时可以保证患儿的能见度。有机玻璃隔热可减少热量损失,但限制了医护人员观察患儿的情况,并且在一个转运保温箱内运用相当笨重。

**2. 极端温度环境下的保温方法**　在极端寒冷的环境温度下,化学加热包可用于预热转运保温箱。使用化学加热包时,不能将其直接放在患儿的皮肤上,因为一些加热包可以加热到40℃,存在使患儿娇嫩的皮肤大面积烧伤的可能性,把加热包放在患儿和毛毯之间可以减少烫伤的危险。必须连续监测使用加热包的患儿温度,至少每30分钟检查一次皮肤的温度,如果皮肤变红,就应该移除加热包。使用装有温水的外科手套也可能会造成患儿烫伤,应避免使用。为满足在新生儿转运过程中的温度调节需求,转运车辆本身内部的温度应保持在25～28℃。在寒冷的环境温度下,转运车辆的加热器应该持续工作,以防止冷却。所有的门和窗户应该关闭直到卸载保温箱之后。在温暖的环境下转运应防止过热,也可能是某些状况下应当注意的问题。热应激能增加心率、呼吸频率、氧消耗、对葡萄糖的利用和不显性失水。外周血管舒张可能会导致低血压。此外,热应激可能会引起高渗性脱水或中暑,进而导致中枢神经系统损害,甚至可能导致死亡。由于热应激会增加新生儿的代谢需求,增加氧和热量消耗,因此热应激一经发现应当立即采取措施消除。外部热源故障时,应立即从保温箱中抱出患儿并把患儿放在另一个保温箱中。如果患儿的体温是37.5～39℃,应去除所有衣服、帽子或毛毯等,并将其放到一个敞开的房间里直至体温下降。如果温度超过39℃,可用大约35℃的温水为其擦拭,直至皮肤温度低于38℃。打开保温箱门可以降低内部空气温度;然而,保温器内的温度探测器可能会探测到此时温度低而增加产热,从而抵消了这种冷却方法的作用。

## 二、维持水及电解质平衡

大多数患儿需转运到上级医院,但他们不能耐受肠内营养,所以必须给予静脉输液以维持体液平衡。体液平衡的管理需要调节水、电解质的平衡,在新生儿尤其是早产儿中,不显性失水对体液平衡的影响巨大,肠外液体与电解质的慎重管理对转运是否能成功完成至关重要。

新生儿在出生后的一段时间内,通常会发生细胞失水。因此,最初液体疗法的目标是保持正常血清电解质浓度,同时保证机体能耐受这种细胞失水。通常液体管理标准为60~90ml/(kg·d)时便能耐受这种收缩性的细胞失水。10% 葡萄糖溶液以4~6mg/(kg·min)的速度输入,将使血糖保持在60~120mg/dl这个期望值范围内。患儿如果出生时体重不到1 250g,通常不能忍受10% 葡萄糖溶液,应选用5% 葡萄糖。不管选择哪种浓度的葡萄糖,都应在转运过程中监测患儿的血糖浓度。通常没有必要在转运期间补充电解质,如钠、氯和钾等。补钙对于降低患儿发生低钙血症的风险(如极低出生体重儿)可能是必要的,可以为其提供2mEq/100ml的葡萄糖酸钙。

出生后液体疗法的目标是纠正液体和电解质损失并维持液体平衡。补液量为90~150ml/(kg·d),补充钠[2~3mmol/(kg·d),氯化钠]和钾[1~3mmol/(kg·d),氯化钾]是必要的。

精确计算补液速度和准确估计失水速度在转运过程中至关重要。补液的速度(ml/h)=(公斤体重 ×24 小时预计所需液体量)÷24。

例如,如果一个患儿在出生时重为 2.6kg,预计所需的液体体积为 80ml/(kg·d),那么输液率按计算便为 8.7ml/h。即:(2.6×80)÷24=8.7ml/h。

作为对患儿做进一步管理的指南,在患儿转运期间不断监测液体疗法的情况也至关重要。由于输液异常症状既不具体也不敏感,而且往往实验室监测在此时都不可用,协助指导新生儿的液体管理,将主要以患儿出生时体重、孕龄和疾病进程为主。此外,转运团队所收集的资料是非常宝贵的,对于评估患儿进一步的液体和电解质管理非常有用。出生体重和孕龄的准确记录是必不可少的。其他重要信息包括有关孕产妇病史、尿液和大便的记录,可识别的损失的估测(如大便、胃内容物、呕吐物),不显性失水的有无的估计等也十分重要。

转运记录中应该准确地记录转运过程中的摄入量和排出量。总液体摄入包括转运前在转出医院给患儿的液体量及随后在转运途中每小时给予的总液体量,都应记录在案。此外,应记录大量药物的给药方式;若转运前患儿做肠内插管管饲喂养,应记录母乳喂哺量。排出量包括尿液、胃呕吐物和血液损失,应尽可能准确地记录。湿尿布应标记其干重,折叠并捆绑,在抵达转入医院时再次称重。

新生儿转运的成功实现有赖于对新生儿独特生理及不利转运环境的充分了解。新生儿期迅速的生理变化包括温度、睡眠状态和呼吸等。新生儿期这一过渡时期还往往会受到各种疾病状态、环境条件和治疗情况等因素的负面影响,这些因素常使转运过程变得复杂化。

## 第二节　极/超低出生体重儿的管理

早产会使胎儿由宫内生活转换为宫外生活遇到更多的挑战,早产儿生后需要帮助的概率与胎龄相关,胎龄越小的早产儿越有可能需要额外的帮助。早产儿更容易受复苏操作的损伤,正确把握尽快复苏不延误抢救与避免不必要的抢救措施间的分寸非常重要。生后最初几分钟的处理有可能减少早产儿近、远期合并症。随着技术的进步和围产期护理的区域化,早产儿的存活率逐日提高。随着表面活性物质在临床的应用,超低出生体重儿(<1 000g)生存率已进一步改善,需要继续关注的问题仍然是高发病率。因此,常需要新生儿转运团队管理并转运这些襁褓中的早产儿。特别是极/超低出生体重儿的管理显得更加重要。

极/超低出生体重儿存在如下复苏的高危因素:

(1)早产儿皮肤薄,皮下脂肪少,相应体重下体表面积相对较大,对寒冷导致的热量丢失代谢调节能力不足。

(2)胸壁肌肉力量不足,肋骨较柔软,降低自主呼吸动作的效力。

(3)肺部不成熟,表面活性物质缺乏,肺通气困难,PPV 导致肺损伤的风险高。

(4)各组织发育不成熟,容易被氧损伤。

(5)羊水和胎盘感染(绒毛膜羊膜炎)可造成早产,早产儿免疫系统不成熟会增加发生严重感染的风险,如肺炎、败血症、脑膜炎。

（6）血容量较少,血液丢失致低血容量的风险增加。

（7）发育不成熟的脑血管不能对血流的快速变化进行调节,可发生出血或缺血损伤。

（8）有限的代谢储备和不成熟的代偿机制,增加出生后低血糖的风险。

多数机构认为,所有≤750g或孕周25~26周的患儿都应该给予充分的复苏。是否积极干预小于25周的患儿存在不少争论,争论的理由是由于出生时的器官成熟度被认为是最终的决定因素,产前难以准确地评估胎龄。虽然准确的产前病史和早期超声检查,提高了产前检查时的胎龄评估准确度,但许多妇女（某些情况下高达20%）分娩的早产儿没有这样的产前检查及护理,胎龄的准确评估非常困难。此外,胎龄小于28周的患儿,出生后的评估可能是不可靠的。小于28周时,在一般情况下,产后胎龄评估往往会被高估,因此,在这种情况下,评估也是徒劳的。在妊娠22周或更早胎龄出生的体重不到500g的患儿,只提供舒适护理。对于那些在23周或24周出生的超低出生体重儿,可根据情况灵活性复苏。考虑到患儿的出生时环境和条件,对25~26周出生的患儿,应该充分复苏。然而,由于难以准确地评估胎龄,新生儿转运的策略不断在实践中修改完善。出生体重超过500g的新生儿建议复苏,直到新生儿转运团队到达。如果患儿是600g以内,复苏仅需要气管插管、通气和保温。超过600g的患儿可获得全面复苏,包括胸外按压和使用加强心肺功能的药物。虽然已能够预见对极幼小患儿心肺复苏的结果并不乐观,当医师或转运团队作出放弃对出生体重>600g患儿进行复苏的决定、直到转入医院作出准确评估时才做进一步处理时,往往让人心里非常难受。

一旦决定为超低出生体重儿提供积极护理、产房复苏,便应以相应方式立即开始,对早产儿也应如此。必须给患儿保暖和擦干,并为其做气道和呼吸评估。绝大多数的超低出生体重儿在产房内需要气管内插管,仅有极少数患儿转运时可不插管。所有的超低出生体重儿都应在转运前采取稳定患儿病情的措施。这些措施通常包括:保温箱中温度调节,如热帽、塑料毯、使用便捷式加热床垫;安置脐动脉或静脉导管;安置脉氧仪;影像学协助下的气管和脐导管安置;以及动脉血气分析等。肠外营养应在评估血糖后给予,并以5%的葡萄糖溶液100~150ml/（kg·d）开始;如果最初的血糖≤50mg/100ml,也可以选择10%葡萄糖溶液,输液速度取决于胎龄,极不成熟的新生儿（23~25周）需要更高的补液量。鉴于这些新生儿对早期气压伤的高度敏感性,呼吸器应设置为最低吸气峰压（PIP）,并尽可能调整吸入氧浓度、氧流量和呼吸频率,保证足够的氧和通气。应该以最低每分钟流量来实现PIP,过高的流量会增加气道阻力。

鉴于肺顺应性变化的不可预测性和严格管理需求,在转运过程中可给需要的新生儿使用表面活性物质,一般只为需要很长转运时间（>6小时）的患儿在转运前或转运途中使用表面活性物质,且只有那些有使用经验的机构在转运之前才可以使用表面活性物质。

虽然超低出生体重儿的安全转运是可以实现的,但存在孕期高风险因素的患儿还是应在三级医疗机构分娩,这样才能为娩出的超低出生体重儿提供全面的医疗和护理,确保更高的存活率及较低的致残率。

# 第三节 新生儿水肿的管理

水肿新生儿的成功转运是一个需要转运团队所有成员积极参与、相互配合的高难度工作。随着 Rh 血型不合同族免疫溶血发生概率的下降，胎儿水肿的发病率和病因也有所改变。据统计，新生儿水肿的发生率为 1/3 748，非免疫性水肿是新生儿水肿最常见的原因，是一种由多病因引起的疾病，可由多种产科并发症引起，在这些产科并发症中，75% 的羊水过多、45% 的产妇贫血、29% 的子痫前期、64% 的产后出血和胎盘滞留等均可引起新生儿水肿；平均胎龄（27.3±5.7）周的早产儿也多见；胎儿/新生儿死亡率为 50%~98%。系列研究表明，非免疫性水肿的病因中，遗传因素占 35%、同族免疫占 10%、29% 为特发性疾病。

非免疫性新生儿水肿的病因，包括：

1. **血源性因素**　纯合子性地中海贫血、慢性胎母输血综合征、双胎输血综合征、多胎妊娠继发寄生胚胎。

2. **心源性因素**　先天性心脏病（房间隔缺损、室间隔缺损、左心发育不全、肺动脉瓣未闭、三尖瓣脱垂畸形、主动脉狭窄）、卵圆孔早闭、心肌炎、较大的动静脉畸形、快速性心律失常、心动过缓（心脏传导阻滞）、纤维弹性组织增生。

3. **肺源性因素**　肺囊性腺瘤样畸形、肺淋巴管扩张、肺组织发育不全（膈疝）。

4. **肾源性因素**　先天性肾脏病变、肾血管血栓形成。

5. **特发性因素**

6. **子宫内感染因素**　梅毒、弓形虫病、巨细胞病毒感染、钩端螺旋体病、美国锥虫病、先天性病毒性肝炎。

7. **先天畸形（遗传性）**　软骨发育不全、21-三体综合征、18-三体综合征、多发畸形、副肿瘤综合征。

8. **混合性因素**　胎粪性腹膜炎、淋巴管畸形、成熟障碍、结节性硬化症、贮积病、肠扭转。

9. **胎盘因素**　脐静脉血栓形成、绒毛膜血管血栓形成、绒毛膜血管瘤。

10. **母体因素**　糖尿病、脓毒症。

新生儿与胎儿水肿的诊断基于广义水肿、低蛋白血症、呼吸窘迫与新生儿肺透明膜病、肺发育不全或胸腔积液、心包积液、腹水、贫血和肝、脾大等疾病。全身性水肿和浆膜腔积液多继发于充血性心力衰竭、低胶体渗透压、贫血。为实现对于这些患儿的最佳管理，需要做到早期识别、积极的产科护理及新生儿的管理。一旦胎儿产前被诊断为胎儿水肿，应频繁的动态评估胎儿健康状况，应用产前类固醇药物，并计划将孕妇安置到一个能够提供早期剖宫产术的高等医疗机构。如果高等医疗设施的配备无法实现，转运团队必须准备紧急复苏和稳定病情，包括直接穿刺和胸腔穿刺术等。

由于在新生儿水肿患儿中新生儿窒息者占 77%，产房中常需要为呼吸衰竭的水肿新生儿行气管插管辅助通气。当患儿出现全身水肿、气管移位或声门水肿时,气管插管可能较为困难。可用 16~18 号的静脉导管针进行腹腔穿刺(穿刺位置为左下象限腹中线上或脐和耻骨联合中点)或胸腔穿刺(腋中线第 4~6 肋间隙),穿刺前应先进行叩诊。由于肺透明膜病、肺积液及肺发育不良较常见,而这些原因会引起高通气压力(20~40cmH$_2$O)和通气频率(40~70 次 /min),导致需要大量的氧和通气;转运前在这些危重患儿中运用表面活性物质可能有助于肺功能管理和维持一个更稳定的转运条件。可通过脐动脉和静脉导管监测中心动静脉压力。尽管全身水分和细胞外液有所增加,但这些患儿的血液体积通常为正常或减少;因此,如果周围灌注不足产生损伤,有必要补充液体。弥散性血管内凝血常发生于出生后第一个 24 小时内,可输注新鲜冰冻血浆或冷沉淀。

肺功能一旦稳定,这些患儿需要立即转运到对于管理病危新生儿经验丰富的三级医疗机构,应优先考虑配有高频通气或体外膜氧合设备的中心。转运这些患儿通常都需要胸导管吸入系统,并且要求采取最大限度的通气和最快捷的转运方式。额外补液和正性肌力药物是维持正常血压的必要措施。由于新生儿水肿的死亡率高,转运之前应为患儿拍胸部 X 线片,并应鼓励家人陪同患儿。如果死亡不可避免,应为其做血染色体涂片。

(尹晓娟　韩　涛)

## 参考文献

1. 邵肖梅,叶鸿瑁,邱小汕 . 实用新生儿学 . 第 4 版 . 北京: 人民卫生出版社,2011.

2. Gao Y, Raj JU. Regulation of the pulmonary circulation in the fetus and newborn. Physiol Rev, 2000, 90(4): 1291–1335.

3. Jain A, McNamara PJ. Persistent pulmonary hypertension of the newborn: Advances in diagnosis and treatment. Semin Fetal Neonatal Med, 2015, 20(4): 262–271.

4. Accardo PJ. 50 years ago in the Journal of Pediatrics: the clinical behavior of the newly born: I. the term baby. J Pediatr, 2013, 162(3): 495.

5. 中国医师协会新生儿科医师分会 . 新生儿转运工作指南(2017 版). 中华实用儿科临床杂志, 2017, 32(20): 1543–1546.

6. Asakura H. Fetal and neonatal thermoregulation. J Nippon Med Sch, 2004, 71(6): 360–370.

7. Takayama JI, Teng W, Uyemoto J, et al. Body temperature of newborns: what is normal? Clin Pediatr(Phila), 2000, 39(9): 503–510.

8. Kamimotono S, Sakaguchi K, Fujiwara T, et al. Influence of Physical Characteristics on Temperature Profile in Normal Neonates at an Early Neonatal Stage. J of the Human-Environment System, 2007, 10(2): 63–69.

9. 中华医学会围产医学分会胎儿医学学组 . 非免疫性胎儿水肿临床指南 . 中华围产医学杂志, 2017, 20(11): 769–775.

10. Jouvet P, Lacroix J. Improving interhospital paediatric transport. Lancet, 2010, 376(9742): 660–661.

11. Srivastava S, Gupta A, Bhatnagar A, et al. Effect of very early skin to skin contact on success at breastfeeding and preventing early hypothermia in neonates. Indian J Public Health, 2014, 58（1）: 22-26.

12. Raone B, Raboni R, Rizzo N, et al. Transepidermal water loss in newborns within the first 24 hours of life: baseline values and comparison with adults. Pediatr Dermatol, 2014, 31（2）: 191-195.

13. 中华医学会围产医学分会新生儿复苏学组. 中国新生儿复苏指南及临床实施教程教程. 北京: 人民卫生出版社, 2017.

航空转运极大地提高了危重患儿专业转运的速度，也是儿童航空救援的一部分。自从有了航空转运，转运患儿的病死率和并发症发生率明显降低。在发达国家，航空医疗救护早已成为社会医疗救护转运专业的重要组成部分，如美国，每年有数以十万计的患者通过飞机转运到各医疗中心。随着社会经济的发展，近年在我国开始有航空医疗救护专门的医疗机构出现，频繁推出直升机和民用航空医疗救护转运工作，包括危重儿童甚至新生儿航空转运的尝试。航空救援转运正逐渐成为我国危重儿童和新生儿转运的工作内容之一。相对于陆地转运，航空转运在资源、组织和技术各方面都有其特殊性，也存在诸多风险，特别是低压、低温和缺氧对患儿生理因素的影响。

## 第一节　气体定律

要想掌握航空转运对患儿的影响，首先应该了解简单的气体定律。许多定律定义了气体在不同压力和温度下的性状，但与常规航空运输最相关的是波义耳定律和道尔顿定律。

波义耳定律指出，温度恒定时，气体的体积与压力成反比。可以将其表示为 $P_1V_1=P_2V_2$，$P_1$ 和 $V_1$ 代表初始压力和体积，而 $P_2$ 和 $V_2$ 代表改变后的压力和体积。例如，随着气压降低（海拔升高），气体体积将会增大。相反，气压升高（海拔降低），气体体积将会减小。虽然已有死亡病例报道，但在航空转运中这些改变所致的后果通常并不严重。

道尔顿定律指出，混合气体的总压力等于其各组成部分的压力之和。因此，总气体压力（PT）就是混合气体中各部分气体压力之和（$P_1+P_2+P_3$……）。比如，空气的总压力是1，其中各组成部分的压力为氮（0.78）、氧（0.21），还有其他气体（0.10）。空气中氧的比例不会随海拔的升高或降低而改变，大约占空气总体积的21%。由于在高海拔处空气稀薄，氧分子之间的距离会更远，空气中的氧气对于患儿来说几乎不可利用。气压随海拔而改变，并决定可供呼吸用的氧量。通过大气压可推算出任意海拔高度处的氧分压。动脉血氧分压也可由以下的公式计算：$PO_2=0.21 \times BP$，0.21 表示空气中的氧含量，BP 表示某个特定海拔高度的大气压。比如，在海平面上的氧分压为 $0.21 \times 760mmHg=159.6mmHg$。其他的气体定律在常规航空转运中的影响比较小，往往忽略不计。

## 第二节 航空转运对儿童急症的主要影响及应对措施

### 一、海拔和气压的影响

当准备或开始转运患儿时应意识到,封闭空间内的气体随着海拔升高就会膨胀,这会对患儿造成危害。通常气体在人体内存在于中耳、鼻窦、肠道内,偶尔出现于牙齿中。海拔迅速升高伴随着大气压的降低而没有排出膨胀的气体时,会使人感到不安和痛苦。中耳内滞留空气体积增加所引起的症状和体征,可以通过简单的方式来减轻,如吞咽、打哈欠或瓦尔萨尔瓦(Valsalva)动作。瓦尔萨尔瓦动作是指深吸气后紧闭声门,再用力做呼气动作,呼气时对抗紧闭的会厌,以增加胸膜腔内压。但比较小的婴儿因为不会配合,难以通过这些动作来减轻症状。为使患儿咽鼓管内的气体平衡,可在飞机降落时唤醒患儿或在其口腔内插入安慰奶嘴。为减轻鼻窦充血,可在飞行前服用减轻充血的药物。如果存在腹胀,打嗝或排气可减轻肠内气体的增加;如果症状仍未减轻,可插胃管定期抽气或胃肠减压;对于腹胀严重者经过处理仍不能缓解时,应选择陆地或水上转运的方式。应避免某些错误的措施,如在外耳道塞耳塞用于减轻噪声,因为这不利于气体的排出和减压。压力的变化可能会给患儿带来痛苦,医护人员可以采取分散患儿注意力的方法,使这种不良影响降到最低。对于患儿来说,过度换气以及相关的生理变化也会导致其焦虑和烦躁。应提前告知清醒的患儿,对起飞和降落过程中压力的相关变化保持警觉,并尽量配合治疗。但病情严重的患儿,可能无法做到。病情危重或急性期的患儿体内可能存在区域性的被封闭的气体,起飞时气体体积的膨胀将会带来更加严重的影响。由于气体体积的膨胀,肺气肿性大疱或肺大疱体积可能迅速增大并导致气胸。在海平面上轻型没有症状的气胸,在海拔升高时可能会发展成张力性气胸,引起一系列严重问题。开放性颅骨骨折所致颅腔积气的患儿,颅腔的积气继续膨胀就会发展成为颅内高压,占位可压迫眼球,使玻璃体被挤出。肠梗阻或肠道气体增加的患儿,胃内气体膨胀会导致呕吐或误吸;肠内气体膨胀会导致局部肠缺血、坏死甚至肠穿孔;腹腔内气体膨胀可使膈肌受压,导致有效肺活量的减少,肺活量减少及氧供减少会引起组织缺氧,出现低氧血症的症状和体征。胃肠道内滞留的气体可导致严重的疼痛和血压下降,引起继发性的血管收缩,导致晕厥和休克。所以胃和肠道疾病患儿,特别是存在肠梗阻者,应慎重考虑转运时机。开放性伤口的软组织内会有气体滞留,如果病情不恶化且周围已用夹板或石膏铸模固定,通常不会出现问题。否则应在起飞前拆除石膏铸模。

### 二、对仪器设备的影响

某些气动设备如抗震裤、血压表袖带、充气夹板、静脉瓶内的气体体积和压力,也会因飞机起飞及降落时压力的变化而受到影响。起飞时,抗震裤内的气体体积和压力会增加到抗震裤上的压力安全阀所能承受的最大限度;降落时,抗震裤内的气体体积和压力又将下降。相同的情况也会发生在血压表袖带和充气夹板上。为了避免压力和体积增加所致的止血带的极端作用,需要对其保持持续的监控。如果呼吸机上有容量滤孔,在降落时可以增加气体量,在起飞时排出多余气体就可以了。随着飞机上升到高海拔处,静脉瓶内的气体也会膨胀,最终使静脉内液体压力升高,导致液体流速加快,对患儿身体不利,此时必须严格控制药物的滴注速度。在降落时则会发生相反的情况,由于压力的降低,液体滴速将会变慢。在航空转运中应避免使用玻璃液体瓶,塑料包装的液体袋可有效避免起飞和降落引起的继发性压力变化。

在飞机起飞和降落时,气管插管或导尿管的球囊内的气体同样也会出现问题。膀胱的容量通常足够容纳增加几倍的导尿管球囊,但气管却不能适应气管插管球囊的膨胀。飞行时气管插管球囊长时间过紧可能会造成气管黏膜缺血;在降落时,气管插管球囊的体积减小,气体会从球囊周围泄漏,继而就会导致无效通气量的增加。但这些问题往往是可以避免的,通过定期评估气囊以确保它是否适当的膨胀,或者用水或生理盐水来代替球囊内的气体,因为海拔变化引起的压力变化对液体和对气体的影响是不同的。

# 第三节 航空转运对低氧血症患儿的影响

对航空转运来说,最危险的因素就是缺氧,大气中氧分压的降低与大气压力呈线性关系,随着海拔的升高肺内气体交换可有效利用的氧量逐渐减少。用肺泡气体方程式可计算出肺泡氧分压,根据道尔顿定律,混合气体的总压力等于其各组成分压力之和,因此,需要计算出水蒸气的压力,肺部的空气与水蒸气总是处于完全饱和状态。肺泡气体方程式可表示为 $PAO_2 = (BP-PH_2O) \times FiO_2 - (PCO_2 \times 1/R)$,BP 是大气压,R 是呼吸商,通常约为 0.8。正常人呼吸的是室内空气,公式可进一步简化为 $PAO_2 = (BP-PH_2O) \times 0.21-50$。由此可以看出,海拔增高(降低大气压)可以使氧分压降低,应提供辅助供氧设备以保证有足够的氧气用于气体交换。因此,增加大气压和补给氧量都能有效地治疗航空转运相关的气压变化引起的血氧不足。应提前准备好空中所需要的用于治疗急性缺氧的供氧设备,以防急性缺氧的发生,因为避免缺氧的最简单方法就是随时补给氧气。对于大多数需要航空转运的不同年龄的儿童,根据目标经皮血氧饱和度监测的结果,选择使用合适的氧浓度,都可经由鼻导管、面罩或插管(首选)使用氧。对于有弥散功能障碍的患儿,即使 100% 的纯氧也不能满足其需求。例如,一个肺部疾病患儿吸 100% 的氧气且在低海拔处仍存在低氧血症,可能不适合常规航空转运。海拔升高时可利用的氧量减少,会导致氧分压降低,更不利于氧在血液的输送。可以通过公式来判断估计在特定海拔高度处的需氧量:$FiO_2 \times BP_1/BP_2 =$ 预期 $FiO_2$,$FiO_2$ 是当前需氧量,$BP_1$ 是当前海拔高度处的大气压,$BP_2$ 是预期海拔高度处的大气压。一个类似的公式($FiO_2 \times BP_1/$ 最终 $FiO_2 = BP_2$),也可用来估计在当前特定需氧量下能允许的最大海拔高度(100% $FiO_2$)。肺泡气体方程式表明,二氧化碳分压降低的同时氧分压会升高。实际上,在海拔超过 1 524m,正常情况下,换气过度是对低氧血症的代偿。在海拔约 6 705m,机体主要是通过增加潮气量,轻微增加呼吸频率,以最大限度地对组织缺氧进行代偿。这种代偿可以通过降低二氧化碳分压来显著地提高氧分压(表 5-1)。但不受控制的过度换气对机体也是有害的。

表 5-1　氧含量为 0.21 和 1.0 时 $PCO_2$ 及 $PAO_2$ 的变化

| 大气压力（kPa） | $PCO_2$（kPa） | $PAO_2$（kPa）<br>$FiO_2=0.21$ | $PAO_2$（kPa）<br>$FiO_2=1.0$ |
|---|---|---|---|
| 760 | 40 | 100 | 673 |
| 760 | 20 | 125 | 693 |
| 760 | 60 | 70 | 653 |
| 523 | 40 | 50 | 483 |
| 523 | 20 | 75 | 503 |
| 523 | 60 | 25 | 463 |

换气过度的症状和体征易与组织缺氧相混淆。换气过度的发生通常比较缓慢，可能导致肌肉痉挛和强直。换气过度还可能伴随着焦虑或恐惧，而这可能与医疗条件或转运本身有关。氧疗可以帮助区分缺氧和换气过度。缺氧症状在短暂吸入 100% 的氧气后就会改善，但换气过度的症状仍将继续。如果换气过度持续存在，可与患儿交流或分散其注意力来减缓呼吸频率。通过提高呼气末正压可使患儿氧分压增加，或者给予持续气道正压通气治疗。呼气末正压对治疗急性肺部疾病所致的动脉氧分压不足是有效的，但对于急性呼吸窘迫综合征则不能缓解，可能需要气管插管机械通气。

# 第四节　航空转运前评估

转运工作不是单纯的运输，评估和稳定转运患儿是转运工作的核心成分。理想的转运组织应成为以高速运动的交通工具为平台的"流动监护病房"。基于飞行生理学原理，加速和减速可对血流动力学产生影响，高度上升、气压和温度的下降也会对患儿的治疗产生影响，噪声和振动也可能进一步对生理功能、设备的运转和患儿的治疗产生干扰。因此，对航空转运时可能出现的医学问题必须给予特别的注意。

在患儿离开转诊医院之前，需要彻底的评估，评估可分为主要项目和次要项目。评估的目的是检查和鉴别是否将要发生或已经存在呼吸衰竭、休克。主要项目的基本内容包括系统地评估气道、呼吸、循环状况，对外伤的患儿应评估是否有脊髓损伤以及是否需要限制活动。在评估各个系统的同时，必要时应予以针对性的静脉给药治疗。一旦主要项目完成，气道已确保通畅，患儿的血流动力学稳定，就可以开始次要项目的评估，包括详细的病史和体格检查、实验室数据和药物治疗的回顾，最后对可能存在的问题进行鉴别判断。

## 一、气道评估

转运过程中，气道必须保持通畅。在转诊医院用气囊及面罩通气就可以满足需要的患儿，如果有发生气道梗阻或呼吸衰竭恶化的潜在可能，都应该在转运之前给予气管插管以确保气道安全。在转运中搬运患儿和控制气道的操作很困难，以至于当需要评估气道，放置插管或需要重新进行气管插管的时候都可能需要使直升机着陆或停下救护车。所以,在离开转诊医院之前,应确保气管插管的位置正确、可靠,评估氧合和通气是否充分,确保气管插管的安全。根据波义耳定律:在温度不变的情况下,气体的体积和它所受到的压力成反比。随着机舱高度的升高和大气压的下降,套管中气体发生膨胀。因此,在使用气管插管套管时,应根据转运时的套管膨胀系数来确定充气量。

### 二、气漏评估

轻微的气胸或肺气肿可能随着机舱高度的改变而改变、破裂或症状明显加重。转运前应常规摄胸部 X 线片以排除或评估气漏综合征。如果预见由于机舱高度改变病情将会发生改变,则在航空转运前应排空气胸内的气体。用带有阀门的胸腔引流管代替胸部引流瓶,可减少因后者中空气膨胀带来的风险。脑外伤的患儿如有气体进入颅内或脑室,可能会因气体膨胀增加颅内压导致脑疝。同理,坏死性小肠炎患儿肠壁可能因积气膨胀而发生破裂、穿孔。

### 三、循环评估

使用固定翼飞机时,血流动力学不稳定的患儿应头对着机舱的尾部,以防止起飞时的加速度使大脑的灌注压降低;血流动力学稳定的脑外伤患儿一般应头对着机舱的前面,加速的力量可降低起飞时脑的灌注压和血流量,防止由于脑血流量的急剧增加而导致颅内压显著增加。这类患儿在飞机下降或减速的时候,应予仔细监测。

### 四、呼吸衰竭

严重呼吸衰竭的患儿在转运前必须给予仔细评估。根据道尔顿定律,混合气体的压力等于混合气体中每一个气体压力之和,一种气体的分压是和这种气体在混合气体中所占的浓度成正比的。氧气的分压等于氧气在混合气体中的浓度乘以总压力。所以随着高度的增加及大气压的下降,可有效利用的氧气量在下降。如果患儿的通气状况没有改变,可以预期患儿的肺泡氧浓度会出现下降,动脉血的氧合也会出现下降。患儿如果在地面需要 $FiO_2$ 是100%,为了适应飞行高度的变化必须采取相应的措施。在短途飞行的航空转运期间,通过给予干燥的气体可以使重症患儿的肺泡氧浓度增加。尽管有增加痰液阻塞和小气道梗阻的风险,但是风险效果分析认为这是一个值得推荐的方法。

## 第五节 体外膜氧合支持下的航空转运

体外膜氧合( extracorporeal membrane oxygenation, ECMO )是一种能够有效替代患者呼吸功能、部分替代心脏功能的体外生命支持技术,能够维持机体各器官的氧供,对严重的心、肺功能衰竭患者进行较长时间的心肺支持。儿科 ECMO 转运是儿科重症转运技术的高级形态,常规技术条件下无法转运的心肺功能衰竭的重症患儿,ECMO 可以保障转运途中的生命体征稳定,使其获得进一步救治机会。开展 ECMO 支持下的航空转运可以提高转运速度,扩大转运的范围。成功实践儿科 ECMO 转运需要建立 ECMO 的转运网络,包括儿科 ECMO 中心、ECMO 转运团队和 ECMO 转运医院三个部分。儿科 ECMO 中心是儿科 ECMO 转运的核心,负责整个转运过程多个医疗单位、多学科的协调指挥。ECMO 转运团队是由儿科 ECMO 中心派出的机动力量,具备完成各年龄阶段儿科 ECMO 的建立、管理和转运的能力。转运团队人员应包括儿童重症医师 1 名、小儿心血管外科医师 1 名、体外循环医师 1 名和护士 1 名。转运团队人员需有过硬的专业和心理素质,以保证完成转运任务。转运团队携带设备包括 ECMO 设备、转运呼吸机、输液泵、心电监护仪、ACT 检测仪、氧气瓶等,考虑到转运途中安全与操作方便等因素,特别是航空转运时机舱内空间有限,以上设备尽量与转运担架集成化配置。此外,也要注意飞机起降时重力牵引和失重对 ECMO 设备的影响,以及 ECMO 运转时电流对飞机信号的干扰。转诊医院是儿科 ECMO 转运系统的节点单位,也是 ECMO 转运工作的发起点。早期识别需要 ECMO 支持的患儿应与儿科 ECMO 中心进行实时沟通,及时识别并及时在转运前给予 ECMO 支持,是转运成功的关键。

## 第六节　儿童航空转运与环境问题

在普通航空医疗的飞行高度或能加压的飞机上通常不会出现压力相关问题。加压密封可有效地使患儿处于一个比实际外部环境低的海拔高度(接近地面的大气压)。直升机通常没有密封舱,但是很少飞行在高海拔地区,所以机上患儿通常不会遭受巨大的压力变化。固定翼飞机飞行在高海拔地区时,尽管有密封舱,但患儿仍然可能受到气压降低的影响。机舱内的空气压力相当于海拔 2 438.4m 处的大气压时,根据波义耳定律,密闭空间的气体容积会增加 33%,足以想象问题的严重性(例如气胸的形成)。因此,座舱内的实际海拔高度是由飞机的具体特性和飞行高度共同决定的。如果患儿不能忍受大气压降低的影响,可以通过增加客舱压、低空飞行或降落到低海拔处,使客舱压力相对提高。但低空飞行是有缺点的,包括燃料消耗增加、速度降低、湍流和颠簸增加。

医疗设备也可能遭受大气压变化的影响。在起飞时,气体控制的呼吸机上会显示吸气量和吸气时间增加、呼吸频率降低、I:E 比例改变,在降落时则相反。这些变化可通过使用电子控制的通气设备而减小。快速降压使一些人易受影响,特别是气管插管的患儿,会发生气胸或空气栓塞。减压所造成影响的严重性取决于开始减压时的速度。这依次归因于被减压的空间、减压的区域和气压的差别。飞机快速的加速和减速伴随着地球引力,可能导致血液瘀滞、氧和营养物质的吸收减少以及心输出量的变化,但这些大多是理论问题。在转运过程中,为了使患儿避免这些情况出现而改变位置通常是不切实际的。在大多数民用航空转运中,这些情况一般不会出现,因为民用航空运输机的线性加速度较低,不会对患儿产生负面影响。急性减速更像是快速制动,会对患儿带来不利影响。例如脑外伤的患儿,起飞时头应朝前,着陆时头应朝后,以避免直线加速或减速所致的瘀血。在采用民用航空飞机进行转运时,不会因为体位对患儿产生太多不利影响。重力牵引和失重常会给某些设备带来影响

（线性、离心、湍流），因此，这些设备可能不能在飞机上使用。这种作用力可能会使安全带变松或错位，使由安全带固定的患儿的体位发生改变。这对一个由皮带在肩膀和骨盆骨凸起部位交叉固定的患儿特别重要，如果皮带位置改变，将会使胸部和下腹部受压。这也是导致已有肺部疾病的患儿发生呼吸衰竭的重要原因。对于已经从中线固定位移位到过伸或过屈位的颈椎损伤患儿来说，伴随运动和振动的移动是非常严重的。航空医学的飞行员应该做到避免急速（短距）起飞、快速转弯、急性减速，如果可能的话，还应该避免线性和离心作用力（改变方向）的增加，因为这些都可能使患儿已有的疾病加重。

虽然缺氧、压力和气体容积变化是航空运输对患儿影响的主要方面，但也应该考虑到噪声、震动、移动、万有引力、温度和湿度变化的影响。温度和湿度都随海拔升高而降低，飞机上的温度容易控制，但控制湿度相对较难。可通过给舱外空气加压使其被压缩而被迫进入客舱，使湿度与室外空气相同。振动和噪声可使患儿感到焦虑不安，表现为血压升高、心率加快、出汗增多、烦躁等。转运前应提前预测到这些变化并为患儿做好预防准备，提供护耳用具，启动减震系统，同时安抚患儿。噪声和振动也会影响管理人员运用常规程序评估患儿的能力。由于飞行器所处环境声音太大，用听诊器听诊心音、呼吸音及血压测量时会受到严重干扰。

对于机组人员、医护人员和患儿来说飞机带来的噪声都会引起诸多问题。航空转运中噪声和振动的增加会导致患儿生理学参数发生改变，甚至会发生危险，如新生儿可能会发生颅内出血或脑室内出血。新生儿转运通常会使用转运暖箱或采用"袋鼠式"转运，这可以在一定程度上减少振动或噪声所带来的不利影响。但是，使用转运暖箱也存在一些不利因素，因为所有的医疗设备都会产生电磁干扰，有研究表明 70% 的新生儿暖箱、监护仪和呼吸机按照军用标准都会产生过度的电磁干扰。尽管没有事故记录是由这个原因引起的，但是，飞机电子干扰存在潜在性灾难。湍流也是一个潜在性问题，在处于湍流的飞机内的物体、机组人员和患儿是不安全的，可能会变成抛物体或被撞击。在起飞之前应把患儿和所有的设备安全地固定在飞机上，这样就可以轻易地避免这种事故的发生。湍流不仅使照顾患儿变得困难，也可使所有乘客容易受到伤害，甚至使经验丰富的机组人员和医护人员发生晕机。所以，在飞行中必须提前做好治疗患儿、医护人员以及随行家属晕机的准备。晕机可以表现为焦虑、发汗、唾液分泌增加、恶心、呕吐、换气过度、头痛、面色苍白和注意力降低。对于坐着的乘客发生晕机可能不会带来危险，但是，对于一个仰卧并被固定的患儿来说可能会导致更严重的后果，如误吸和缺氧。晕动病的预防和治疗包括给氧、目视静止的物体、降低环境温度，以及穴位按压和预防用药等。

除噪声外还有烟尘问题，吸入直升机或喷气式飞机产生的一氧化碳或烟尘，对于航空转运的患儿及机组人员都是有可能的。如果医护人员和患儿长时间吸入飞机产生的废气和烟尘会出现恶心、头痛、头晕、流鼻涕、咳嗽、嗜睡和眼睛疼痛等症状。废气和烟尘中含有较多的一氧化碳，一氧化碳和血红蛋白的亲和力是氧的 200 倍，所以存在有缺氧、贫血、低灌注、急性失血、低血红蛋白的患儿可能更易受一氧化碳的影响。除去废气和烟尘的来源以及补给氧，这些症状应该会减轻。重要的是这些状况也会影响到医疗小组人员的健康。然而，在患儿身上这些影响会比较显著。

总之，通过航空途径转运患有多种疾病和生理紊乱的危重患儿，在转运过程中可能遇到的与大气压力和运输相关的应力变化带来的诸多不利情况，通过仔细观察患儿的特定疾病过程,能够对可能发生的这些问题进行预见,并对每一个患儿做充分的准备以及预算航空转运的效果,将有助于确保转运的安全性。此外,机组人员、医护人员和患儿都应准备好防护设备以及心理准备,以防飞机功能失常而坠毁或在机场外的位置着陆。机组人员应该接受在水上、山地、无人居住地、极端气候和复杂地形着陆并有适当的逃生的训练。在飞行前,医护人员和随行家属均应了解应急操作步骤,以防万一。

（尹晓娟　孔祥永）

## 参考文献

1. 封志纯.儿童航空转运.中国小儿急救医学,2007,14（4）:347-350.

2. 孔祥永,封志纯,李秋平,等.新生儿转运工作指南（2017版）.发育医学电子杂志,2017,5（4）:193-197.

3. 孔祥永,封志纯.重视和改进新生儿转运.中国实用儿科杂志,2016,31（9）:671-673.

4. 孔祥永,封志纯.《中国新生儿转运指南》解读.中华实用儿科临床杂志,2013,28（2）:158-160.

5. Skeoch CH, Jackson L, Wilson AM, et al. Fit to fly : practical challenges in neonatal transfers by air. Arch Dis Child Fetal Neonatal Ed, 2005, 90（6）: 456-460.

6. Jackson L, Skeoch CH. Setting up a neonatal transport service : air transport. Early Hum Dev, 2009, 85（8）: 477-481.

7. Sittig SE, Nesbitt JC, Krageschmidt DA, et al. Noise levels in a neonatal transport incubator in medically configured aircraft. Int J Pediatr Otorhinolaryngol, 2011, 75（1）: 74-76.

8. Schierholz E. Flight physiology : science of air travel with neonatal transport considerations. Adv Neonatal Care, 2010, 10（4）: 196-199.

9. Lang A, Brun H, Kaaresen PI, et al. A population based 10-year study of neonatal air transport in North Norway. Acta Paediatr, 2007, 96（7）: 995-999.

10. 洪小杨,赵喆,任昊远,等.中国儿科 ECMO 转运网络建设:现状与前景.中国小儿急救医学,2018,25（9）:647-650.

第六章

# 转运安全

韦氏词典里"安全"的定义是免受伤害、损伤及损失。随着医疗空中及陆地转运体系的迅猛发展,转运系统使用的增加已经导致了急救医学服务交通事故数量的增加以及不必要的死亡。国内外研究显示,导致受伤或死亡的救护车事故每天都在发生,在美国急救医学服务交通事故中,平均每年有 5 400 人受伤,17 人死亡。航空安全研究所发布的统计数据显示,医用直升机发生致死性事故的概率是商用直升机的 3 倍,主要原因包括恶劣的天气、发动机问题及障碍打击。我国及世界其他国家也有类似的情况发生。目前,安全已经成为医疗转运的重要问题。

## 第一节 陆地和航空转运的安全问题

近 20 年来,医疗转运体系的有效性和复杂性发生了急剧变化。随着这些转运体系的发展,最重要的就是安全问题。新生儿转运系统应能够迅速向转出医院的患者提供先进的新生儿救治技能和关键护理,并在转运至三级医疗机构途中持续保持这种护理水平。用于转运危重患儿的陆地交通工具、直升机或固定翼飞机是提供方便优质卫生保健的关键因素。为了利用可能的资源、节省转运团队和患儿的宝贵时间,须先确认哪种转运交通工具最合适。先进的新生儿转运系统应该同时具备航空和陆地转运的条件。

转运团队必须注意转运中的安全性,安全不仅仅是对与错的事,而是一种牵涉整个转运团队的控制程序,包括方案、训练有素的人员、最好的设备、选择合适转运的决策和正在进行的质量保证计划等。如果这些因素是由强制性的医疗命令控制,就可以造就一个安全和可靠的环境。

### 一、转运系统的人员安全

建立有效转运体系的关键是由新生儿医学专家为主导的和合格人员组成的转运团队。安全问题可以通过对转运团队人员的培训得到保证,这些培训不仅包括对危重患儿的救护技术,还包括对转运设备的正确使用和维护、所有转运交通工具上配有设备的安全性评估。转运团队应该能够持续提供与转出医院相同或者更高的医疗水平。应由训练有素的医务人员负责转运患儿。给患儿提供必要的治疗,维持患儿的良好状况,治疗任何可能出现的并发症。

**1. 选择医学转运人员的条件**　主要包括以下几点:

(1)有正规的培训,胜任新生儿陆地和航空转运。

(2)一般身体状况:必须考虑一些限制条件,因为一旦不符合将会对其他队员造成危害,甚至会影响其他成员在转运系统中发挥作用的能力。

(3)情绪和身体的限制:包括对压力的反应能力、对疲劳的耐受力、运动病易感性等。

(4)体重和身高要求:为优先考虑条件,尤其是航空转运。

(5)机智性和敏感性:不仅要能处理患儿在医疗上的问题,还要能机敏地了解患儿和转诊医院的需要。

(6)领导才能:如教育能力、良好的沟通技巧。

(7)工作热情和动力。

转运团队成员必须熟悉固定在转运工具上的所有基础设备或其他重要用品。所有的转运成员必须清楚如何安装和卸载安装系统。在交通事故或火灾发生时,要能及时疏散新生儿和其他人员,同时能够快速定位并正确使用灭火器及通讯工具。

**2. 新生儿转运系统必须通过以下步骤维持团队成员的技能**

(1)转运足够多的重危患儿来维持高水平的技术。

(2)拥有继续教育培训项目和覆盖整个转运系统操作的持续质量保证项目。因转运团队成员会不断变化,对团队人员的培训是最重要的因素,直接影响转运成败。每一个转运机构都应该建立这样的理念:每个人的责任是团队医疗质量控制的一面镜子。

如何选择转运成员一直存有争论。有些转运机构认为要求转运团队要有一名新生儿科医生,其他机构认为要有护理－护理或护理－呼吸治疗团队,后者强调,非内科医生团队所提供的医疗治疗应能够与新生科医生领导团队是相平行的。不管团队的组成如何,转运团队成员应该从受过专门新生儿转运培训的人员库选择,这样能够确保团队组成包括护士－辅助治疗团队、护士－新生儿科医生团队、护士－呼吸治疗师团队和护士护理团队。97%的直升机转运体系能够提供两组医疗成员。其中,53%的成员是护士－辅助治疗人员的组合,11%的成员是护士－新生儿科医生组合团队,11%的成员是护士护理团队,20%的成员是护士和其他人员的组合团队,5%是其他的混合团队。

## 二、转运模式选择与安全

选择转运模式涉及很多因素。应该尽快从转出医院收集信息,并迅速做出分析,然后由有资质的人来选择最佳的转运方式。从转出医院收集信息的标准程序在所有转运中都应该一致,转出医院信息中的常规指标应包括新生儿的病情、转出医院内科医生对患儿的评估,以及转出医院对患儿进行最佳医疗治疗所缺乏的人力及物力。转入医院应该有接收患儿的标准协议,在接收患儿转入前必须填写标准的信息采集表。

在决定选择哪种转运模式前,必须要考虑很多重要的因素并进行分析。首先要考虑的是新生儿的诊断及病情是否稳定,这种决策将影响到急救处理和为患儿决定选择哪种安全转运模式。美国儿科学会在航空和陆地转运患儿的指南中指出:如果患儿的病情不稳定,采取最短时间到达转诊医院的转运模式是最为重要的救命措施。其次要考虑的是安全问题。

一般而言,陆地和航空转运的安全操作有一些共同点:要对天气和道路情况进行评估;对人口高度密集的区域、交通运输的高峰期、建筑区及弯路多的区域也应该考虑。出现任何一种意外情况都会延长患儿转运的时间,对转运团队造成不必要的压力。

## 第二节 陆地转运的安全性

陆地救护车转运有很多的优点。首先是陆地救护车的直接服务。陆地救护车能够特异性地从转运团队的工作场所接转运人员并直接送达转出医院。患儿可以直接被移到新生儿保育箱中,此后就可以直接转运至陆地转运的救护车上,不必担心着陆区及机场的跑道,而航空转运时则需要将患儿从一辆汽车转运至另一辆汽车上。陆地转运的另一个优点是:当需要时,陆地转运的救护车能够将患儿送至最近的任何一家医院。此外,从培训和安全上,陆地转运的培训也更加方便。在陆地转运救护车上,培训转运团队成员使用各种设备和仪器,会使转运团队成员感到更加舒适;相反,航空转运有限的空间不能给转运团队人员提供陆地转运的舒适感,对培训不利。

医学转运中最有用的交通工具是陆地救护车。每一辆陆地转运救护车都必须有安全装置,如急救灯、汽笛、空气喇叭及公共扩音装置。这些装置是用来警告行人和其他交通工具给救护车让路的,但这些警报并不意味着救护车司机可以不遵守交通规则。在救护车发出警报的同时,救护车司机也必须持续遵守交通规则。

陆地转运时很少会受到气候的限制,这也是选择陆地转运方式的优势之一。所有转运队员和在救护车中的患儿家属都应获得安全保护。此外,在可能发生交通事故及可能引起救护车内设备向后移动的过程中,要确保所有设备是安全的。陆地转运还应该考虑到晕动病,这与救护车上较差的悬挂装置、救护车反复加速和减速有关。尽管陆地转运有些缺点,但转运团队还是比较喜欢陆地救护转运带来的舒适感,毕竟大部分的转运工作都是在陆地转运工具上完成的。这种舒适不仅体现在对患儿的治疗中,还在于转运工具的安全驾驶上,舒适的感觉将会提高转运的成功率。

总之,陆地救护车转运患儿是最常用的转运类型,也是最经济的转运方式。

## 第三节 直升机转运的安全性

自1972年第一个以医院为基础的空运转运体系建立以来,医用直升机逐渐在全世界受到欢迎。但直升机并不是万应灵药,必须考虑它的潜在风险,例如由于不利气候、引擎障碍引起的坠落或者是紧急降落。保证飞机安全的基本要素有:①选择直升机的正确指示;②提供安全的着陆区域;③保护眼睛和头部装置的正确使用;④靠近、登陆飞机的正确程序;

⑤飞机安全特征的其他定向引导。

当患儿需要在短时间内转运较长距离时,可使用直升机转运,特别适合那些较偏远、陆路状况差、没有地面交通条件的乡村地区。一些特定的地形区域,例如高山或森林,用直升机转运较之地面转运更有效。

## 一、新生儿儿上、下直升机

飞行员对新生儿、患儿家属及医务工作者的安全问题负有绝对的职责,因此必须遵守飞行员的指令。

大多数情况下,当引擎关闭、叶片不再转动时,患儿就可以被载入或下机。如果患儿病情很严重时,尽管引擎还没关闭、叶片还在转动,飞行员也会允许医务工作者将患儿载入或下机,但在这种情况下,必须考虑到噪声和气流所带来的危害。转动的叶片可以产生50m/s 的风速,引擎所产生的噪声可高达 100dB,为防止对耳朵的损害,在飞行的整个过程中患儿和医务工作者都必须戴好护耳装置。这个装置内部有一个微型电话,可以用于直升机内的交流。转动的叶片可能在着陆区域产生小暴风。因此,要提前注意防止飞行物所导致的损害。没有系紧的物体,如听诊器、毯子、宽松的衣服和航空图纸等都必须被合理地固定。安全地带禁止放置垃圾或杂物,所有人员包括患儿都应该戴防护眼镜。

## 二、飞行安全

当患儿载入飞机后,医务人员应该尽快熟悉飞机的安全性能。飞行员有责任让乘客知道氧气的使用、紧急出口、安全带、飞机内的通讯、紧急着陆程序、灭火器及其他设备的使用。暖箱、患儿及医疗设备在湍流飞行时都必须被合理地保护。

在开始转运之前,必须对新生个儿进行全面仔细检查,尤其要注意呼吸道和循环状态。如果对患儿进行插管,必须对气管内导管进行固定,以免在飞机转运过程中管子被移出,会严重影响到患儿的安全。此外,呼吸机也必须牢牢固定在飞机上。要确保静脉输液安全,避免移位。对于骨折患儿,在转运前必须完全固定患儿的肢端和颈部。对于烦躁不安或机械通气的患儿,需要适当镇静。

总之,飞行员必须向家属及转运团队成员解释有关直升机转运的安全使用常识,并提供安全标准和指南。

## 第四节 固定翼机转运的安全性

固定翼飞机转运是医疗转运体系的第三种转运形式,但由于价格和保养费昂贵、需要固定的跑道,使得固定翼飞机转运成为最受限制的一种转运方式。

固定翼飞机转运和直升机转运一样,也需要医务人员遵守交通安全程序。此外,飞行员对乘客及医务工作者的安全问题也要负主要责任。必须严格执行飞行员的指令。当接近飞机时,要与引擎和排气装置间保持一定距离。从排气装置排出的废气有毒性,喷气发动机和螺旋桨产生的风能够引起类似直升机螺旋桨产生的危害。排气装置可达到600℃的温度，只要接触到其表面就可能引起Ⅲ度烧伤。在跑道上应该注意观察其他可能着陆或者正在滑行的飞机。

固定翼飞机的安全参数与直升机相同。急速减压在直升机中不常发生，但在固定翼飞机中却是十分危险的现象。在极速减压发生时，所有乘客都必须立即戴好吸氧的面罩，医务工作者必须提前戴好面罩以备在减压发生时能够为新生儿提供治疗。飞行物和残片可能会导致严重的损伤，有时甚至会导致死亡。掌握常识、遵守飞行员指令，将会减少患儿和医务人员潜在的伤害。

## 第五节　通讯与沟通中的安全注意事项

转运团队接触转出医院就开始初始交流，在转运团队离开医院、转运新生儿以及回到接收医院的过程中都要持续保持联系。在整个过程中，转运队员要和其他医院保持联系，或者要和他们认为有必要联系的医院联系，这就要求转运工具上要有无线通讯或者便携式电话。

良好的沟通是转运成功的关键。交流可由中心收发机构来完成，这个机构要能协调所有的传输设备，或者能够直接联系到相关的人员。在任何情况下，转运工具都必须保持通讯处于良好状态，以便在出现紧急情况时或在患儿病情变化时，能够及时通知医院。要对负责转运的工作人员进行培训，确保正确使用通讯设备。在转运之前也要检查通讯设备能否正常使用。

总之，由医院或医疗中心建立的医学转运团队必须重视安全问题。由于陆地和航空转运的次数逐年增加，救护车制造商也在不断的改善转运交通工具的安全性。此外，转运人员的不断培训和教育也是很关键的。尽管患儿转运系统使用的不断增加，能够为患者提供最好的治疗，但转运团队必须确保转运的成功和对其安全性负责。

（尹晓娟）

### 参考文献

1. Collett HM. Annual transport statistics. Air Med Transport, 1991, 3（10）：11.

2. Federal Emergency Management Agency, United States Fire Administration. EMY safety, techniques and aplications, Washington, DC, U. S. Fire Administration, 1994.

3. Myfield T. 994 Annual transport statistcs and transport fees survey. Air Med, 1994, 13（4）：132-135.

4. Mrocheck P, Sorenson P. Missing aircraft—If disaster strikes, is your program prepared? Air Med transport, 1989, 12：17-19.

5. Schneider C, Gomes M, Lee R. Evalution of ground ambulance, rotor-wing, and fixed-

wing aircraft services. Crit Care Clin North Am, 1992, 8（3）: 533–563.

6. Scholl MD, Geshekter CL. The Zed expedition: The world's first air ambulance? J R Soc Med, 1989, 81: 679–680.

7. Scott PM, Broady JH, Hunt B, et al. aircraft safety. In Lee G（ed）: Flight nursing: Principles and Practice. St. Louis, Mosby, 1991.

8. Stohler S, Jacobs BB. Interhospital transfer of the critical patient. Emerg Care Q, 1989, 4（4）: 66–78.

9. 张家骧, 魏克伦, 薛辛东. 新生儿急救学. 第 5 版. 北京: 人民卫生出版社, 2000.

10. 封志纯. 转运组织与转运单位的准备工作. 小儿急救医学, 2001, 8（2）: 69–70.

11. 魏克伦, 杨于嘉. 新生儿学手册. 第 5 版. 长沙: 湖南科学技术出版社, 2006.

12. Marlow N, Bryan Gill A. Establishing neonatal networks: the reality. Arch Dis Child Fetal Neonatal Ed, 2007, 92（2）: 137–142.

13. 封志纯, 钟梅. 实用早产与早产儿学. 北京: 军事医学科学出版社, 2010.

14. Kong XY, Liu XX, Hong XY, et al. Improved outcomes of transported neonates in Beijing: the impact of strategic changes in perinatal and regional neonatal transport network services. World J Pediatr, 2014, 10（3）: 251–255.

# 第七章

# 转运过程中的新生儿复苏

随着以三级医疗机构为中心的围产期服务的区域化和新型治疗模式的引进,对与之相匹配的转运的要求也越来越高。虽然转运的重点应该首先放在尚未分娩的母亲上,即宫内转运,但当胎儿已经出生且生后出现了严重的并发症或孕母病情危重难以转运时,通常需要将患儿转运至三级医疗中心进行救治。但被转运的新生儿在转运过程中极易出现心肺问题而需心肺复苏,因此要求参与转运人员应熟练掌握新生儿复苏各个方面的知识及技能。

## 第一节 转运前的准备工作

在所有转运中,都必须要具备足够的设备和专业技术人员。因此,在转运开始之前,必须按照检查清单对所有医疗设备和药物库存进行检查。

常用转运用品包括:

1. 转运保温箱。

2. 听诊器。

3. 带有心电图的心率计或示波器。

4. 脉搏血氧仪。

5. 吸力压力计。

6. 注射器。

7. 氧气流量计。

8. 吸痰管　5F、6F、8F 和 10F。

9. 复苏气囊。

10. 足月儿以及早产儿尺寸的面罩。

11. 足月儿以及早产儿尺寸的气管插管　2.5、3.0、3.5、4.0mm。

12. 探针(可选)。

13. 喉镜(一个备用)。

14. 喉镜片　直形,0 号和 1 号。

15. 脐静脉导管　3.5F 和 5F。

16. 三通旋塞。

17. 无菌脐血管导管托盘。

18. 带针注射器 1ml、3ml、10ml、20ml。

19. 胃管。

20. 药物 肾上腺素(1 : 10 000)、盐酸纳洛酮(1mg/ml 或 4mg/ml)、扩容剂、碳酸氢钠(0.5μg/ml)、葡萄糖溶液、劳拉西泮 / 苯巴比妥。

综合预防措施应贯穿于复苏的整个过程,如处理患儿或污染的设备时,应戴手套或进行其他防护措施。

多项研究表明,体温过低会对新生儿及早产儿产生不利影响,因此在转运过程中,必须采取预防低温的措施。转运应配有已预热并电池量充足的转运暖箱,在条件允许的情况下,暖箱应接入救护车或呼叫医院的电源插座,以防其电池耗尽。此外,装满温水的手套或瓶子、温暖的毛毯也可作为增添额外热量的措施。但是近年来,多项动物和人类的研究结果表明,选择性脑低温可使窒息新生儿免受脑损伤。因此,应注意避免患儿在转运过程中出现高体温,尤其是那些疑有缺氧缺血性脑损伤的患儿。

在转运过程中应尽一切努力确保患儿病情稳定,特别是当患儿的病情处于恶化时。这就要求转运团队与接收团队(即三级医疗中心)保持密切沟通,以决定实施最好的干预措施。在转运过程中,应特别注意以下问题:

1. 患儿体温是否在正常范围。

2. 心肺状态是否能够耐受转运。

3. 血糖值是否在正常范围内。

4. 所有的医用导管是否位置正确。

应在转运过程中连续监测患儿的心率、呼吸、血压、血氧饱和度和体温等生命体征。

## 第二节 转运过程中的呼吸管理

随着出生后呼吸器官从胎盘变为肺,呼吸系统需经历适应性变化。要做好新生儿的呼吸管理,就需要了解新生儿呼吸道的解剖发育和生理学特点,以及呼吸系统疾病的病理生理基础,这对做好转运途中的气道管理工作具有重要意义。

### 一、呼吸道概述

气道起自鼻腔或口腔,是具有传送气体作用的管道。气体向下可经过鼻咽 – 鼻甲骨 – 扁桃组织 – 腭咽括约肌到达口咽,也可以从口腔通过唇、牙齿、扁桃组织进入体内,在口咽与来自鼻咽的气体汇合,然后气体从口咽、会厌、假声带、声带、声门下间隙进入主气管,再经过支气管、细支气管到达肺泡,最后进行气体交换。

从出生期至青春期,人体的肺组织都处于动态发育过程中。在出生后的前 8 年,人体肺泡的数目从 3 千万增加到 3 亿,相当于每秒钟生长 1 个肺泡。随着 Kohn 小孔和 Lambert 小管的发育,分别出现肺泡 – 肺泡间、支气管 – 肺泡的通气方式,这种发育过程可以避免充满黏液的终末支气管和肺泡发生吸收性肺不张,维持肺泡正常的功能残气量,从而维持肺泡稳定。

在简要介绍呼吸系统的正常解剖发育过程后,下面将讨论危重或外伤的患儿在转运中可能出现的特殊气道问题。保持患儿的气道通畅是复苏成功的先决条件。

**1. 摆正体位** 新生儿应仰卧位,颈部轻度仰伸到"鼻吸气"位置,使咽喉壁、喉和气管成一直线,保持颈部处于中立位置,可以让空气自由出入。过度伸展或屈曲可能产生气道阻塞,应尽量避免。可在新生儿的肩膀下放置毯子或毛巾,有助于维持适当的头部位置。

**2. 吸引** 保持呼吸道通畅,需要吸净呼吸道分泌物,对于口腔和鼻腔的吸痰,通常选用洗耳球抽吸装置即可,尤其在转运过程中因无法提供合适的挂墙式吸引装置而更加适用。应避免过深或剧烈吸痰,且吸痰时间应限制在 10 秒内,以免引起口咽部的过度刺激而产生反射性心动过缓。

**3. 气管插管** 当怀疑患儿存在后鼻孔闭锁或小颌畸形时,可以经口气管插管,保证气道通畅。选择适当大小的导管至关重要,导管过小可能使舌头向后,加重梗阻,过大则会导致气道损伤。

## 二、通气

一般来说,患儿若有呼吸困难和发绀,应清理干净呼吸道分泌物并用鼻导管、面罩或头罩供氧。若头面罩供氧下,呼吸困难不能改善或 $PaO_2$ 小于 6.67kPa,或有呼吸暂停,或者胸片提示呼吸窘迫综合征者,可使用 CPAP 治疗。需长时间呼吸机支持的患儿,在转运前应行气管插管,尽量避免在转运途中进行插管。转运过程中,可用复苏球囊或转运呼吸机进行通气,维持患儿呼吸氧合的稳定。在转运过程中需注意以下几点:

1. 可采用双侧肺部扩张、胸壁运动评估、听诊呼吸音等指标,动态对患儿的通气情况进行评估,保证患儿通气充足。

2. 当使用复苏球囊进行辅助通气时,应连接压力表,避免因气压过大而产生气压伤。

3. 因气道阻塞或通气压力不足而导致的肺不张,可持续正压通气维持呼吸稳定。

4. 对于持续正压通气的患儿应该常规留置胃管,保持其对外开放,以防止胃扩张。

5. 高海拔地区氧分压较低,在转运患有严重肺部疾病的患儿时,可能需要调整吸入的氧浓度。

6. 如有呼吸暂停、心动过缓(心率 <100 次 /min)或持久性的发绀,应予以持续正压通气,维持氧合稳定。通气速率一般为 40~60 次 /min(当进行胸外按压时改为 30 次 /min)。

7. 因新生儿潮气量小,应使用安装有压力安全阀的婴儿型球囊。

8. 在转运过程中,应保持空气自然流通或通畅,以备需要正压通气的患儿在缺乏氧供的情况下,可以继续用室内空气进行人工呼吸。

## 三、气管插管指征

决定患儿是否需要气管插管往往需要一定的经验,对转运的患儿需要掌握以下原则:如果患儿在转运前还不需要立即插管(例如患儿在 NICU 属于可以严密观察等待者),但在到达转运目的地医院 NICU 之前,途中有可能插管者应在离开当地医院前进行气管插管,避免转运途中进行紧急气道插管。因此,转运人员需熟练掌握识别潜在呼吸衰竭、气管插管、气囊加压通气、CPAP 及机械通气等技术,熟识气管插管指征,及时行机械通气治疗。气管插管指征:

**1. 呼吸衰竭**

(1)低氧血症:$PaO_2<60mmHg$ 和 $FiO_2 \geqslant 60\%$(无心源性发绀)。

(2)高碳酸血症:$PaCO_2>50mmHg$,急性和对其他的治疗措施无反应。

(3)窒息。

(4)胸壁功能异常:神经肌肉疾病。

**2. 上气道梗阻** 病毒或细菌感染、过敏反应、支气管异物。

**3. 气道保护**

(1)气道反射消失:窒息、咳嗽。

(2)气道灌洗。

(3)Glasgow 昏迷评分 <9 分。

**4. 血流动力学不稳定** 心肺复苏、休克。

**5. 气道治疗干预**

(1)急诊药物治疗。

(2)肺灌洗。

(3)高通气:颅内压增高、代谢性酸中毒、肺动脉高压。

## 四、气管插管的准备

在进行气管插管前,操作者首先要对患儿病情进行评价,包括对患儿的病史、体格检查、经皮血氧饱和度及血气分析等。呼吸衰竭、心力衰竭及神经系统失代偿是需要在转运前进行辅助通气和气管插管的最常见原因。这类患儿病情危重,在进行气管插管之前,首先要了解正压通气对心血管系统的影响。注意点如下:①Mapleson 装置作为持续气道正压呼吸装置,可使静脉回心血量减少,引起本身存在低血容量的患儿明显的低血压,故在进行正压通气时必须评价患儿的容量状态。②二氧化碳的变化可以引起全身及肺血管床的变化:高碳酸血症可使全身血管收缩,并能引起儿茶酚胺释放,刺激神经,使肺血管床反应性收缩,右心做功增加,诱发右心衰竭;低碳酸血症则会降低全身及肺血管阻力。气管插管会引起二氧化碳的剧烈变化,从而导致心率增加和血压上升。

综上,在气管插管前必须进行适当的准备,SOAP 为首选的系列装备。

**1. S 代表吸引** 首先需要准备好吸引装置,以避免气管插管中出现呕吐误吸。在儿科需配备两种型号,即早产儿及新生儿常规型号,前者仅用于早产儿。在气管插管过程中吸引压力应调整在 200mmHg 左右。

**2. O 代表氧气** 需要气管插管的患儿需要配备氧气,在气管插管前应备有合适的氧源。可以用无创血氧饱和度监护仪对患儿的血氧饱和度进行监测,根据检测结果实时调整吸入氧浓度。

**3. A 代表气道装备** 包括鼻咽气道、口咽气道、面罩正压通气装置、气管插管导管和导丝、喉镜、气管造口插管及环甲软骨切开术装置等。装置的选择取决于医生的技术和经验,最好备用一套人工气道装置,以备在第一方案失败时使用。

**4. P 代表多重意思**　如人员、正压、药物。

（1）人员：气道管理不是一个人的事，一旦开始治疗，通气、氧合及灌注都需要进行实时评估，还要随时进行血气分析、变换氧气探头、评价生命体征和毛细血管充盈时间，尤其是危重患儿需高水平的呼吸和心血管支持时，护士应经常换班，避免疲劳操作。

（2）正压：正压通气的装置有多种，最简单的就是口 – 肺通气，这种情况只适合在没有其他选择的情况下，考虑到感染性疾病问题，强烈不推荐使用口对口、口对管和没有接入单向阀和 / 或滤膜的气道切开术。其他的正压通气包括手动通气和机械通气，这里仅讨论手动通气装置：Mapleson 装置和自动膨胀装置。Mapleson 装置最常用的是 D 型，由 3 个部件组成：万向接头连接面罩或气管插管、空气接入口、泵阀和可折叠的氯丁橡胶或乳胶袋，这些装置既可用于自主呼吸也可用于控制性通气，新鲜气流距离气管插管越近，无效腔越小，再吸入二氧化碳的量就越少。泵阀装置是可变的，可用在有自主呼吸的患儿，以及需要机械通气患儿 PIP 及 PEEP 两种情况下的 CPAP 调节，该装置需要两倍每分通气量的最小气流以防止呼出气的再次吸入，这样可能限制其在具有较高每分通气量的较大患儿的使用。这些装置需要持续不断的气流，如果气流停止则该装置也不能运行。自动膨胀装置由 1 个单元组成：含 1 个与气管插管或面罩匹配的万向接头、1 个固定的高压泵阀及直接与自动膨胀储气袋连接的单向阀。由于自动膨胀袋的弹性作用，不需要通气就可以工作，因此适用于肺顺行性正常且需要控制性通气的患儿。每个需要插管的患儿，都应配备自动膨胀装置以防止通气输送失败的发生。单向阀用于防止呼出气体的回流，可保护患儿免于气压伤。因为大多数常规氧流量表的最大限度为 15L/min，所以体重较大的患儿选用该装置时每分通气量应大于 7.5L/min。自动膨胀装置仅限于有自主呼吸的患儿使用，如果患儿肺顺应性差，压力还没有达到使患儿肺膨胀的水平就已经达到泵阀固定的最高压力限值，则自动膨胀装置的使用就失去了意义。

## 五、气管治疗的药理学

气管插管时要将所需的设备、药物提前准备好，并将参与抢救人员进行明确分工，将患儿放至最容易暴露会厌的体位，以确保气管插管的安全进行。新生儿的复苏很少会应用药物，且患儿有个体差异，对药物的需求不同，因此对新生儿气管治疗所应用的药物并没有统一的规定，表 7–1 为气管插管的辅助用药。

表 7–1　气管插管的辅助用药

| 药物 | 剂量 | 起效时间 | 药物效应 |
| --- | --- | --- | --- |
| 抗副交感神经药物 | | | |
| 阿托品 | 0.01~0.04mg/kg | 30~90 秒 | 心动过速，口干，神经系统中毒 |
| 甘罗溴铵 | 0.005~0.02mg/kg | 1 分钟 | 心动过速，口干，无神经系统作用 |
| 镇静及安眠药 | | | |
| 地西泮 | 0.5~1.0mg/kg | 立刻 | 镇静，记忆障碍，抗惊厥，液体充足患儿的血流动力学稳定，麻醉，低血压，血栓性静脉炎 |
| 咪达唑仑 | 0.2~0.3mg/kg | 2~3 分钟 | 同地西泮，血栓性静脉炎少见 |

| 药物 | 剂量 | 起效时间 | 药物效应 |
|---|---|---|---|
| 硫喷妥钠 | 3~5mg/kg | 30 秒 | 麻醉,呼吸暂停,低血压,心动过速,颅内压减低 |
| 氯胺酮 | 1~2mg/kg | 30~60 秒 | 麻醉分离,记忆障碍,镇痛,高血压,心血管刺激,谵妄,流涎,保留呼吸道反射,支气管扩张,颅内压增高 |
| 吗啡 | 0.05~0.1mg/kg | 1~2 分钟 | 镇痛,低血压,心动过缓,低血容量恶化,呼吸抑制 |
| 芬太尼 | 2~5μg/kg | 5~6 分钟 | 镇痛,心血管作用比吗啡小,快速注射后出现胸部僵硬或惊厥 |
| 哌替啶 | 0.5~0.1mg/kg | <5 分钟 | 镇痛 |
| 依托咪酯 | 0.3mg/kg | 30~60 秒 | 心血管作用小,肾上腺皮质抑制 |
| 神经肌肉阻滞剂 | | | |
| 琥珀酰胆碱 | 1~2mg/kg | 30~60 秒 | 去极化,心动过速或心动过缓;血钾升高,肌张力升高,眼内、颅内、胃内压力升高 |
| 维库溴铵 | 0.1~0.3mg/kg | 30~60 秒 | 非去极化 |
| 苯磺阿曲库铵 | 0.4~0.5mg/kg | 2~3 分钟 | 非去极化,低血压,心动过速 |
| 泮库溴铵 | 0.08~0.1mg/kg | 3~5 分钟 | 非去极化,长效,心动过速 |

## （一）氧气

在气管插管前需先供给患儿氧气。在患儿潮气量正常或深呼吸的情况下,给予氧气预治疗 3 分钟以上,可提高肺泡内氧浓度。如果预治疗有效,患儿呼气末的肺内气体(功能残气量)应该全部为氧气。因为新生儿的每分钟氧耗高而功能残气量小,所以这部分气体内的氧气含量决定了在动脉血氧气耗竭前气管插管所能允许的时间,对患儿至关重要。因此,在安全插入气管插管或有证据显示充足的组织氧合前,可以暂时不考虑氧中毒的情况。肥胖、仰卧位、镇静剂、肺膨胀不全、充血性心力衰竭是可能增加功能残气量的其他影响因素。

## （二）迷走神经阻断剂

1. **阿托品**　阿托品为迷走神经阻断剂,主要用于纠正使用喉镜过程中出现迷走神经刺激后的心动过缓,剂量 10~40μg/kg,为防止矛盾性心动过缓,最小剂量为 0.1mg,静脉用药后 30~90 秒起效。阿托品的另一个作用是减少唾液腺及气管内腺体的分泌,多于用药后 60~90 秒后发挥作用。阿托品的副作用是心动过速和心律不齐,对任何病因引起的心肌缺血都是不利的。阿托品可以快速通过血脑屏障,使用时应注意有发生神经错乱的潜在副作用。

2. **甘罗溴铵**　甘罗溴铵是毒蕈碱受体部位的乙酰胆碱的竞争性抑制剂,为难溶性的合成季胺化合物。甘罗溴铵不易透过血脑屏障,发挥作用较阿托品慢,但清除率较快,清除半衰期为 1.25 小时,比阿托品有更强的抗唾液分泌作用,且较少引起心动过速、困倦及瞳孔放大等副作用。

### （三）抗惊厥和镇静药

诱导剂最常用的有苯二氮䓬类、苯巴比妥类、麻醉及其他药物。

**1. 苯二氮䓬类药物**　苯二氮䓬类药物多为 1, 4- 苯并二氮䓬的衍生物，与巴比妥类药物相比，血流动力学作用更为平缓。其类似于中枢神经系统抑制剂如 GABA 和甘氨酸，故有多重中枢神经系统效应，包括 GABA 样镇静和抗惊厥作用。其中，甘氨酸则具有抗焦虑和肌肉松弛作用，下面将分别讨论这些药物的特殊药代动力学。

（1）地西泮：是一种能溶于丙烯乙二醇的黏性液体，肌内注射和静脉应用时都会引起疼痛，并可以导致血栓性静脉炎。地西泮主要在肝脏代谢，清除半衰期为 21~37 小时。地西泮的常用诱导剂量为 0.5~1.0mg/kg，与苯巴比妥相比，可保持容量平衡患儿的血流动力学稳定，但有致低血压的可能。地西泮小剂量有镇静作用，大剂量有抗惊厥作用，主要副作用为呼吸抑制、心脏停搏、低血压等。

（2）咪达唑仑：是等同于地西泮的水溶性镇静剂，主要用于术前镇静和机械通气时镇静。咪达唑仑主要在肝脏清除，清除半衰期为 1~4 小时，单次静脉使用后有一个快速再分布过程。与地西泮相比，静脉注射时较少引起疼痛，也不会引起血栓性静脉炎，其抗惊厥作用与地西泮相同。在血流动力学稳定的患儿中应用较少引起并发症，如联合麻醉药物使用可引起明显的低血压。咪达唑仑静脉诱导剂量为 0.2~0.3mg/kg，2~3 分钟起效，起效时间约为硫喷妥钠的两倍。地西泮和咪达唑仑在使用后均可能出现顺行性遗忘。

**2. 苯巴比妥类药物**　苯巴比妥类药物为直接中枢神经系统抑制剂，作用机制为直接作用在突触前终端和 GABA 介导的突触后终端，引起快速眼动睡眠状态。这些药物的安全范围相对较窄，主要副作用为窒息、低血压、代偿性心动过速。

硫喷妥钠从 1934 年开始使用，是这类静脉诱导药物的代表性药物，作用时间短，起效快，其中枢性抑制作用随剂量而异。一般以 3~5mg/kg 为起始剂量，患儿在 30 秒内就可进入无意识状态，但药物会从血管丰富的组织快速分布到血管较少的组织和脂肪组织，使患儿在 3~5 分钟内从无意识状态中很快恢复。但其清除时间相对较长，约 12 小时，大部分在肝脏代谢，很少一部分从肾脏排出。硫喷妥钠在临床上主要用于麻醉快速诱导和颅内高压的治疗。需要强调的是，低血容量的患儿在使用时要注意预防低血压。硫喷妥钠没有镇痛作用，也有一些文献报道应用时会引起患儿疼痛。

**3. 阿片类药物**　麻醉药物可用于恶性刺激时疼痛、高血压及心动过速的防治，如气管插管时，药物通过结合脑或脊髓的阿片类受体发挥作用，通过提高疼痛阈值而达到镇痛作用。所有阿片类受体激动剂都可以产生镇静、欣快、恶心、尿潴留，以及降低胃肠道动力、奥迪括约肌痉挛及口鼻周皮肤瘙痒症的作用。尽管阿片类药物具有镇痛作用，但极少产生遗忘的副作用，其副作用的发生率和程度取决于药物的特性及用药的途径。

阿片类药物分为两类：天然和人工合成。天然的阿片类药物包括吗啡、可待因及海洛因；合成的阿片类药物包括哌替啶、芬太尼、舒芬太尼、阿芬太尼及美沙酮。在转运过程中，常以吗啡、芬太尼、哌替啶作为麻醉药使用。

（1）吗啡：是典型的阿片受体激动剂，对缓解钝痛的作用优于刺痛，在疼痛刺激前使用效果最好。一般初始剂量为 50~100μg/kg，半衰期为 2~3 小时。在容量不足或快速注射时，常出现低血压、心动过缓等副作用。与组胺合用时，除出现这些副作用外，还会引起交感神经张力的降低、迷走神经张力的提高。

（2）芬太尼：作用是吗啡的10~100倍，静脉使用的初始剂量为2~5μg/kg，发挥作用的时间是5~6分钟，清除半衰期为3~6小时。由于芬太尼没有组胺的释放，相对于吗啡较少会出现血压下降。若芬太尼和苯二氮䓬类联合使用，则会出现低血压。当快速静脉推注芬太尼或其他的麻醉药时，会引起中枢性刚性胸部综合征，可用纳洛酮（一种麻醉药拮抗剂）或神经肌肉松弛剂纠正。芬太尼快速注射引起抽搐发作者，较为罕见。

（3）哌替啶：是一种合成的阿片类药物，其作用为吗啡的十分之一，初始剂量为0.5~1.0mg/kg。去甲哌替啶是哌替啶的代谢产物，镇痛作用为哌替啶的1/2，半衰期为15~40小时，具有中枢神经系统刺激作用，需注意长期使用会引起惊厥发作。

阿片类药物是转运过程中的常用药，使用时需注意低血压、通气不足等副作用的发生，及时给予纠正和处理。使用阿片类药物进行镇痛时，应对其副作用有一定的预见性和准备，尽量减少副作用的持续时间及严重程度。

4. **丙泊酚**　丙泊酚为烷基酸类的短效静脉麻醉药，是麻醉医师常用于基础麻醉的镇静催眠药，尽管麻醉学方面的生产商和专家警示应慎用，但其仍然越来越多地被非麻醉科医生使用。丙泊酚麻醉诱导剂量为2~3mg/kg，40秒钟即开始起效，在体内再分布速度很快，单次静脉注射后10分钟即可恢复意识。丙泊酚最常见的副作用除了剂量依赖性的预期的意识丧失和窒息外，还可引起注射部位烧灼感、低血压、皮疹、心动过缓、心输出量降低等，故医护人员需关注用药后患儿的血流动力学并发症。

5. **氯胺酮**　氯胺酮属于苯环己哌啶类诱导剂，可以使患儿处于感觉分离状态，静脉注射适量进入浅全麻后，眼球震颤频繁，角膜和对光反射依然灵活，遇有强刺激，肌张力增强，似乎会做有意识的动作，提示丘脑与皮质之间通路阻断，同时丘脑和边缘系统的活动有增无减，癫痫样波仍能传至皮质。理论上，氯胺酮是一种理想的诱导剂，剂量为1~2mg/kg，静脉使用的起效时间为30~60秒，快速分布，清除半衰期为1~2小时，在肝脏代谢，小部分从尿中以原形排泄。氯胺酮的副作用为高血压、心动过速、颅内压增高及谵妄等。氯胺酮对呼吸影响很小，如用量过大、速度过快，则可抑制呼吸，甚至使呼吸停止。氯胺酮可引起唾液腺分泌明显增加，在使用时需联合应用止涎药，如格隆溴铵等。氯胺酮能使交感活性增加，血浆儿茶酚胺升高，心率、血压、周围血管阻力、肺动脉压和肺血管阻力均增高，心脏每搏输出量、心排血量、冠状动脉血流量有程度不等的上升。这对需要呼吸支持的急性低血容量的患儿来说是有利因素；反之，对有心肌病或心肌缺血病史的患儿而言，会增加其心脏负荷，对已有颅内压增高的患儿也是不利的。对于氯胺酮引起的严重的谵妄副作用，可用苯二氮䓬类药物防治。

6. **依托咪酯**　依托咪酯是咪唑类药物的异构体，可溶于丙烯乙二醇。诱导剂量为0.3mg/kg，在30~60秒钟内快速发挥作用，也有快速再次分布的过程，但比硫喷妥钠的残留少。其清除半衰期为2~5小时，在肝脏和血浆内可被酯酶迅速水解而失去活性，心血管副作用较小，有利于对有心脏疾病患儿的诱导麻醉。但依托咪酯可能诱发癫痫患儿的抽搐发作。

### （四）神经肌肉阻滞剂

神经肌肉阻滞因易被误解和误用，所以在新生儿转运过程中极少被使用。虽然其本身无镇静及镇痛作用，但在转运危重或受伤患儿的过程中，此类药物似乎有一定的镇静及安抚作用,患儿应用后能对运动、声音及疼痛等有一定的反应。

当气管插管需使用肌肉松弛剂时,必须在用前就做好足够准备工作,并制订好其他的替代方案。在抑制患儿自主呼吸前,医护人员需确保有气囊、面罩通气或气管插管的通气;在肌肉松弛剂使用后,不能进行有效通气的情况也是常见的,医护人员可根据个人的技术、经验及专业知识进行口咽通气、重新摆正体位或气管切开等。但需注意的是,不能把加大药物剂量作为替代的方案,只有在药物已经再分布后才能允许患儿自主呼吸重新开始。

**1. 去极化神经肌肉阻滞剂** 到目前为止,琥珀酰胆碱仍然是唯一可用的去极化神经肌肉阻滞剂,用药剂量为 1~2mg/kg,30~60 秒钟内快速发挥作用,持续时间 3~5 分钟,是最快速的神经肌肉阻滞剂。但因副作用过多限制了该药的使用。琥珀酰胆碱最常见的副作用是对血流动力学的影响,与其神经节的胆碱能作用有关。因此,用药后可能出现心动过速或心动过缓。

**2. 非去极化神经肌肉阻滞剂** 又称竞争性肌松药,能与乙酰胆碱竞争神经肌肉接头的NM 胆碱受体,但不激动受体,能竞争性阻断乙酰胆碱的去极化作用,并不通过阻滞神经肌肉接头处离子通道开放而发挥阻滞乙酰胆碱释放的作用,因此可防止肌肉发生收缩。这类药物较琥珀酰胆碱起效慢、持续时间长,心脏副作用与拟交感神经和箭毒样类似物引起的组胺释放有关。非去极化药物主要通过肾脏和肝脏排泄。

(1)维库溴铵:维库溴铵是一种中效的非去极神经肌肉阻滞剂,药物本身对血流动力学几乎不产生影响。插管的剂量为 0.1~0.3mg/kg,低剂量发挥作用的时间为 3~5 分钟,高剂量为 60~90 秒,随剂量增加肌肉松弛作用维持时间延长,低剂量作用者恢复 25% 的时间是25~30 分钟,与成人相比新生儿用药后的阻滞持续时间更长。维库溴铵由肝脏代谢,并通过胆汁(80%)和尿(20%)排泄。

(2)罗库溴铵:罗库溴铵是一种快速到中速的非去极化神经肌肉阻滞剂。儿童插管剂量为 0.6mg/kg,1 分钟即可达到理想的可插管状态(范围 0.5~3 分钟),作用持续时间为25~40 分钟,使用较大剂量时起效时间缩短到 40 秒钟,作用维持时间也会相应延长。罗库溴铵主要由肝脏排泄,肾脏对其排泄的作用很小。最常见的副作用是使用期间由于疼痛导致的手震颤,几乎无血流动力学副作用。在非去极化神经肌肉阻滞剂中,罗库溴铵起效最快,一般在静脉注射 60 秒钟后就能为插管提供极好的条件,且副作用极小,因此在进行快速气管内插管时,应选用罗库溴铵而非琥珀酰胆碱,除非需要一个短效的肌松剂时才考虑选择琥珀酰胆碱。

## 六、气管插管术

理想情况下,应在转运前就对需持续正压通气的患儿进行气管插管,以避免途中的紧急气管插管,且若条件允许的话,转运前应行胸片检查确认导管的位置,确保气管插管处于正确定位。膈疝的患儿通常需要气管插管进行机械通气,应在转运前就进行气管插管。而脱管是患儿病情突然恶化的一个常见原因,气管导管应用胶带充分固定,以防止意外脱管,也因此要求所有转运组成员应该至少有一个人熟练掌握紧急气管插管的技术。当患儿需重新插管时,应选择一个大小适当的导管,注意声线带,大多数管的尖端附近有一条黑线,该线定位在声门帘线的水平,以确保管的前端在隆突上方。气管导管的位置因患儿体重大小而异,一般是婴幼儿体重(kg)+6cm(表 7-2)。气管插管后,可通过以下方法检查气管插管是否位于气管内：①双侧胸壁运动对称；②双肺区都有呼吸音，尤其在腋下，而胃内则没有呼吸音；③呼气时，蒸汽凝结在导管内壁；④通气时胃无扩张；⑤患儿的肤色转红、心率上升及活动增加；⑥二氧化碳检测仪可用于验证气管导管位置。

表7-2　新生儿经口气管插管

| 体重（g） | 气管内管尺寸<br>（内部直径 mm） | 自上唇的插入深度<br>（cm） | 喉镜片型号 |
| --- | --- | --- | --- |
| <1 000 | 2.5 | 6.5~7 | 0 |
| 1 000~2 000 | 3.0 | 7~8 | 0 |
| 2 000~3 000 | 3.5 | 8~9 | 1 |
| >3 000 | 3.5~4.0 | >9 | 1 |

若仍不能确定管的位置时，也可在喉镜的直视下再次确定。比起经口气管插管，经鼻气管插管不容易脱管，许多医疗中心偏好经鼻气管插管。如果在运输过程中气管插管失败，可用喉罩置于喉的入口辅助患儿通气。喉罩通气已被证明是对足月儿有效的通气手段，但在早产儿转运中的有效性证据有限。

在准备充分的情况下，危急情况时的气管插管也是毫不费力的，而没有计划的插管即使最终是成功的，也更多的是靠运气，而不是技能的成果。因此，行气管插管时，应提前做好准备计划。

### （一）气道的评估和管理

急救人员应对气道的气体交换是否充足进行评估，这种评估就像判断一个躺着的人是否有呼吸一样简单，但有时候也会像评估一个患RDS的患儿肺泡气体交换是否平衡一样复杂。但是，无论情况有多复杂多变，评估是气道处理的第一步。气道评估后，最重要的步骤就是气道处理，了解鼻吸位、抬高下巴后引起的解剖上的变化，比较经口或经鼻插管的利弊，以减少侵袭性操作，也有助于使用面罩或CPAP进行通气的成功。评估工具可选用脉搏-氧饱和度仪和无创二氧化碳检测仪。

### （二）经口气管插管

操作者站立在床头，熟记SOAP方法，检查吸引装置以确保其在工作状态，连接吸引管并放置在手边备用，确保氧源及流量计正常工作，准备大小合适的面罩、Mapleson装置及自动充气式复苏囊，其他装置还包括口咽及鼻咽通气管、喉头镜和叶片、气管导管（包括比预想的大半号或小半号的导管）及导丝，还要确保有足够的药物以防止意外情况发生。如果计划准备充分，这个过程仅需要3~5分钟的时间。除非是紧急情况，在没有准备好之前不要进行气管插管。

用心电及血氧饱和度监测仪对患儿进行监测，并使其处于鼻吸气位，使声门和口腔处在一个平面上。插管需两个人进行，一个人操作，另一个人从旁协助，插管前先给予100%氧气预氧合3~5分钟，在预氧合时可以提前给予阿托品以防止喉镜引起的反射性心搏减慢。预氧合后，酌情给予镇静剂，持续评估呼吸道条件，减轻梗阻，如抬高下颌、推移下巴或放置口咽通气管、吸引口咽部及气管内分泌物等,使患儿的正压通气得以顺利实施。若患儿出现发绀时,先给予患儿面罩通气,当确认患儿的气道情况稳定时,可以开始给予肌松剂,进一步给予镇静和麻醉剂。

插管前,需对患儿的心血管状态进行评估,由麻醉引起的高血压或高碳酸血症会随着镇静和机械通气的实施得到缓解;患儿也可能因先前使用的药物或者处于脱水状态,在通气转变时可能会发生低血压,这时则需给予等张液体及升压药来维持心血管状态的稳定。虽然,气管插管的刺激可以导致血管收缩反应而在某些情况下使血压上升,但只要有复苏囊能够维持患儿呼吸,且患儿对治疗有反应,就不必惊慌。在插管时选择喉镜、气管导管和吸引管型号可参考表7-3。

表7-3　喉镜、气管导管、吸引管型号指引

| 年龄 | 体重（kg） | 喉镜 | 气管导管 | 吸引管 |
| --- | --- | --- | --- | --- |
| 新生儿 | 3.5 | 1 | 3.5 | 6~8 |
| 6个月 | 7 | 1 | 4 | 8 |
| 1岁 | 10 | 2 | 4.5 | 8 |
| 2岁 | 12 | 2 | 4.5 | 8~10 |
| 3岁 | 14 | 5.0 | 10 | 12 |
| 4岁 | 16 | 5.0 | 10 | 12 |
| 5岁 | 18 | 5.5 | 10 | 12 |
| 6岁 | 21 | 5.5 | 10 | 12 |
| 7岁 | 24 | 6.0 | 10 | 12 |
| 8岁 | 27 | 2~3 | 6.0 | 10~12 |
| 9岁 | 28 | 6.5 | 12 | 14 |
| 10岁 | 30 | 7.0 | 12 | 14 |

患儿血流动力学稳定,身体完全放松,就可以开始气管插管。操作者轻轻将喉镜叶片从患儿右侧口角放进口腔,轻推舌体到口腔左侧,防止其阻碍口咽和声门结构的有效暴露,立即观察叶片位置,缓慢推进叶片并观察旁边结构,当观察到会厌软骨沟时,运用手腕和肘部的力量提起喉镜暴露声门,然后轻轻将气管导管放入声门。注意气管导管插入刻度以及套囊位置以备记录,紧握气管插管,轻轻取出喉镜时右手将气管导管靠在患儿的脸上以保持固定。导管正确插入气管插管后,可在腋下及锁骨下区听到呼吸音,在呼气时可以看到导管内的蒸汽。理想状态下,导管周围可听见少量的漏气。用胶布将气管插管固定在患儿上、下嘴唇的位置。

完成气管插管后需对插管前、插管中、插管后的过程进行记录。插管前的记录应包含气管插管的适应证,随后记录气管插管的过程,包括插管前的预氧合及所应用的药物、喉镜片的型号和大小、导丝、气管插管是否带套囊及套囊的大小等。插管后的记录包括生命体征、血气分析、氧饱和度、呼气末二氧化碳和胸片等。在气管插管过程中发生的任何意外事件都需清晰地记录下来,并标注"并发症",如在插管过程中出现的呕吐或误吸等,这些信息将有

助于 ICU 医护人员对患儿病情的进一步观察。

### （三）经鼻气管插管

喉镜下经鼻气管插管相对来说更容易一些,具有稳定性好、患儿耐受性好的优点,但在紧急情况下,应首选经口气管插管,经鼻气管插管仅作为备选方案。这主要是因为经鼻气管插管有一定的局限性:①经鼻气管插管可发生鼻出血、鼻咽部不耐受、咽鼓管功能障碍、鼻窦炎、鼻翼坏死等并发症;②任何形式的颅骨骨折都是经鼻气管插管的禁忌证,若怀疑患儿有颅骨骨折应禁止选择经鼻气管插管。

与经口气管插管一样,经鼻气管插管应以最安全的方式开始进行,具体操作步骤如下:

1. 助手在患儿口的左上角放置口腔管,必要时局部可喷涂缩血管剂(如苯肾上腺素或羟间唑啉)以减轻鼻腔黏膜局部充血,提前润滑一根比合适导管口径小一号的无导丝导管。

2. 操作者将患儿头置于正中位、头后仰,在颈后垫一布卷,以保持气道平直。

3. 将气管插管从鼻腔轻轻插入,通过鼻孔后竖直导管位置垂直于脸平面,温柔用力,直到感觉插入鼻咽。

4. 将喉镜从口腔插入,暴露声门,找准口腔和鼻腔管,用 Magill 钳抓住导管尖端送入声门,当引导导管前移时,让助手从上面移去口腔管和推进鼻导管,轻微弯曲颈部可以帮助拉动导管,插入深度可按经口插管的方法或加深 1cm。注意导管标记线应与声带位置对应。

5. 抽出喉镜,将复苏囊接上气管插管后加压给氧 1~2 分钟。

6. 固定插管,用"工"形胶布的一端包绕气管插管,另一端贴在患儿的鼻翼上固定。

### （四）特殊气道问题

患儿由于疾病影响,上述的气管插管过程可能比快速气管插管或者清醒插管都要危险,因此,在给危重患儿建立气道通气前,必须评估插管的利弊,下面将介绍有关的危险情况:

1. 腹胀　创伤、急性上消化道或咽部出血、肠梗阻或肠闭锁等疾病可引起胃肠胀气,插管过程中容易出现呕吐,一旦呕吐,患儿可能因吸入异物或胃酸,引起或加重窒息缺氧。有咳嗽和呕吐反射的患儿对呼吸就有相对的保护性。此外,选择清醒插管还是快速麻醉诱导插管也需要评估。

2. 颜面外伤　颜面外伤可有多种情况,可以是简单的鼻出血,也可以是复杂的完全气道阻塞的半边面部损伤。活动性出血、软组织损伤及继发于面部损伤的软组织支撑作用的丧失是影响呼吸窘迫的主要因素。在面部明显损伤时,要注意咽部及气管外伤。颈胸部捻发音、声音嘶哑及呼吸音异常是继发性气胸和纵隔气肿的主要表现,需及时处理。处理的方式主要取决于损伤的程度和呼吸窘迫的严重程度。

### （五）气管插管的并发症

侵入性操作常伴有并发症,且治疗本身也可以出现副作用,因此,在操作的各个层面都可能会发生并发症,以下是这些问题的几个例子:

1. 在气管插管前,患儿的体位是最需要注意的问题。必须确保患儿处在舒适的位置,且没有躺在尖锐的物品上,控制头部及颈部位置以在操作中使声门得到最佳的暴露,避免插管过程中对气道即软组织的损伤。

2. 气管插管的放置和留置也可能导致很多副作用。

（1）在插管过程中可造成口咽和鼻咽明显的创伤。

（2）导管的移动可引起黏膜层的损伤，致使损伤部位水肿并形成肉芽组织，引起气道狭窄。

（3）气管插管型号过大会压迫接触部位黏膜层血管丛，使血流减少，导致气道的坏死和狭窄。

（4）正压通气和非加热干燥气体可损害气道黏膜和纤毛的正常功能。

（5）分泌物干燥会堵塞远端支气管和导管，引起肺不张。

（6）干冷气体流经气道时被加热加湿，引起患儿低体温。

（7）导管移位，移动到咽部或从远端滑入主支气管等。

3. 正压机械通气本身也有副作用。低血容量和心功能降低的患儿会出现继发于回心血量减少的心输出量下降。过度通气则可能导致气压伤、皮下气肿、气胸、纵隔气肿、心包积气等并发症。

如上所述，气管插管的使用有一定的并发症，但周全的策略可尽量减少其发生。放置气管导管时应轻柔操作以减少气道损伤；充分了解药物的禁忌证，可防止副作用发生；监护人员应监测套囊压力，使用合适的正压，促进生理性的气体交换，避免气压伤；加热及湿化可避免分泌物过于干燥及热量的散失。

### （六）转运途中的监测

对转运患儿的监护程度主要取决于疾病和预计会出现的并发症的严重程度。应给危重患儿的转运团队配备最先进的监护设备，在患儿病情发生变化时能及时处理，包括开放气道及对心脏的评估以调整监护措施。

无论是地面救护还是飞机转运，转运的环境都可能存在不可预见的变化。通常情况下，患儿都应就近接受气管插管，并保护气道和血管内导管处于稳定状态。在转运过程中可适当使用苯二氮䓬类药物和麻醉剂，必要时也可以使用肌松剂，避免人机对抗引起气胸，但在使用这些药物之前要了解其血流动力学的副作用。

转运途中需要监测患儿的心率、呼吸、体温，危重患儿每 3~5 分钟就要监测血压，并持续监测血氧饱和度，必要时可监测呼气末二氧化碳。

## 第三节　胸外按压

呼吸功能不全可导致长时间的缺氧，在采取有效的抢救措施之前，随时可能发生心动过缓和心搏骤停。如心率低于 60 次/min，则需进行胸外按压，要求在平稳的状态下进行。

### 一、胸外按压的手法

1. **拇指法**　为首选手法，尤其是当需要长时间胸部按压时。操作者两个大拇指放在患儿胸骨中间 1/3 的位置,其余手指环抱患儿胸廓,同时支撑起脊柱。

**2. 双指法**　操作者用一手的中指加示指或中指加无名指的指尖压迫患儿胸骨,无硬垫时用另一手支撑患儿背部。

## 二、胸外按压的优缺点

两种手法各有优缺点。拇指法较可取,因为拇指法比双指法能产生更高的收缩压和冠状动脉充盈压,拇指法通常不易疲劳,且能更好控制压迫深度。但当患儿较大而操作者的手较小时,双指法更为方便。在脐血管给药时,双指法更有利于脐部操作。

## 三、胸外按压的位置及深度

新生儿胸外按压的位置为胸骨下 1/3,即剑突和乳头连线之间的交点。按压的深度应为前后胸直径的 1/3,要用足够的、可触知的压力向下按压。定时监测脉搏,当自主心率达 80 次/min 或更高时,可停止按压。胸外按压的始终都应用 100% 的氧气进行正压通气,并保持胸外按压和正压通气的同步交替进行,推荐胸按压与通气的比例为 3:1,即每分钟按压 90 次,人工通气 30 次,共 120 次,每 1 次循环(按压 3 次 + 通气 1 次)应为 2 秒。按压 30 秒后重新评估心率,如心率大于 60 次/min,停止胸外按压继续人工通气,若心率仍小于 60 次/min,可加用心脏兴奋剂肾上腺素。

## 第四节　药物治疗

所有的患儿,在转运前都应建立至少 1 条安全稳定的血管通路。脐静脉导管为首选的静脉通路,即将一个 3.5 或 5.0 号的脐导管插入脐静脉,需注意导管的尖端略低于皮肤水平并有回血,避免将导管插入过深,因为这可能使导管尖端插入肝脏,导致输注的药物直接进入肝脏。在复苏过程中,若血管通路不容易建立时,可气管插管内应用肾上腺素等药物。

### 一、肾上腺素

肾上腺素的应用指征:

1. 在 30 秒足够的正压人工通气和胸外按压后,心率仍持续 <60 次/min,应使用肾上腺素治疗。

2. 当发生心脏停搏时,应尽快给予肾上腺素,根据患儿病情的需要,可每 3~5 分钟重复使用。推荐剂量:每次 1:10 000 溶液 0.1~0.3ml/kg,不推荐使用高剂量的肾上腺素,因为大剂量静脉给药可引起高血压、心肌和神经功能的损害。若静脉通路已经建立,应尽可能静脉给药;如静脉通路不能及时建立,可先气管内给药,因为气管内给药发挥作用的给药剂量远大于通常的推荐剂量。不管何种给药途径,肾上腺素的浓度都应为 1:10 000。

## 二、碳酸氢钠

碳酸氢钠仅限于存在代谢性酸中毒时应用,且用量需谨慎。研究表明,碱可以纠正细胞外代谢性酸中毒,但会加剧细胞内酸中毒,并造成心脏收缩力下降。Matten 等研究表明,给予碳酸氢钠造成的高渗是复苏成功后患儿死亡的独立危险因素。

## 三、扩容剂

对于急性失血性休克,用白蛋白或生理盐水进行扩容是必要的。但白蛋白的使有可能会增加感染性疾病的风险,且增加死亡率,因此扩容时应首选等渗晶体液而不是白蛋白。使用方法:生理盐水 10ml/kg,经外周静脉或脐静脉缓慢推入(大于 5~10 分钟)。

## 四、强心药

若扩容失败,可使用强心药物治疗。多巴胺是最常用的药物,主要作用是加强心肌收缩力、增加心输出量及升高血压。因长时间缺氧抑制心肌收缩,强心药的应用至关重要。多巴胺必须通过输液泵来持续输注,同时在输注过程中需密切监测患儿的生命体征。推荐使用剂量为 5~20μg/(kg·min)。计算多巴胺治疗方案的公式:(6× 患儿的公斤体重 × 预期多巴胺的输注速度 μg/(kg·min))÷ 预期的每小时液体量 ml/h= 多巴胺含量 mg(每 100ml 溶液)。

先计算出每 100ml 溶液中多巴胺的量,然后将输液泵输注速率调整到所需速度。应注意用该溶液时需要冲洗管路,以清除无效腔。如果有必要,可以逐渐增加多巴胺剂量至最大剂量 20μg/(kg·min),研究表明,超出该剂量使用对疗效无明显提高。如果需要,也可加用多巴酚丁胺或肾上腺素。

## 五、葡萄糖

在转运途中若患儿发生低血糖,应静脉输注葡萄糖以维持血糖稳定,用量为 4~8mg/(kg·min)。

## 六、其他药物

阿托品和钙剂在复苏过程中的作用有限,一般禁止使用。

## 第五节 特殊患儿在转运过程中的复苏问题

转运过程中复苏的一般原则适用于大多数新生儿,但在一些特殊的情况下须特别注意。常见特殊情况包括:

## 一、早产儿

早产儿由于体温中枢发育不成熟,特别容易受到热损失,不能稳定维持正常体温,在转运过程中应尽一切努力维持患儿体温稳定。转运前应先预热转运暖箱,或用塑料保鲜膜和温水袋辅助防止散热。在输注药物时,应注意速度不可过快,因为突然改变血管渗透压可能会导致脑室内出血。许多医疗中心有极低出生体重儿气管插管的标准指南,早产儿转运前是否进行插管应根据患儿的条件和转运团队的专业水平来决定。

## 二、外科疾病

1. **膈疝** 若膈疝的患儿有明显的呼吸不畅,则转运前应行气管插管。应避免使用球囊和面罩吸氧,防止胃肠扩张发生呼吸衰竭。可提前留置鼻胃管,并保持与大气相通,避免腹胀的发生。

2. **气管食管瘘** 气管食管瘘的患儿应抬高头部,保持头高脚低俯卧位转运,以防吸入胃内容物。予以吸痰管插入食管陷凹处吸痰,也可轻轻插入口饲管到遇到阻力后连接吸引器进行低压间断吸引。患儿应禁食,建立静脉通路输注 10% 葡萄糖溶液。

3. **脊髓脊膜膨出** 脊髓脊膜膨出患儿应取俯卧位转运,并用无菌敷料覆盖缺陷处。

4. **脐膨出或腹裂** 脐膨出或腹裂患儿特别容易出现热量和水分的流失,需使用无菌温生理盐水中浸泡过的纱布覆盖膨出的器官,然后用无菌塑料、塑料袋包裹身体缺陷及其以下部分进行保暖并防止干燥。应调整体位并进行胃肠减压,避免压力或肠扭结,防止已经受损的组织坏死。

## 三、先天性心脏病

只要怀疑患儿有先天性心脏病的可能,在转运前就应通过胸片、心电图、动脉血气分析及病史和体格检查等,做出可能性最大的疾病诊断。如果怀疑是导管依赖性心脏缺陷,应以 $0.05mg/(kg \cdot min)$ 的起始剂量使用前列腺素 $E_1$,当取得足够疗效时,可将用药剂量降低到 $0.01mg/(kg \cdot min)$。对诊断不明确的灌注不足、酸中毒或重度缺氧的患儿,应预备聚乙二醇。如前所述,应密切观察聚乙二醇治疗时常见的并发症,包括呼吸暂停、低血压、低体温等,并预防其发生。

## 四、胎粪吸入综合征

严重胎粪吸入综合征的患儿往往会合并肺动脉高压,增加转运的难度。为了使缺氧性肺血管收缩的风险降到最低,应维持氧分压在推荐水平的上限。转运途中如突然出现氧分压降低,可能是继发于肺动脉高压的右向左分流导致的,也可能是由气漏综合征引起,因为胎粪吸入综合征患儿容易发生气体潴留和肺气肿。在这种情况下,可用 X 线胸片或透光试验明确诊断。应在转运前做好胸腔穿刺的准备。如果放置了胸腔引流管,则可以在转运过程中将另一个瓣阀打开。

## 五、新生儿惊厥

惊厥发作虽然在转运过程中并不常见,但也是可能发生的一种并发症。特别是有严重出生窒息史的患儿出现抽搐发作时会受到不良影响。在转运过程中如果患儿出现抽搐发作,首先应保持其呼吸道通畅,并保持充足的供氧,也可以选择应用控制发作的一些抗癫痫药物。初始药物常选用劳拉西泮,也可选用苯巴比妥或苯妥英钠。低血糖也是新生儿抽搐发作的常见原因,应维持血糖水平在正常范围。如果存在低血糖,静脉推注 10% 葡萄糖溶液 2ml/kg 后,需以 4~8mg/(kg·min)的用法静脉滴注以维持血糖稳定。

(刘冬云　李　婷)

## 参考文献

1. 中国医师协会新生儿科医师分会 . 新生儿转运工作指南(2017 版). 中华实用儿科临床杂志, 2017, 32(20): 1543-1546.

2. Chang AS, Berry A, Jones LJ. Specialist teams for neonatal transport to neonatal intensive care units for prevention of morbidity and mortality. The Cochrane database of systematic reviews, 2015,(10): CD007485.

3. Hernando JM, Thió M, García ES, et al. Recomendacionessobretransporte neonatal. Anales De Pediatria, 2013, 79(2): 117. e1-117. e7.

4. American Academy of Pediatrics. 2005 American Heart Association(AHA)guidelines for cardiopulmonary resuscitation(CPR)and emergency cardiovascular care(ECC)of pediatric and neonatal patients: neonatal resuscitation guidelines. Circulation, 2010, 122(18 Suppl 3): S909.

5. Chaudhary R, Farrer K, Broster S, et al. Active versus passive cooling during neonatal transport. Pediatrics, 2013, 132(5): 841-846.

6. Sellam A, Lode N, Ayachi A, et al. Correction: Passive hypothermia(≥35-<36℃)during transport of newborns with hypoxic-ischaemicencephalopathy. PLoS One, 2017, 12(5): e0179068.

7. Lemyre B, Ly L, Chau V, et al. Initiation of passive cooling at referring centre is most predictive of achieving early therapeutic hypothermia in asphyxiated newborns. Paediatrics& Child Health, 2017, 22(5): 264.

8. Szakmar E, Kovacs K, Meder U, et al. Feasibility and Safety of Controlled Active Hypothermia Treatment During Transport in Neonates With Hypoxic-Ischemic Encephalopathy. Pediatr Crit Care Med, 2017, 18(12): 1159.

9. Carreras N, Alsina M, Alarcon A, et al. Efficacy of passive hypothermia and adverse events during transport of asphyxiated newborns according to the severity of hypoxic-ischemic encephalopathy. Jornal De Pediatria, 2018, 94: 251-257.

10. Saliba E, Fakhri N, Debillon T. Establishing a hypothermia service for infants with suspected hypoxic-ischemic encephalopathy. Seminars in Fetal & Neonatal Medicine, 2015, 20(2): 80-86.

11. Morton S, Brodsky D. Fetal Physiology and the Transition to ExtrauterineLife. Clinics in Perinatology, 2016, 43(3): 395-407.

12. Vonderen JV, Pas AB. The first breaths of life: imaging studies of the human infant during neonatal transition. Paediatric Respiratory Reviews, 2015, 16(3): 143-146.

13. Vijayasekaran S, Lioy J, Maschhoff K. Airway disorders of the fetus and neonate：An overview. Seminars in Fetal & Neonatal Medicine, 2016, 21（4）: 220–229.

14. 中国新生儿复苏项目专家组. 中国新生儿复苏指南（2016 年北京修订）. 中华围产医学杂志, 2016, 31（7）: 241–246.

15.《中华儿科杂志》编辑委员会. 新生儿机械通气常规. 中华儿科杂志, 2015, 53（5）: 327–330.

16. Jr DN, Crezee K, Bleak T. Noninvasive Respiratory Support During Transportation. Clinics in Perinatology, 2016, 43（4）: 741–754.

17. Burchett KR, Bennett JA. A new co-axial breathing system. A combination of the benefits of Mapleson A, D and E systems. Anaesthesia, 2010, 40（2）: 181–187.

18. Kaul TK, Mittal G. Mapleson's Breathing Systems. Indian Journal of Anaesthesia, 2013, 57（5）: 507–515.

19. Palomero-Rodríguez MA, de Arteaga HC, BáezYL, et al. Evaluation of a Mapleson D CPAP system for weaning of mechanical ventilation in pediatric patients. Lung India: official organ of Indian Chest Society, 2016, 33（5）: 517–521.

20. Vonderen JJV, Kamlin CO, Dawson JA, et al. Mask versus Nasal Tube for Stabilization of Preterm Infants at Birth: Respiratory Function Measurements. Journal of Pediatrics, 2015, 167（1）: 81–85.

21. Kempley ST, Moreiras JW, Petrone FL. Endotracheal tube length for neonatal intubation Resuscitation, 2008, 77（3）: 369–373.

22. Atkins DL, de Caen AR, Berger S, et al. 2017 American Heart Association Focused Update on Pediatric Basic Life Support and Cardiopulmonary Resuscitation Quality: An Update to the American Heart Association Guidelines for Cardiopulmonary Resuscitation and Emergency Cardiovascular Care. Circulation, 2018, 137（1）: 1–6.

## 第一节　转运前评估

转运危重新生儿过程中常见的循环系统疾病主要包括以下四种情况：

1. 已确诊先天性心脏病。

2. 未确诊或可疑的发绀型先天性心脏病。

3. 休克。

4. 心律失常。

转运医务人员应尽快熟悉患儿的产前、产时情况及诊治过程，评估目前的整体状况，如需要应积极进行转运前急救，处理方法参考 STABLE 程序。S（sugar），注意维持血糖稳定：可足跟采血，应用快速血糖仪检测，确保患儿血糖维持在 2.6~7.0mmol/L。T（temperature），保持体温稳定：确保患儿的体温维持在 36.5~37.2℃，在做各项操作及抢救时都应注意保暖，但也要防止过热。A（assisted breathing），保证呼吸道通畅：清除患儿呼吸道内的分泌物，视病情需要给氧，必要时行气管插管维持有效的通气，此时应适当放宽气管插管的指征。B（blood pressure），维持血压稳定：监测患儿的血压、心率及血氧饱和度，血压偏低时可使用生理盐水扩容，也可应用多巴胺及多巴酚丁胺维持血压。L（lab works），实验室检查：注意监测患儿血气指标，根据结果进行纠酸和补液，确保水电解质及酸碱平衡；如果血常规等提示感染应尽早给予抗生素。E（emotional support），情感支持：由医师向患儿的法定监护人讲明目前患儿的病情及转运途中可能会发生的各种意外情况，稳定家属情绪，使其主动配合。

## 第二节　已确诊先天性心脏病新生儿的转运

对已确诊的先天性心脏病患儿，必须结合疾病的特点、是否需要手术治疗及手术方式（姑息手术或根治手术）来预计转运过程可能出现的问题，在基本设备和药物的基础上增加设备和药物，制订最佳的转运方案。

先天性心脏病患儿转运前需要进行有效评估，本节主要陈述先天性心脏病常见的术前临床表现及术后可能出现的并发症,这里列出的术后并发症通常发生于术后 6~8 周内,故转运近期接受过心脏手术的患儿应特别注意。

## 一、主动脉瓣狭窄

先天性主动脉瓣狭窄(aortic stenosis,AS)是胚胎瓣膜发育障碍所致,可出现瓣叶数量异常、瓣叶增厚、交界粘连、瓣环发育不良等病变。根据瓣叶数量分为单叶、两叶及四叶畸形,其中两叶畸形最常见,往往瓣叶数量越少瓣口狭窄越严重。

**1. 未手术治疗** 未经手术治疗的 AS 患儿,轻度狭窄时对血流动力学影响较小,狭窄较重时左心室射血阻力明显增加,左心室壁代偿性肥厚,长期严重的左心室心肌肥厚可使左心室舒张末压逐渐升高,出现左心扩张,心排量减少,导致左心功能衰竭,肺静脉及肺动脉高压。长期处于紧张状态的心肌在进行手术治疗前,需要持续应用低剂量的正性肌力药物和输注前列腺素治疗。

新生儿严重 AS 是一种导管依赖性病变,需要动脉导管开放来维持全身或下半身血流灌注。当动脉导管收缩或关闭时,血流输出仅能通过狭窄的瓣膜,患儿可出现全身灌注减少、外周动脉搏动减弱,并造成严重的代谢性酸中毒,容易导致心力衰竭。临床上可见明显的左心衰竭,有微弱的脉冲、奔马律、呼吸急促和双肺湿啰音。因此,严重 AS 在进行手术治疗前,需要应用前列腺素 $E_1$(PGE$_1$)保持动脉导管开放。临床上应注意,对于维持动脉导管开放的 PGE$_1$ 维持剂量远远小于使其重新开放的必需剂量,通常从 3~5ng/(kg·min)起始治疗。呼吸暂停是应用 PGE$_1$ 的不良反应,常可致患儿需要进行气管插管辅助呼吸,但发生呼吸暂停并非 PGE$_1$ 减量或停用的指征。研究报道,氨茶碱可预防 PGE$_1$ 使用引起的呼吸暂停,临床上可在使用 PGE$_1$ 前给予 6mg/kg 负荷量,余 72 小时内每 8 小时以 2mg/kg 剂量静脉应用。

**2. 根治手术后** 主动脉瓣狭窄术后可能有明显的再狭窄或发展为严重的主动脉瓣关闭不全(aortic incompetence,AI)。主动脉瓣关闭不全使心脏排到升主动脉的一部分甚至大部分血液倒流回左心室,左心室在每次心脏舒张期接受从升主动脉和左心房两处的血量,使左心室的负荷增加。早期左心室通过增加心肌收缩力来代偿,以后逐渐出现左心室心肌肥厚,再进一步出现左心室扩张,左心室收缩功能下降,射血分数下降。AI 患儿轻者可无症状,重者出现急性左心衰竭和低血压表现。严重的 AS 和 AI 对强心剂和利尿剂有良好的反应。

## 二、房间隔缺损

**1. 未手术治疗** 房间隔缺损(atrial septal detect,ASD)是最常见的先天性心脏病类型之一,常为许多复杂型先天性心脏病的合并畸形。根据缺损部位可分为继发孔型、静脉窦型(上、下腔型)、冠状静脉窦型和原发孔型。大型 ASD 通过缺损处产生的大量左向右分流导致右心室舒张期负荷过重,右心房和右心室增大,肺循环血流量增多,而左心室、主动脉和整个体循环血流量减少;肺动脉压力可增高,严重者可形成梗阻型肺动脉高压。单纯性 ASD 在新生儿期症状多较轻,一般无明显的肺动脉高压和充血性心力衰竭;如果出现心力衰竭和心房水平出现大量的左向右分流,应考虑是否合并有左半心畸形,如二尖瓣发育狭窄或左心发育不良等。利尿剂和强心剂对合并有充血性心力衰竭的 ASD 治疗有良好的效果。

**2. 根治手术后**

(1)继发孔型 ASD:可引起罕见的房性心律失常。

（2）原发孔型 ASD：可引起罕见的房性心律失常，也有可能出现二尖瓣反流，继而引起继发性肺水肿（罕见，可能会发生于术后多年）。

## 三、房室（AV）管或心内膜垫缺损

在房间隔下部和室间隔上部的缺损可在心脏的中心形成一个大"洞"，并同时合并二尖瓣及三尖瓣畸形。

**1. 未手术治疗**　大量的左向右分流导致右心室舒张期负荷过重，右心房和右心室增大，肺循环血流量明显增多，肺动脉压力增高，常见充血性心力衰竭，且生后早期即可发生，同时，左心室也会出现心力衰竭。利尿剂和强心剂对充血性心力衰竭有良好的治疗效果。

**2. 姑息手术后**　肺动脉环缩术可减少肺部的容量超负荷。手术所用的"带"是一种材料合成带，包绕主肺动脉，减少血管直径。可能随着患儿血管发育"超过"此带，而造成肺血流量过少而引起明显发绀（无呼吸窘迫）。如果束扎过紧，这些症状可能会出现在手术的几周内。此时，氧疗无效但也不会造成伤害。相反，束扎过松将不足以限制血流。伴有急性肺水肿（胸片提示）的呼吸急促是判断该症的线索。利尿剂和强心剂在这些罕见病例中也是需要的。

**3. 根治手术后**　根治术后残余的原始缺损如房间隔缺损或室间隔缺损通常只产生少量的左向右分流，不产生临床症状。手术后可能出现的问题包括：早期（几周到几个月）主动脉瓣狭窄，或晚期（数月至数年）严重的二尖瓣反流引起的左心衰竭症状。利尿剂和强心剂对充血性心力衰竭有良好的治疗效果。

## 四、主动脉缩窄

主动脉缩窄（coarctation of the aorta，CoA）根据缩窄段占据主动脉和降主动脉之间的部位分为导管前型、导管后型和正对导管型。导管前型患儿常在生后 6 周内出现症状，新生儿常有心功能不全和 / 或低心排血量状态，造成病情的急剧恶化。单纯导管后型年幼时很少有症状。

**1. 未手术治疗**　新生儿严重缩窄的主动脉引起左心室射血阻力增加，左心室壁代偿性肥厚。狭窄段近端动脉压力增高，血管扩张，上肢及头颈部血供增多，远端降主动脉血压减低，腹腔脏器和下肢血供减少，血流呈动脉导管依赖性：动脉导管的自发性关闭将导致腹腔内脏和下肢的血供减少及急性左心衰竭；新生儿会出现继发于低心输出量的"败血症"、严重的代谢性酸中毒及脉搏减弱。病情危重的主动脉缩窄的内科治疗包括应用 PGE$_1$ 促进动脉导管开放，持续应用低剂量的正性肌力药物，纠正休克，维持血流动力学状态的稳定，气道管理和机械通气，适当供氧，应用镇静剂、肌松剂。

**2. 根治手术后**　持续性高血压在新生儿或儿童中不常见，如果存在则提示重新形成了主动脉缩窄。新生儿主动脉缩窄根治术后 10%~15% 的患儿会发生再缩窄，且在任何年龄段都可能发生，但在新生儿早期进行手术者更常见。球囊扩张术是治疗再缩窄十分有效的方法。童年后期进行手术修复者，手术时不存在主动脉瓣下缩窄，但几个月或几年后可能会形成，严重的主动脉瓣下缩窄可引起左心衰竭，此时，利尿剂和强心剂有良好的治疗效果。

## 五、左心发育不良综合征

左心发育不良综合征（hypoplastic left heart syndrome，HLHS）指左心从流入道至流出口的一系列心脏梗阻及发育不良畸形。轻症可能只有严重的主动脉瓣狭窄、二尖瓣狭窄及左心室发育较小；严重者存在严重的二尖瓣和／或主动脉瓣狭窄或闭锁、主动脉弓严重发育不良、左心室发育极小或几乎不发育，因此由左心室进入主动脉的血流可以忽略不计或完全消失；进入主动脉的血流依赖于未闭的动脉导管。

1. **未手术治疗** 左心发育不良综合征患儿出生后动脉导管和卵圆孔的自动关闭将导致左心循环终止而死亡，因此，左心发育不良综合征患儿的新生儿期十分危险，成功的术前处理可为新生儿期施行急救手术赢得机会，主要措施包括：

（1）保持动脉导管持续开放：出生后立即静脉应用 $PGE_1$ 维持动脉导管开放，用量应考虑病情轻重，既要保证动脉导管开放又要维持肺动脉侧血管阻力不要太低，以避免肺循环的过度增加带来的体循环血量减低。

（2）纠正代谢性酸中毒：由于患儿体循环的低输出量不能满足机体代谢需要，代谢性酸中毒的发生会对心肌功能进一步产生不利影响，碳酸氢钠是常规有效的治疗。

（3）调节适宜的肺血管阻力：氧疗应谨慎，因为肺泡氧增加可降低肺血管阻力，使肺循环血量增加从而减少向体循环的分流。使用气管插管、适当限制通气和停止氧疗，以维持 $PaCO_2$ 在 50~55mmHg 及血氧饱和度（$SaO_2$）在 70% 左右，有利于维持肺血管阻力，但不建议长时间使用，以免影响术后肺血管阻力的恢复。

（4）其他：如合并肺水肿，静脉注射利尿剂可减轻肺循环负担。此外，镇静和麻醉可减少氧耗和减轻酸中毒，有利于病情稳定。应谨慎使用正性肌力药物，其可能影响体肺循环的血管阻力调节。

2. **姑息手术后** 目前左心发育不良综合征只能通过外科手术或心脏移植治疗，且没有理想的外科手术方法能够根治。目前的手术方法是多期手术，包括新生儿早期 Norwood 手术（第一期）、双向格林手术（bidirectional Glenn）或半方坦（Fontan）手术（第二期），以及最终的 Fontan 手术（第三期）。手术后体循环血供由右心室供应而不是肺泵。右心室功能障碍在 Norwood 术后常见，可能会导致心律失常和／或充血性心力衰竭；心输出量可能是前负荷依赖性，脱水可减少分流，导致心输出量减少，因此，脱水应予以纠正，脉搏微弱时应予血管活性药物。手术远期的并发症较多，最终影响心功能，预后不良。

3. **根治手术后** 左心发育不良综合征患儿行 Fontan 手术后下腔静脉血直接进入肺动脉，和含氧的肺静脉血液汇合后进入全身循环。Glenn 分流术是将右心房的上部和右心房分开，直接连接到右肺动脉下部，使所有下腔静脉血直接进入肺动脉；之前主动脉－肺动脉的分流被结扎。

## 六、动脉导管未闭

1. 未手术治疗

（1）早产儿：临床资料显示，出生体重小于 1 750g 婴儿动脉导管未闭（patent ductus arteriosus，PDA）的发生率为 45%，低于 1 200g 婴儿 PDA 的发生率为 80%。肺血管阻力（pulmonary vascular resistance，PVR）在新生早产儿是很低的（胎儿肺的腺泡内动脉发育相对较晚,在足月儿出生后当肺泡管和肺泡继续形成时也在继续发育),随着氧合增加,PVR迅速下降,但早产儿对氧的反应不成熟而动脉导管保持开放,由此产生大量的左向右分流,使肺僵硬,导致难以脱离呼吸机和氧疗。如果动脉导管不关闭,患儿持续呼吸机通气可引起支气管肺发育不良及肺动脉高压、肺心病,出现右心衰竭。在已知有大型 PDA 的情况下,应避免吸入不必要的高浓度氧。有症状的新生儿应给予药物治疗,如布洛芬,首次 10mg/kg,然后每次 5mg/kg,应用 2 次,中间间隔 24 小时。国外一般静脉应用吲哚美辛,每 12 小时 1 次,共 3 次(出生后 48 小时内新生儿,首次 0.2mg/kg,随后每次 0.1mg/kg,应用 2 次;出生 2~7 日龄新生儿,每次 0.2mg/kg,应用 3 次;大于 7 日龄新生儿,首次 0.2mg/kg,随后每次 0.25mg/kg,应用 2 次。)

(2)足月儿:在出生后的最初几天,当 PVR 升高时肺血流量增加不大。当 PVR 下降时左向右分流增加。在新生儿,大型 PDA 可能造成呼吸窘迫和营养不良。

**2. 根治手术后**  一般来说,动脉导管结扎术并不复杂,且术后并发症少,除非医生不慎结扎了左肺动脉而不是动脉导管;在这种罕见的情况下,左向右分流持续分流至右肺动脉而没有分流至左肺动脉,几个月后,右肺血管床不可逆性的改变可能引起肺动脉高压,导致导管水平出现右向左分流。

### 七、肺动脉瓣狭窄

**1. 未手术治疗**  单纯的极重度肺动脉瓣狭窄(pulmonary stenosis,PS),如果仅有微量血流通过瓣膜,瓣膜近乎闭锁,新生儿出生后血流动力学类似室间隔完整的肺动脉膜性闭锁患儿,肺循环依赖动脉导管开放,因此出生后重要的是保证动脉导管开放,静脉应用 $PGE_1$ 可以维持或使即将关闭的导管重新开放,增加肺循环血流量,提高左心循环血氧饱和度。围手术期没有药物可以解除肺动脉梗阻以缓解症状,出现充血性心力衰竭者给予常规抗心力衰竭治疗,如应用强心剂纠正严重低氧代谢性酸中毒等。

**2. 根治手术后**  通过外科肺动脉瓣切开术、经导管肺动脉球囊扩张术,减轻的狭窄可以缓解部分或全部梗阻,但发育不良的肺动脉瓣膜组织常会产生湍流,造成感染性心内膜炎的发病风险增加。故手术后出现发热的患儿应该做血培养,并在转运前或转运中静脉注射抗生素治疗。

### 八、室间隔完整的完全性大动脉转位

室间隔完整的完全性大动脉转位(complete transposition of the great arteries with intact ventricular septum,TGA/IVS)是少见的先天性心脏病,但却是新生儿期最常见的发绀型先天性心脏病,常危及新生儿生命。TGA 患儿出生后如卵圆孔和动脉导管闭合或不能维持足够的血流交通,则立即出现严重的低血氧、酸中毒、血流动力学失衡、威胁新生儿脑发育及生命。新生儿出生后,左、右心独立循环建立,左心作为"泵",心室心肌收缩能力应迅速加强,由于左心面对的后负荷来自肺动脉,随着出生后肺阻力的降低,后负荷明显下降,反而使左心心肌发生失用性退行性改变,为日后行动脉调转治疗术增加了风险。

**1. 未手术治疗**  常见进展性发绀,对纯氧治疗几乎没有反应。这类患儿需要 $PGE_1$ 治疗来维持动脉导管开放,增加肺血流灌注,进而增加左心房压力,使心房水平的左向右分流增加,提高体-肺循环的房水平混合,改善主动脉血氧饱和度,进而改善缺氧酸中毒,常用剂

量为 0.05μg（0.025~0.1μg）/（kg·min）。PGE$_1$ 对年长儿的治疗效果可能不好，必要时可行急诊心导管介入术将趋于闭合的卵圆孔拉开，以增加两大动脉血氧交换维持生命，为根治术创造机会。当合并室间隔缺损时，伴有肺循环过量的充血性心衰更为常见。患病严重的新生儿需要强心剂和利尿剂治疗。

**2. 姑息手术后**　如今很少做姑息手术。但许多年长的患儿在新生儿期已经进行了心房挡板手术（Mustard 和 senning 手术）。这种手术不纠正解剖上的动脉转位，只是将全身和肺的静脉血流回流到正常的循环。通过心房的 A 挡板使肺静脉回流通过三尖瓣（使血流通过右心室、主动脉，到达体循环）；体静脉回流通过二尖瓣（使血流通过左心室、肺动脉，到达肺循环）；随后结扎 PDA。最后的结果是使血流"正常"或者说在生理上没有任何水平的血流混合。但因为手术后右心室需要对抗体循环的阻力，逐渐会出现右心衰竭。通常，这一过程进展缓慢，伴有渐进的疲劳、运动不耐受和劳力性呼吸困难。有症状的患儿需要应用利尿剂和强心剂。也可发生由右心衰竭导致的室性心律失常。

**3. 根治手术后**　大动脉复位是最高级的修复。复位后潜在的问题包括：①扭曲冠状动脉后导致心肌缺血、梗死、功能障碍、心律失常。为了不造成潜在的心律失常和增加心肌耗氧量（在受损的冠脉灌注/氧输送的状态下），要谨慎使用强心剂。②肺动脉狭窄。③渐进性主动脉瓣关闭不全。主动脉狭窄和关闭不全发展缓慢但可能会不断进展，严重的可导致慢性心衰且需要抗心衰治疗。

## 九、永存动脉干

永存动脉干（persistent truncus arteriosus，PTA）来自于大动脉的发育停滞，表现为仅有一条大动脉起自心底，骑跨在左、右心室之上，并分出体循环、冠状动脉循环及肺循环分支，只有一组半月瓣，绝大多数都合并有室间隔缺损。

**1. 未手术治疗**　发自心室的动脉干同时供应体循环、肺循环和冠状循环的血液。新生儿出生后，肺血管阻力降低，肺循环血量显著增加，可达体循环血量的 3 倍，导致心脏负荷加重。心肌做功的增加，引起静息下氧耗增加和代谢储备降低，引起充血性心力衰竭（呼吸急促、水泡音、营养不良）。因为肺动脉血流量大，所以严重的发绀不常见。充血性心力衰竭应静脉滴注正性肌力药物和利尿剂治疗。

**2. 姑息手术后**　在非常罕见的情况下，行肺动脉环缩术以控制过度的肺血流。

**3. 根治手术后**　根治术多采用右心室和肺动脉之间植入肺动脉的同种异体管道以连接右心室到肺动脉，关闭室间隔缺损，根治术后可能出现的问题包括：

（1）导管狭窄：管道不是活组织，被化学和冷冻处理过，所以不随小儿的成长而变大，可能出现导管狭窄。狭窄随时间进行性发展，如果未及时检测，将会导致严重的右心衰。管道的阀门也将变得狭窄和因钙化而失去效果。如果存在明显的循环血流不足，将导致慢性心衰的发生。

（2）动脉干关闭不全或狭窄：动脉干的阀门在主动脉的左边，是一个先天异常阀（常为四叶），容易导致关闭不全，也可能发生狭窄，都可能导致左心衰。

## 十、法洛四联症

法洛四联症（tetralogy of Fallot，TOF）是最常见的发绀型先天性心脏病。病理特征包括：

室间隔缺损、主动脉骑跨、肺动脉狭窄（常为位于瓣膜上方、下方或瓣膜上的单个或多个梗阻）及右心室肥厚（由于室间隔缺损和肺动脉狭窄导致压力过高和容量过大而形成）。法洛五联症指除上述四种病理特征外，还包括第五种缺陷：房间隔缺损（见于15%的法洛四联症患儿）。

法洛四联症患儿由于肺血流量不足、血氧交换不足且出现心室水平右向左分流，出生后即会发生发绀，且呈进行性加重。

**1. 未手术治疗**

（1）粉红四联症：新生儿期常见，是在室间隔缺损伴有较轻的右室流出道阻塞的情况下出现的。最初由于血液沿阻力最小的路径流动（流向肺血管床），因此室间隔缺损处几乎没有右至左分流，此时，患儿如正常婴儿一样无发绀出现，可以称为"粉红帮"，但因为肺循环量增多，可能出现充血性心力衰竭。此时需要限制液体和利尿治疗。但必须谨慎使用正性肌力药物治疗，因为它可诱发漏斗部（肺动脉瓣下）肌肉痉挛，加重流出道梗阻。

（2）有或无"阵发性缺氧发作"的法洛四联症：随着时间的推移，TOF患儿漏斗部肌束肥厚加重，右室流出道阻塞也随之加重（数周到数月），通过室间隔缺损的右至左分流逐渐增多，由此导致患儿逐渐出现发绀。患儿可能在吃奶、哭闹、情绪激动、感染、贫血等诱因下，出现阵发性缺氧发作，表现为突发性严重发绀。这是由肺动脉瓣下肥厚的肌肉痉挛或收缩，导致肺动脉血流突然下降，通过室间隔缺损的右向左分流增多而引起的。收缩期杂音在阵发性缺氧发作期间会更加柔和，甚至可能消失，这是由于狭窄的右室流出道血流量很少，仅有小的湍流。

（3）阵发性缺氧发作的治疗：目的是缓解痉挛和增加全身血管阻力，使血流流向阻力更小的肺血管床。可将患儿的身体保持膝胸位，以增加体循环的阻力。药物干预包括：①吗啡，0.2mg/kg，皮下或肌内注射以缓解痉挛（同时可减轻伤害性刺激引起的痉挛、疼痛或哭闹）。②去氧肾上腺素，0.1~0.5mg/（kg·min）皮下或肌内注射，可收缩全身血管；快速静脉输液（10ml/kg，可重复一次），可增加体循环压力。患儿可在手术前口服普萘洛尔以防止肺动脉瓣下肥厚的肌肉发生痉挛，紧急治疗痉挛时可静脉滴注普萘洛尔，但要注意其可能会引起威胁生命的低血压。法洛四联症患儿出现发热要注意心内膜炎，应及时诊断并给予适当治疗；氧疗可导致肺血管收缩，增加肺循环阻力，应慎用。

**2. 姑息手术后** 在子宫内已存在肺血流严重阻塞的患儿可能会有发育不良的主、肺动脉分支。其在进行根治术之前，需要通过体-肺动脉分流术增加流入动脉系统的血液，刺激肺动脉的生长。两种常用的分流术包括：①改良布莱洛克-陶西格分流术，是从锁骨下动脉至肺动脉的人造管道；②中央分流，是从升主动脉到主肺动脉或肺动脉分支的人造管道。

姑息手术后可能出现下列三种情况：分流太大可导致肺充血，出现呼吸急促、双肺细湿啰音等症状；分流太小可限制肺动脉血流，导致持续性发绀；出现血液凝固而导致严重发绀。以上三种情况都可能需要紧急手术矫正，肺充血时可以应用利尿剂治疗。

**3. 根治手术后** 法洛四联症根治术的预后通常取决于右心室流出道梗阻的类型和严重程度。根治术后可能存在残余狭窄（瓣下、瓣膜或阀下）；可能发生渐进性肺功能不全及狭窄，导致右心室衰竭，这时需用利尿剂和强心剂治疗。对肺动脉瓣下梗阻的外科缓解术有右心室肌束切除术，有时还通过一个穿壁切口的合成补片来扩大右心室流出道。这些治疗使右心室心肌中形成瘢痕组织，成为未来心律失常的一个来源。狭窄和关闭不全可能限制右心室和诱发室性心动过速。常见的单个室性期前收缩或成对室性期前收缩不需要治疗，但伴有心衰的室性期前收缩应使用利多卡因治疗：负荷剂量为 1mg/kg，静脉推注超过 10 分钟，维持剂量为 20~50mg/（kg·min）。

## 十一、肺静脉异位引流

标准的肺静脉解剖包含四支静脉，左、右各两支，均引流入左心房。肺静脉异位引流（anomalous pulmonary venous connection, APVC）是指全部或部分肺静脉未能与左心房正常连接，而与体静脉或直接与右心房连接的先天性心血管畸形。肺静脉异位引流分为部分型肺静脉异位引流和完全型肺静脉异位引流，其中完全型肺静脉异位引流常可威胁新生儿生命。

**1. 未手术治疗** 新生儿出生后的病情发展取决于肺静脉异位引流的类型、右向左分流量的多少、肺静脉异位引流途径中是否存在梗阻、房间隔交通的大小、肺血管床的发育情况，以及是否合并其他心脏畸形或严重的心外畸形。

（1）部分型肺静脉异位引流：只有一支肺静脉异位引流且没有静脉阻塞的情况下通常没有症状，而多支肺静脉异位引流则可导致右心室和肺血管床容量负荷显著增加，其病理生理改变类似于房间隔缺损。部分型肺静脉异位引流罕见发绀，但患儿成年后可能出现乏力和呼吸困难的症状。完全右肺静脉异位引流可导致反复呼吸道感染，这是因为完全右肺静脉异位引流可使整个右肺出现实质性改变（右肺在胸片上可能压缩变小）。肺静脉狭窄出现于新生儿期，常伴有膈下连接，并可引起肺水肿及呼吸窘迫。

（2）完全型肺静脉异位引流：发绀程度取决于肺血管阻力和肺血流量。大部分完全型肺静脉异位引流患儿刚出生时没有明显症状，约 50% 的患儿在生后 1 个月内逐渐出现症状。典型的全肺静脉回流异常患儿其肺血流量比全身血流量多 3~4 倍以上，患儿发绀可能很轻微，全身氧饱和度在 80% 甚至 90% 以上。肺充血引起的右心衰竭大多发生在生后 6 个月内，在急性期需要强心剂与利尿剂治疗。

（3）完全型肺静脉异位引流伴阻塞：严重的肺静脉回流梗阻几乎见于所有完全型肺静脉异位引流心下型和约 50% 的心上型引流患儿。有梗阻的患儿通常在生后第 1 天表现出需要紧急手术干预的临床症状，包括严重的发绀伴呼吸窘迫。内科围手术期紧急治疗包括监测血气、生命体征，纠正低氧酸中毒，减轻肺淤血、肺动脉高压，稳定循环。利尿剂有利于减轻右心负荷，减轻肺淤血，改善肺循环。不要希望使用 PGE₁ 来改善血氧饱和度，因为通常血氧饱和度在心脏四个心腔和主动脉都是均衡的。但如果房缺太小或卵圆孔趋于闭合，血液不能通过心房水平到达心脏左侧，此时应用 PGE₁ 可维持 PDA 开放，使血流通过 PDA 进入主动脉而到达体循环，可改善临床状态。

**2. 根治手术后** 将肺静脉直接吻合到左心房可出现术后狭窄和肺静脉回流梗阻，胸片显示肺淤血，这需要外科手术解决。但如果伴有大量的肺静脉回流梗阻和肺水肿，临床上患儿会出现严重的呼吸窘迫和弥漫性肺水肿的 X 线表现（甚至出现白肺），此时应限制补液。

## 十二、室间隔缺损

1. **未手术治疗** 新生儿出生后数周内，中度或更大型的室间隔缺损（ventricular septal

defects，VSD）可能因为升高的肺血管阻力而不表现临床症状。当肺血管阻力下降和肺充血症状（营养不良、体重不增、呼吸急促、嗜睡）出现并进一步发展，提示肺血流量显著提高。急性期的新生儿需要强心剂与利尿剂治疗。患儿应禁食，轻度限制液体［（80~100ml/（kg·d）］直到心衰得以控制。因为后负荷减少，严重脏器功能衰竭时需要气管插管；当血流阻力下降，更多的血液流经主动脉瓣进入循环系统，而通过室间隔缺损进入肺床的血流减少。氨力农 5~15mg/（kg·min）静脉滴注，可以用来强心和扩血管。

**2. 姑息手术后**　VSD 姑息手术适用于不能耐受开胸心脏手术的早产儿，他们合并有其他更严重的心脏缺陷需要早期手术矫正，留待以后行 VSD 修补术。通过肺动脉环扎术使肺血流量减少。

**3. 根治手术后**　VSD 根治术是将一种人工合成的补丁，通常为聚四氟乙烯材料，缝补在右心室的隔膜表面。以前的手术方法包括右心室切开术，但会残留大量的瘢痕组织，可能会导致心室异位节律的形成，右束支传导阻滞是此种手术的常见并发症，表现为心悸、胸痛、晕厥，有频发室性期前收缩或室性心动过速的证据，应及时考虑静脉注射利多卡因。目前的手术方法是通过切开右心房使三尖瓣打开，聚四氟乙烯补丁缝合到位，关闭室间隔缺损。术后室性心动过速较罕见，右束支传导阻滞更少见。补丁材料至少要 6~12 个月才能和心脏达到完全融合。在此之前，如果存在菌血症可能需要重新应用聚四氟乙烯进行修补。VSD 根治术后 1 年内的儿童出现发热、慢病容貌，应在血培养结果出来前按心内膜炎治疗。

## 第三节　未确诊或可疑发绀型先天性心脏病新生儿的评估

　　新生儿发绀的确诊不仅依赖于观察者的经验和技能，在发绀的检测中，多种因素也发挥着重要的作用。发绀与血红蛋白饱和度降低的水平无关，而与还原血红蛋白的绝对浓度有关。临床主要关心的问题不是发绀或饱和度降低的程度，而是实际的血氧含量怎样。如果氧气含量低，可能无法满足组织的代谢需求。

　　新生儿常见手或足的末梢发绀。去氧血红蛋白超过 3g/dl 则出现末梢发绀，发绀与周围血管床的敏感性有关。寒冷的环境或皮肤温度降低会导致脉管系统受影响，造成血流缓慢，组织从血红蛋白中提取更多的氧气而导致去氧血红蛋白含量增多。新生儿末梢发绀的确切原因并不十分清楚。临床重要的是要将其与累及黏膜的中心性发绀区别开来。

### 一、以下类别的问题应提高警惕

#### （一）小儿中心性发绀的病因是心脏而不是呼吸道疾病

**1. 病史**　转运人员应该迅速评估患儿是否有先天性心脏病、出生缺陷综合征、早期死亡的家族史。围产史的评估包括风疹或柯萨奇病毒接触史、辐射暴露史、糖尿病或任何产科医生普遍关注的疾病史。生育史应该包括生产方法（剖宫产更容易发生暂时性呼吸急促）、产妇感染的危险因素（体温不稳或胎膜早破）、Apgar 评分（窒息的证据之一）。新生儿病史应该包括定时发作的呼吸困难或发绀、对患儿一般外观的描述，以及症状如何随着时间推移而改变（发病症状可能不仅与败血症的发展有关，还可能与自发的动脉导管关闭有关，尤其在体循环取决于动脉导管是否开放时）。

**2. 体格检查**

（1）一般情况：患儿有活力还是昏昏欲睡或无反应的、是中央性还是周围性发绀、是否存在差异性发绀、发绀下肢和粉红色上肢与右向左分流的流量有关，这些右向左分流或来源于重度肺动脉高压（常来源于肺疾病或持续胎儿循环，高肺血管阻力）、或来源于主动脉缩窄（降主动脉的流量取决于动脉导管开放程度）。发绀上肢、粉红色下肢高度提示肺动脉高压和先天性心脏病。这种类型的差异性发绀常与 TGA 和肺动脉高压相关（从 RV 到升主动脉头部和手臂的去氧血；从 LV 到降主动脉）。监测导管前后血氧饱和度可帮助确定是否存在轻度发绀。

（2）肺：要认真评估患儿的呼吸模式。肺部疾病通常会导致呼吸功增加，包括不同程度的鼻翼扇动、三凹征、呼吸呻吟等表现。持续呼吸急促更常见于呼吸系统疾病，但也可见于先天性心脏病。过度通气或潮气量增加更常见于心脏疾病。喘鸣最常见于气管软化，但也和血管环有关。

（3）脉搏：应常规触诊四肢脉搏。如四肢脉搏微弱则应及时触诊颈部脉搏。全身脉搏微弱可能与主动脉瓣狭窄及败血症有关。股动脉搏动减弱应怀疑主动脉缩窄。双上肢差异性脉搏提示动脉缩窄（右臂脉搏通常强于左臂脉搏，除非右锁骨下的降主动脉出现异常，在这种情况下，颈部脉搏将比四肢强，或者同样程度的减弱）。

（4）心率：新生儿心率的正常范围为 70~180 次 /min。心率 >230 次 /min 高度提示室上性心动过速，与其他先天性心脏病相比，这更常见于 Ebstein 畸形（三尖瓣，右至左分流的向下位移）。

（5）心脏：新生儿触诊震颤最常见于严重的半月瓣狭窄（AS 和 PS）。心室血流过多导致的震颤通常与引起过度肺血流的病变有关。

心音听诊包括以下特征：

1）$S_1$ 和 $S_2$：响亮而清脆的 $S_2$ 提示肺动脉高压；单 $S_2$ 提示仅含一个半月瓣（主动脉瓣闭锁、肺动脉瓣闭锁、永存动脉干）；广泛分裂的 $S_2$ 提示 ASD。

2）$S_3$ 或 $S_4$（奔马律）提示可能为 Ebstein 畸形；心源性休克患儿出现 $S_3$ 或 $S_4$ 与心室顺应性低下有关；单独出现的 $S_3$ 可能是一种正常的表现，除非其异常响亮。

3）非常响亮、尖锐的收缩期喷射性杂音与新生儿重度半月瓣狭窄有关；严重的肺动脉狭窄可能由于右向左分流而伴有发绀；严重的 AS 也会出现右向左分流产生的发绀，导管闭合后可能导致脉搏微弱和代谢性酸中毒。两种病变均为导管依赖性。

4）"正常"检测无杂音也许提示为单一的 $S_2$，如伴有明显发绀则符合 TGA。

5）出生时不存在收缩期杂音，但逐步出现并变响，提示可能为 VS（如肺血管阻力下降超过出生的第一天，RV 压力将下降，造成左、右心室压力更大，因此引起更大的湍流而产生杂音）。

**3. 实验室检查**

（1）胸部 X 线：提示心脏疾病的胸片表现包括：发绀伴肺野清晰；心脏肥大；心胸比 >0.55；明显或减少的肺血管标志物；孤立左位心（心尖向左，右邻胃泡，左邻肝），被认为有近 100% 的可能与复杂的先天性心脏缺陷有关。

（2）心电图：单一使用时往往价值不高。高度相关的结果包括左心室肥厚和三尖瓣闭锁引起的电轴左偏，RVH 和心内膜垫缺损引起的电轴左偏。

（3）血常规：用以排除贫血、红细胞增多症、白细胞增多等情况。

（4）低血糖可能是发绀的原因。慢性低血糖可伴有心脏扩大，心功能不全，右向左分流。静脉滴注葡萄糖是一个快速的临床检验方法。低血压和发绀的罕见并发症为肾上腺衰竭，也可见高钾血症、低钠血症。低钙血症常伴有 DiGeorge 综合征（圆锥动脉干畸形、法洛四联症、主动脉弓异常）。

（5）高氧试验：本试验可用于帮助识别低氧血症（局部动脉氧分压 <60mmHg）的病因。开始时在室内空气下测定动脉血氧分压，然后将吸入氧浓度增加至 100% 至少 5~10 分钟，第二次测定动脉血气。结果可分为四类：肺泡通气不足、通气 / 血流比值异常、右向左分流及从中分出的第四类疾病，即如果肺部疾病的证据不多，考虑可能为发绀型心脏病（表 8-1）。

表 8-1　发绀型先天性心脏病高氧试验

| 病因 | $PaO_2$（mmHg）<br>$FiO_2$ 21% | $PaCO_2$（mmHg）<br>$FiO_2$ 21% | $PaO_2$（mmHg）<br>$FiO_2$ 100% |
|---|---|---|---|
| 肺泡通气不足 | <60 | >50 | >300 |
| 通气 / 血流比例失调 | <60 | 35~45 | >300 |
| R-L 分流 | <60 | 35~45 | <200 |
| 考虑心源性 | <60 | 35~45 | <50 |

## （二）高氧试验注意事项

**1. 持续性胎儿循环**　肺血管阻力显著升高（特发性、继发性的肺表面活性物质缺乏，或败血症、呼吸系统疾病导致的弥漫性肺实质病变），以及可伴有心房和导管水平的右向左分流而导致的 RV 和 RA 压力明显升高。

**2. 全肺静脉回流异常**　全肺静脉回流异常伴有肺血流量显著增加，可能会表现出相应的高氧试验反应。但一般情况下，氧分压的范围是在 75~200mmHg。

**3. 高铁血红蛋白血症**　当患儿有淡紫色或灰色外貌时，应怀疑高铁血红蛋白血症。

## （三）判断发绀型先天性心脏病是否需要干预

对发绀新生儿何时干预的指南包括：

当高度怀疑为伴随导管分流的先天性心脏病时，应使用 PGE₁，通常起始剂量为 0.1μg/（kg·min）。动脉导管依赖性全身血流的病变包括：①左心发育不全综合征；②主动脉瓣狭窄；③重度主动脉缩窄；④主动脉弓离断。

导管相关性肺血流异常的常见病变，多是由右心流出道梗阻引起的，包括：①室间隔完整的三尖瓣闭锁；②室间隔完整的肺动脉闭锁；③肺动脉瓣狭窄。

虽然 TGA 是动脉导管依赖性病变，但 PGE$_1$ 的治疗效果取决于肺血管阻力（PVR）的状态；高 PVR（肺动脉高压）将导致进入全身血液循环的氧合血（主要是下肢）增多。患有 TGA 的重度发绀婴幼儿（PaO$_2$<30%，氧饱和度 <70%）合并动脉导管未闭需要紧急行心导管心房球囊房间隔造口术，这样，在心房水平混合血液更有效，可将更高的含氧血液输送至大脑组织。

输注 PGE$_1$ 也有一系列相关并发症。所有使用 PGE$_1$ 的转运患儿都应气管插管，以避免呼吸暂停发作和可能会危及生命的血氧饱和度进一步下降。在转运气管插管患儿时也可以给予镇静剂，从而减少可能由低氧血症导致的氧气需求增加。其他减少代谢需求的操作还包括提供一个适中的环境温度。

## 二、转运准备

通过电话联系转运医疗团队

**1. 输血** 使血细胞比容达到 40% 以上可以使运氧能力达到最大化。怀疑发绀或者非发绀型先天性心脏病患儿输血时要采用巨细胞病毒阴性、经辐射去白细胞的洗涤红细胞悬液。

**2. 提供一个中性温度环境** 用头罩（头部是热损失的最大源头）和襁褓以及带有热辐射源的人工抚育器减少热流失。同时，减少热损失也可降低代谢需求和耗氧量。

**3. 开放静脉注射通道和适当补液** 特别当注射 PGE$_1$ 时，应当开放更多的静脉通道。根据儿童的年龄和是否存在充血性心力衰竭，右旋葡萄糖酐液的注射量可以在 80~100ml/（kg·d）。

**4. 判断气管导管的位置** 在转运前通过胸部 X 线片来判断气管导管的位置，确保气管内插管的安全。

**5. 检查动脉血气分析** 确保在离开前氧合和通气是足够的。

**6. 呼吸机参数** 避免在发绀型先天性心脏病中使用超生理量的呼气末正压通气；在这种情况下过高的 PEEP 通常会减少肺血流量并减弱肺循环，导致进一步降低全身系统的氧饱和度。

## 三、术后并发症

**1. 心包切开术后综合征** 于心包切开术后 1 周内出现的心包积液、胸腔积液反应，偶尔也会出现肺实质无菌性炎症改变，症状以发热为主，还有血沉加快及白细胞增多等非特异性炎症表现。该症状也可能延迟到术后两周或者更长时间出现，病因尚不十分清楚，可能与自身抗体有关。

心包切开术后综合征在临床上的重要意义体现在可能出现大量心包积液造成心包压塞。如果心包积液量很大，心电图可出现弥漫性低电压 QRS 综合征；胸部 X 线显示心脏扩大和显著的心包积液，心脏扩大不一定就是充血性心力衰竭，心包积液也会出现心脏扩大，但两者的治疗方法存在较大差异。超声心动图对诊断心包积液简单易行、迅速、可靠。胸部 X 线检查也可证实是否有胸腔积液。

心包积液压迫导致血流动力学不稳定时应该立即行心包穿刺术。压迫的迹象表现包括颈静脉怒张、心动过速、脉弱及脉压变小、奇脉、面色苍白、呼吸急促、心音遥远，以及患儿出现易怒、无精打采等。在术后的发热患儿中，心内膜炎也应当纳入鉴别诊断中，并及时进行血培养和在转运前使用抗生素。

**2. 术后贫血** 术后贫血与红细胞通过人工心肺机的管道和灌注膜的机械损伤有关。血细胞比容下降可能见于术后 7~10 天。超出这一时期的的严重贫血可能与血管内机械性溶血有关，血细胞受到创伤甚至完全损伤，因为血细胞被迫通过人造补丁或者边缘很小的孔道，这种贫血可能比较严重且需要输血支持。

**3. 灌注综合征** 通常发生在使用体外循环术后 4~6 周，表现为发热、脾大、异型淋巴细胞，也可出现肝大、淋巴结增生和非特异性皮疹，病因可能与病毒或自身免疫相关。灌注综合征在临床上不会引起血流动力学改变，但需要与心内膜炎和心包切开术后综合征鉴别，它们均有特定的治疗和后遗症。

## 第四节　休　克

急性血流动力学不稳定是儿童疾病需要紧急转运的常见病情变化之一。休克是一种急性危及生命的疾病，主要特征为组织微循环灌流量不足进而引起组织供氧障碍。尽管病因多种多样，但是组织有效灌流量减少是多数休克发生的共同基础。在病因不是很明确时，我们往往根据经验进行治疗。

组织供氧决定于心排出量及动脉血氧含量。动脉血氧含量是血红蛋白结合的氧及游离氧的总和。心排出量受心率及每搏输出量的影响，而每搏输出量又依次决定于心脏前负荷、后负荷及心肌收缩力。因此，组织供氧受众多因素影响，休克时组织中氧供应降低到细胞可以耐受的临界水平以下，并发生代谢产物积聚，细胞结构和功能损害，最终导致脏器功能不全。上述因素中如果其中一种因素存在不足，临床上通过改变一种或更多其他因素有助于控制休克的发展，以及起到保护组织细胞的作用。

### 一、病因

临床上对休克常根据病理生理机制进行病因分类（尽管有些分类有所重叠，但对于指导诊治有较大意义）。

#### （一）低血容量性休克

因前负荷降低，导致心室充盈量减少，心输出量减少，产生低血容量性休克。出血、全血容量减少及细胞外液丢失，特别是胃肠道及尿液丢失，均可引起前负荷的降低。

**1. 失血性休克** 急性出血，无论是血管内还是血管外，均可引起休克。急性失血不仅能通过降低前负荷致心输出量减少引起输氧能力低下，还能降低血红蛋白水平。失血量达到全血容量的 15% 将引起组织血流灌注不足，出现心动过速、毛细血管再充盈时间延迟及意识障碍等表现。

**2. 非失血性休克**

#### （二）心源性休克

心源性休克概念广泛,包括复杂的机制,但最根本的原因在于心脏方面的问题。其发病可以由心脏本身引起,如因炎症引起的心肌收缩力减弱,也可以由心脏外在原因引起,如由胸部创伤导致的张力性气胸。

**1. 心肌收缩力减弱**　炎症、缺血、毒素均能损害心肌细胞,降低心肌收缩功能,进而引起休克。

**2. 心律失常**　明显异常的心率改变,包括心动过速或心动过缓均能引起心输出量减少。心动过速不能使心室充分充盈进而导致心输出量减少;心动过缓则不能及时提供充足的心输出量。

心动过缓与呼吸功能不全甚至呼吸衰竭有很大联系,但很少引起休克。完全性心脏传导阻滞急性发作,往往发生在先天心脏发育异常(特别是心室反向)、病毒性心肌炎、摄入毒性药物(如地高辛、普萘洛尔)等,可引起循环障碍。先天性完全性心脏传导阻滞有很强的耐受力,因其可通过心输出量的增加来代偿。

**3. 解剖异常**　左心室流出道的解剖异常往往发生在新生儿,其引起的休克具有独特意义。若患儿生后动脉导管关闭,易出现循环障碍。动脉导管的关闭往往是突然的,临床上患儿表现为突然出现喂养困难、肤色苍白、易激惹等。问诊时家属或能提供呼吸急促及喂养困难的病史。

体格检查在早期休克中具有诊断意义,但随着休克的进展其意义便不重要了。在主动脉缩窄及主动脉弓离断的患儿中,出现动脉导管关闭,则出现缩窄近端的脉搏增强而远端的脉搏减弱的表现。因此,近端的动脉血压出现异常升高而远端减低或者消失。右上肢的血液主要起源于缩窄近端主动脉,因此,右臂有正常的脉搏和血压。但随着休克的进一步进展,出现心衰表现,所有的脉搏都将减弱。

**4. 心脏外阻塞**　液体或血液集合在心包、空气集合在胸膜腔均能引起外源性左心室输出障碍。心包压塞的高危因素在于液体聚集的速度而不是液体量的多少。也就是说,即使低于20ml的液体量或者血液,如果迅速进入心包腔内就能引起心包压塞,而如果是缓慢进入心包腔内,即使液体量已有100ml也很少发生心包压塞。

心包压塞患儿往往有明显的胸部外伤史,但心包炎患儿的病毒感染症状和胸痛表现却不明显。当细菌感染时,心包压塞的症状往往被其他感染及感染性休克症状所掩盖。心包压塞患儿心脏体格检查时可发现心脏杂音、心动过速及颈静脉怒张。可有心包纤维摩擦感,特别是心包炎的患儿。但当心包积液量达到一定程度时,心包摩擦感则不存在。测量血压可显示脉压减小和奇脉。

张力性气胸发生在有胸部外伤史及需要呼吸囊辅助呼吸、呼吸机压力通气支持的患儿中。通常来说,张力性气胸患儿的血气分析往往提示循环灌注差。体格检查发现呼吸音异常,年长患儿中则存在颈静脉怒张。

### （三）分布异常性休克

分布异常性休克是因心输出量的分布异常引起微循环灌注障碍的,而不是因心输出量的减少。而事实上,很多分布异常性休克的患儿心输出量往往是正常甚至轻度增加的。血管性扩张是分布异常性休克的特征之一,主要表现为四肢肢端暖及脉搏波动大。血管性舒张作用是休克的病理生理机制之一,外周循环血管内血容量降低将导致前负荷减弱。分布异常性休克最常见的原因为脓毒血症,还包括全身过敏反应、药物摄入及脊柱贯穿伤。

1. **感染性休克**　儿科疾病中,伴或不伴休克的脓毒血症都是很常见的。5%~30% 的脓毒血症患儿将发展为感染性休克。新生儿及免疫缺陷患儿出现休克的概率很高。尽管也有先天性免疫缺陷存在,但绝大多数的患儿还是以获得性免疫缺陷为主。癌症患儿处于化疗期,或者存在器官、骨转移,又或者因各种原因使用大剂量的激素等处于免疫缺陷状态时,出现感染性休克的风险大大增高。此外,带有长期血管内置管等侵入性装置的患儿是高危风险人群,因为此类装置往往易引发感染。感染性休克具有分布异常性休克的许多表现,当然低血容量性休克及心源性休克也能同时存在。感染性休克是涉及多种因素引起血管活性物质的释放进而出现瀑布式的全身性炎症免疫反应。脓毒血症中炎症反应是通过感染病原微生物及其内毒素触发的。绝大多数的病原微生物为细菌,还包括病毒、真菌、立克次体、原生物及衣原体。这种全身性炎症反应在严重胰腺炎及其他重大疾病等非感染的情况下也可出现。细胞因子如肿瘤坏死因子及白细胞介素 1 常在脓毒血症中发挥重要作用。其他炎症因子,如白三烯、前列腺素及血栓素等花生四烯酸产物在瀑布式炎症反应中也扮演了重要角色。

感染性休克具有各种主要类型休克的特点,包括低血容量、心肌收缩力受损及血管明显扩张。微动脉、微静脉及毛细血管的血管紧张度丧失将导致外周循环血容量减少,进而引起回心血量减少。组织间隙的液体积蓄导致血管内血容量减少。微血栓、纤维蛋白原产物及细胞碎片积蓄在微循环中将引起微循环障碍,并阻碍了组织氧的释放及排出。尽管心输出量刚开始处于一个代偿期内,但随后很快进入失代偿期。维持心输出量不是靠增加每搏输出量而是通过保持心率正常来进行。当同时存在左、右心室功能受损时,心脏舒张期失代偿最先出现,随后出现心室功能减弱及心脏收缩功能失代偿。

2. **过敏性休克**　过敏性反应是由 IgE 最先介导的早期的全身系统性免疫应答,往往能引起分布异常性休克。临床上多见于蚊虫叮咬及药物使用(特别是青霉素)。随着组胺及白细胞介素 C4 和 D4 的释放,大部分血管处于舒张状态并出现低血压,并引起内皮损伤,导致毛细血管渗漏。临床上,这种患儿均伴随四肢肢端暖及脉搏波动大的低血压表现。

3. **其他因素**　大剂量的药物使用,特别是三环类抗抑郁药物及巴比妥类药物使用可引起分布异常性休克。这类患儿往往有低血压及血管舒张状态。大部分的血管 α- 受体被阻断进而出现血管舒张。同样,脊髓束的损伤也可以引起交感神经作用丧失从而引起大部分血管舒张进而引起休克,医学术语称之为脊髓性休克。如果同时伴有其他创伤时,这种情况将很难与同样引起血流动力不稳定的低血容量性休克区别开来。

## 二、症状与体征

研究表明,休克患儿在微循环障碍改善后机体有望恢复,同时可明确休克的病因。临床上四肢末端的检查有助于评估微循环不足的改变。外周脉搏减弱、毛细血管再充盈时间延长、发凉、肤色苍白均表明外周微循环差。最开始的意识改变是轻微的,例如在婴幼儿表现为易激惹或精神萎靡,而在年长患儿则表现为神志不清,进一步进展为精神错乱、嗜睡甚至昏迷。临床很难评估循环灌注不足在其他器官的表现,但实验室检验可提供一定的诊断依据。尿少或无尿是肾血流灌注不足的表现,在早期往往不明显,但随着休克的进一步进展将表现明显。

心输出量减少和组织循环不足的代偿期时,重要脏器的血流将重新分布。血液将重新分配至重要脏器,如脑、心、肾,而外周循环组织如皮肤、肌肉则减少。由此形成的血流再分配结果便导致循环灌注不足的出现。消化系统的血流灌注不足将引起胃排空延迟及肠梗阻的出现,临床表现为肠鸣音的减弱甚至消失及腹胀。

当心输出量一定时,心率增快是改善和保持心输出量的主要代偿机制。因此,在所有类型的休克中,心动过速有助于保持心输出量及外周循环稳定。在低血容量性休克患儿中,心动过速与心室舒张期充盈量前负荷的改善具有正相关性。同时,它反映心排出量需求的增加,但在其他类型的休克中,当心排出量持续需求增加时,心动过速将不能从根本上解决这问题。心动过速一般不处理,除非出现真正意义上的心律失常。

正常的动脉血压依年龄及体重不同而有所不同。如下所示为正常儿童收缩压的计算公式:收缩压 =80+[ 年龄(岁)×2 ]。新生儿尤其是早产儿血压根据出生体重和胎龄不同而异。低血压定义为收缩压的下降值超过同龄儿童中正常收缩压的20%。低血压往往出现在休克的失代偿期。在评估小儿严重休克指标时,动脉压不能作为唯一的参考指标。在其他类型休克中,处于严重休克期的血压也可以是正常的。在分布性休克患儿中,因血管内皮α受体对刺激反应缺失而引起明显的血管舒张,有可能发展成为低血压。

体格检查有助于休克病因的明确(表 8-2)。

表 8-2　特定类型休克的典型体征

| 病因 | 症状与体征 |
| --- | --- |
| 创伤 | 明显出血点、广泛挫伤、头颅血肿、成角骨折 |
| 脱水 | 前囟凹陷(如未闭合)、皮肤及黏膜干燥、无泪 |
| 第三间隙 | 腹胀、腹软 |
| 心肌收缩力减弱 | 舒张期奔马律、二尖瓣关闭不全引起全收缩期杂音 |
| 心脏结构异常 | 脉率及血压的差异、杂音 |
| 脓毒血症性休克 | 感染的证据:脑膜炎 – 颈项僵直、前囟饱满;<br>肺炎 – 肺部体格检查异常<br>皮肤感染 – 大疱、红疹<br>开放性创伤 |
| 过敏 | 荨麻疹、颜面部血管性水肿 |
| 脊柱创伤 | 颈痛、低位感觉及自主调节功能丧失 |
| 心包压塞 | 心音低钝、颈静脉怒张、脉压减小伴奇脉 |

### 三、实验室检查

休克患儿完善实验室及影像学检查有助于评估预后及指导治疗方案。动脉血气分析在血流动力学不稳定患儿中具有诊断意义。用动脉血 $PO_2$ 来评估血氧不足有助于排除肺部病理性改变导致的肺血管灌注不足。改善血氧是改善组织供氧障碍的关键环节之一。pH 和 $PCO_2$ 不仅可用来评估机体内代谢性酸中毒的存在及严重程度,还可用来评价判断微循环灌注不足及通过通气来改善酸中毒的代偿能力。在代谢性酸中毒中出现 $CO_2$ 潴留提示预后不良,因为这意味着患儿没有足够的能力去充分通气而出现进行性呼吸困难表现。

全血细胞分析包括白细胞计数、血红蛋白及血细胞比容、血小板计数。白细胞水平增高对于目前存在感染及应激的判断具有非特异性意义。白细胞水平偏低同样意味着存在感染。血细胞比容用来评估血液携氧的能力。尽管暂时性的失血并不能导致休克,根据血细胞比容水平输血治疗还是很重要的。血小板低是弥散性血管内凝血的非典型表现,是由于循环灌注不足及血管活性物质分泌导致组织损伤促发凝血系统,进而导致感染性休克的发生。DIC 的其他实验室评估指标还有凝血酶原时间、部分活化凝血酶原时间、纤维蛋白降解产物及纤维蛋白原水平。血涂片有助于发现各种受损的红细胞,如盔甲红细胞。

休克时血液生化检验往往异常,特别是存在血管外液或第三间隙大量液体丧失时。因脓毒血症引起的毛细血管渗漏综合征患儿会出现典型的低钙血症。无论是在休克的起始阶段还是已经灌注不足时,测定肝酶及胆红素对肝功能损害都有评估意义。在可疑败血症中,特别是病原体不明的患儿中行血液、尿液及脑脊液的培养是不可或缺的。脑脊液检查必须在血流动力学稳定的情况下做,因为行腰椎穿刺术时的体位将引起血流不稳定及呼吸系统症状的出现。

影像学同样是必需的。胸片有利于判断有无因心源性休克导致的心脏肥大、肺部感染进展情况及各种原因引起的肺水肿改变,还能反映是否存在张力性气胸。在创伤的患儿中还可应用 CT 和其他影像学检查。如有可疑心脏因素,完善超声心动图检查对诊断是非常有必要的。器质性心脏病、心包积液,甚至心脏压塞、左心功能减弱均可在超声中显示出来。

### 四、监护

#### (一)非侵入性监测仪

非侵入性监测仪能够连续监测以评估生命体征状态。在使用快速的液体静推及血管收缩药物等各种治疗后,必须重新评估患儿的循环灌注。其中关键的一环是根据心电监护仪的信息来评估。

非侵入性监测方法适用于多种转运方式,途中的颠簸将影响一些方法的使用,特别是血压的测定。因此,需要携带常规血压计对病情不稳定的患儿进行血压监测。

#### (二)侵入性监测仪

侵入性监测仪可以是简单的,如导尿管;也可以是复杂的,如肺动脉置管。很多需要紧急转运的患儿生命体征不稳定且没时间行穿刺置管术。但在将已置管的患儿转运至更好的医疗环境中时,转运人员必须熟悉此类设备。

穿刺置管是为了持续的血压监测以及能快速取得标本来做血气分析。所有血流动力学不稳定的休克患儿均需要进行动脉导管入术。选择的穿刺点必须是径直的血管,如足背动脉、胫骨动脉及股动脉。这些动脉具有很好的血管并行性、易操作性等优点。血管穿刺应经皮穿刺及在可视化监测下进行。导管放置术可能出现并发症,包括穿刺局部出血、导管离断、导管穿刺部位末端循环灌注不良。在移动患儿或患儿烦躁不安等情况下,必须保护好此类装置以避免造成导管的脱落。必须经常评估插管部位的末梢灌注。

中心静脉置管的原因很多,包括监测作为前负荷指标的中心静脉压、建立静脉通道以输注血管活性药物及血管内液体复苏等。经皮或者直接的可视技术常用于置管中。股静脉常被选择作为该置管的穿刺血管,因其操作简单很少出现并发症。锁骨下静脉及颈内静脉也是常用血管,但操作过程中容易出现气胸或肺损伤。其他可在直视下置管的静脉包括贵要静脉、腋静脉及大隐静脉。

中心静脉置管的尖端应放置在胸腔内以正确读取中心静脉压。在没有腹胀的情况下,下腔静脉置管能较为准确地测定中心静脉压。中心静脉穿刺常见的并发症是感染,感染部位常为置管部位或者导管本身。这种并发症往往发生于长时间留置导管后,一般并不严重。为了避免后期感染,置管部位必须严格消毒,成功置管后导管应该以封闭的无菌套加以保护。置管过程中严格的无菌操作(包括无菌口罩、隔离衣及无菌手套)及对导管采取有效消毒都有助于降低后期感染的风险。

在紧急转运前不必常规置入肺动脉漂浮导管(PAC),但对于已置好的导管也不必拔出。转运已置入 PAC 的患儿时,要持续监测肺动脉压测定装置及中心静脉压测定装置,以保证顺利监测肺动脉压及中心静脉压。该导管同样需要无菌套保护以避免感染。若导管嵌入肺毛细血管楔压位置,可增加肺栓塞的风险;若进入心脏内可能导致心律失常(如滑入右心室可引起室性心律失常,包括室性期前收缩和室性心动过速),因此,需用心电图来持续监测。在需要更换或不能很好地通过漂浮球漂浮在肺动脉内时,可撤离该装置。

监测血流不稳定患儿的尿量需要留置导尿管。在没有合并肾小球或肾小管损伤的情况下,尿量是体现肾脏血流灌注及心输出量的一个良好指标。

休克患儿肠道缺血时,胃排空延迟及肠梗阻等均易导致腹胀明显,腹胀能够引起呼吸困难、回心血量减少及不适感,经鼻胃管的放置能有效地预防腹胀,还能测定胃酸的 pH 及胃液的分泌量。

## 五、治疗

休克的治疗原则包括提高向组织输送氧气的能力及治疗休克的潜在病因。后者通常是根据经验进行治疗,除非已明确病因。氧气输送的最大化主要依赖综合优化心输出量、动脉氧合及血红蛋白浓度。

### (一)气道开放及人工通气

对病情不稳定的患儿首先要保证气道开放及充分通气。在气道开放及充分通气的情况下,还需给患儿吸氧使血液中的氧合最优化。在复苏开始时,需要调节吸入氧浓度($FiO_2$),尽量使患儿血氧饱和度保持在 100%。在患儿病情稳定后,下调 $FiO_2$ 以预防氧中毒。在各种严重的休克中,需要考虑使用机械通气以提高患儿氧的利用率。插管时注意避免药物引起的血流动力学变化。

## （二）液体复苏

无论何种类型的休克,稳定休克的最佳方案都是保持心室充盈或前负荷稳定。

1. **液体量** 先用盐溶液(生理盐水或者林格乳酸溶液)进行扩容,改善休克,所输入的液体必须为等张液。输注右旋糖酐溶液能够避免容量张力过高及高血糖症。推荐的液体量为20ml/kg,能快速扩散至静脉中;若无法建立静脉通路,可行骨内穿刺给药。20ml/kg的剂量能有效稳定血流。在创伤性患儿中,液体复苏的总量及类型依据休克的严重程度及失血量(表8-3)决定。心衰患儿建议输液速度要慢至5~10ml/kg,而分布异常性休克则需达100ml/kg的液量来保持血流稳定。其他可用来扩容的液体包括胶体液,如5%的人血白蛋白、血浆蛋白浓缩液及新鲜冰冻血浆。新鲜冰冻血浆在开始的液体复苏中使用是不切实际的,因为其还需解冻,否则就不能很好被利用。在扩容过程中,严格限液的应是胶体溶液而不是晶体溶液。

表8-3 患者输液量

| 评估血液丢失量(%) | 初步输液量 | 总输液量 |
| --- | --- | --- |
| 15~25 | 20ml/kg NS 或 RL | 有所改善,NS 或 RL 以液速 5ml/(kg·h)持续数小时 |
| | 如无效,重复给予 20ml/kg NS 或 RL | 病情稳定后,下调液速至正常范围内 |
| 25~40 | 40ml/kg NS 或 RL | 有所改善,NS 或 RL 以液速 5ml/(kg·h)持续数小时 |
| | 如无效,重复给予 20~40ml/kg NS 或 RL,或者输红细胞液速 10~20ml/kg 或手术 | 病情稳定后,下调液速至正常范围内 |
| >40 | 输注红细胞或全血 静推 NS 或 RL 手术 | 根据临床表现及血细胞比容考虑输血 血浆支持治疗 |

注:NS-生理盐水;RL-林格乳酸溶液

2. **输血** 在各种休克状态中,血红蛋白浓度的优化有助于保持有效携氧能力。输注红细胞将血红蛋白水平提高至130~160g/L能最大限度地提高血氧携带能力。输血过多容易导致外周血管阻力增高进而出现红细胞增多症,影响氧运输,因此要避免过度输血。

3. **液体维持** 在液体复苏中需要考虑的其他液体包括电解质液及葡萄糖。在晶体溶液扩容后,需要提供具有张力的含有钠离子、钙离子的葡萄糖液。在脱水的患儿中,需要计算丢失的含钠液来补液治疗。依据脱水的类型,补液时间应超过24~48小时。顽固性低钙血症的患儿应持续补钙治疗。严重失血及毛细血管渗漏综合征的患儿均需要补钙治疗。毛细血管渗漏综合征常合并严重低钙血症,其原因在于钙丢失及白蛋白从血管中渗出造成的白蛋白的丢失。见尿补钾,否则易出现高钾血症及心律失常。休克的患儿常出现应激性高血糖症,而在小患儿中则容易出现低血糖症。因此,要密切监测血糖并适当补充葡萄糖。除非出现低血糖症,一般情况下葡萄糖浓度均为 5%。

**4. 酸中毒的处理** 代谢性酸中毒的存在与组织缺氧引起无氧酵解、乳酸堆积有关。如果是轻度酸中毒,患儿能够代偿并通过增加通气来保持稳定的动脉 pH。同时,液体复苏有助于缓解轻度酸中毒。如果酸中毒严重,用缓冲液治疗以保持动脉血的 pH 在正常范围内。代谢性酸中毒本身可以减弱心脏功能,降低心肌收缩力。

碳酸氢钠或三(羟甲基)氨基甲烷(THAM)可提供额外的缓冲能力。如果患儿通气充分,首选药物是碳酸氢钠。可以 1mEq/kg 经验性给药。剂量可以基于碱剩余来计算,如下:$NaHCO_3$ 量(mEq)=0.3 × 体重(kg)× 碱剩余。碳酸氢钠过量引起的并发症包括高渗透血症、高钠血症及代谢性碱中毒。

在呼吸代偿未起效时,THAM 具有缓冲能力。因此,它在组织灌注不足、存在肺部并发症的患儿中有重要作用。但有效的缓冲需要更多的液体量来实现,这就限制了其在儿科领域的应用,剂量公式为:THAM(mEq)=0.25 × 体重(kg)× 碱剩余。THAM 用药过量同样会引起高渗透血症、代谢性碱中毒等并发症。

## (三)血管活性药物

短效的血管活性药物能有效增强心肌收缩力和提高血压,尤其是在心源性休克及分布性休克的血流不稳定患儿中(表 8-4)。对扩容无效的低血容量性休克患儿,需考虑用强心药物支持治疗。这些药物绝大多数为儿茶酚胺类,通过作用于组织中的 α、$β_1$、$β_2$ 及多巴胺受体起不同程度的作用。其他经典用药为米力农及氨力农。

表 8-4 强心剂及升压药

| 药物 | 剂量 | 作用 | 不良反应 |
|---|---|---|---|
| 多巴胺 | 2.0~5.0μg/(kg·min) | 结合多巴胺受体,肾脏及肠黏膜血管舒张 | 心动过速、心律失常 |
| | 5.0~10.0μg/(kg·min) | $β_1$ 受体改善心肌收缩力、心率轻度增快 | |
| | 10.0~20μg/(kg·min) | $β_1$ 受体 +$β_1$ 受体 +α 受体 | |
| | >20μg/(kg·min) | α 受体作用占优势,收缩血管 | |
| 多巴酚丁胺 | 2.0~20μg/(kg·min) | $β_1$ 受体作用占优势—改善心肌收缩力、心率轻度增快、轻微舒张血管 | 更高剂量时出现心动过速、心律失常 |
| 肾上腺素 | 0.05~1.0μg/(kg·min) | $β_1$ 受体 +$β_2$ 受体,更高剂量时 α 受体起作用 | 心律失常、小剂量时即可引起心动过速、高血糖、酮中毒、心肌需氧量增加 |
| 去甲肾上腺素 | 0.5~1.0μg/(kg·min) | α 受体作用占优势,显著收缩血管、增强心肌收缩力 | 四肢末梢、肾脏、肝脏或其他器官的血流灌注减少 |
| 米力农 | 负荷量 0.5~1.0μg/kg 随后液速 0.25~1.0μg/(kg·min)维持 | 强心、全身血管收缩 | 血小板减少症 |

1. **多巴胺**  根据剂量的不同,多巴胺能够刺激多巴胺受体、α及β受体,进而产生不同的药理作用。在小剂量,如 2~5μg/(kg·min),多巴胺效应占优势,能够改善肾脏及肠黏膜血流量。在 5~10μg/(kg·min)的中等剂量的多巴胺,β受体效应起作用,表现为心肌收缩力增强。同时该剂量也能增加心率,但心率增加在更高剂量中将更明显。高剂量中,α受体效应开始明显,超过 20μg/(kg·min)将更占优势。尽管仍能保持强心作用,但无论临床表现还是外周血管阻力测定中均显示其血管收缩作用更明显。开始的剂量应根据需求及血流动力学水平来决定。如需改善肾血流灌注增加尿量,推荐开始剂量为 2μg/(kg·min)。对于循环灌注差及低血压,开始剂量应为 5~10μg/(kg·min)。多巴胺的半衰期短,通过简单的调节输液速度就能迅速地改变多巴胺的效应。

2. **多巴酚丁胺**  相对于多巴胺来说,多巴酚丁胺主要作用于心脏的β₁受体。其主要作用是增强心肌收缩力,对心率及外周血管舒张作用不大。心源性休克及心肌收缩力弱时首选多巴酚丁胺。对于因分布异常性休克或者低血容量性休克引起的低血压,多巴胺作用不大。在分布异常性休克,特别是感染性休克、心肌收缩力差时,多巴酚丁胺效果较好。开始使用剂量为 5μg/(kg·min),根据疗效调整剂量。

3. **肾上腺素**  肾上腺素是肾上腺髓质合成分泌的内源性激素。在危重患儿中,它的血药浓度波动范围较大。小剂量时,它能激活β₁受体,增强心肌收缩力,同时增快心率,有导致心律失常的风险;在高剂量时,它能激活β₂受体,引起全身血管收缩。如继续加量,α受体激活,其全身血管收缩能力更明显,外周血管阻力增加。其他临床表现有高血糖症、酮症酸中毒、低磷酸血症、低钾血症。在严重休克和因败血症或心衰引起持续低血压时,可以持续使用肾上腺素。肾上腺素是全身过敏反应的首选药物,还可以应用于心脏停搏后引起的低血压。

4. **去甲肾上腺素**  去甲肾上腺素主要作用于α和β受体,通过提高血管收缩力增加外周血管阻力(SVR)。而 SVR 增加可提高后负荷,从而提高冠状动脉灌注能力。正常成人用去甲肾上腺素可减少血液流向肝脏、肾及内脏的灌注。临床表明,对于因 SVR 降低而有低血压的分布性休克时,用此药最为有效。败血症休克患儿在经过血管内容量复苏,且用多巴酚丁胺和肾上腺素都不能改善休克时,应使用去甲肾上腺素。用药量过多或有脊椎创伤而失去α受体的患儿,用去甲肾上腺素效果显著。该药开始剂量为 0.05μg/(kg·min),后续调整到最高 1μg/(kg·min)。

5. **米力农和氨力农**  从药理学的角度来看,米力农和氨力农不同于此前讨论的儿茶酚胺药物。这两种药产生的正性肌力作用是由于其对心脏的磷酸二酯酶(PDE-Ⅲ)起抑制作用。这种对酶的抑制作用会增加细胞内的环腺苷酸(CAMP)及加强细胞内钙的释放。这两种药物也会对血管平滑肌中的 PDE-Ⅲ 产生抑制作用,导致血管舒张。临床表明这两种药物在心力衰竭和因心功能紊乱造成休克的情况下是比较有效的。对于败血症产生的休克,同时使用甲氰吡酮和儿茶酚胺及足够的容量复苏后,能够提高患儿的心输出量。

作为血管活性药物,氨力农的半衰期相对较长且在肝脏中代谢,会导致血小板过低。米力农的半衰期较短,很少会导致血小板过低。两种药物均需先给负荷量以达到快速起效,然后再以维持量连续给药。由于两种药物均会导致血管舒张,若没有给予患儿足够的容量复苏,则产生低血压的风险较大。对于成年人,氨力农的推荐负荷量为 0.75mg/kg,随后维持为 5~10μg/(kg·min)。在一份关于婴幼儿的研究报道中,氨力农的负荷量较高,为

3~4mg/kg。米力农在婴幼儿中的负荷量为 50μg/kg，维持速度为 0.5μg/（kg·min）。

### （四）特殊治疗

**1. 抗生素** 抗生素的使用常是经验性用药。确诊细菌感染为休克病因往往需要花较长时间，因为培养结果要数天后才能得到。对于败血症造成的休克需要立即应用抗生素，而非等到培养结果出来。在患儿病情稳定后，且培养结果显示患儿无细菌感染，可以停止使用抗生素。或者不管培养结果是否阳性，通过临床判断认为细菌感染是诱因，通常医生会根据经验继续对患儿使用抗生素，直至满一个疗程。

**2. 前列腺素 $E_1$** 若患儿左心房流出道有梗阻，则需要注射前列腺素 $E_1$（$PGE_1$）来维持动脉导管（DA）的开放。患儿若左心房堵塞，动脉导管关闭，情况将极不稳定。药物要用至导管重新开放、血液可以分流为止。对于病情严重的患儿，初始剂量为 0.1μg/（kg·min）。一般情况下，如果 DA 是开放的，且想保持其开放的状态，可以采用小剂量。$PGE_1$ 的副作用包括周期性呼吸和呼吸暂停，以及由于血管舒张造成的低血压和过敏性低血压。对于这些患儿，保持有效通气是非常重要的，因为重度休克和 $PGE_1$ 的剂量可以逆转血管舒张造成的低血压。对于不足 2 周的新生儿，应根据经验使用 $PGE_1$ 以治疗不明病因（大部分是因为败血症或左心房堵塞）造成的休克，直到超声结果反映出患儿无心脏问题。

**3. 血管扩张剂** 对于心肌收缩力减弱的患儿，代偿性增加的体循环血管阻力可以使心输出量进一步恶化。因此，合理地使用血管扩张剂来调整血管阻力往往是明智的选择，但应注意，只能在开始使用强心药以及血压稳定后才能使用。另外，必须在前负荷达到最佳时才能使用血管扩张剂。在血压充分稳定前使用这些药物可造成严重的低血压。动脉穿刺，最好是中心静脉监控应该到位。可选用硝普钠作为血管扩张剂的初始药物，它可同时作用于动脉及静脉，降低血管阻力及前负荷，初始剂量为 0.5μg/（kg·min），增加至 10μg/（kg·min）。有报道使用该药物后，检测到在人体内堆积有氰化物的有毒降解物，特别是在组织功能紊乱及用药剂量超过 10mg/kg 的患儿体内。其他血管扩张剂有酚妥拉明、硝酸甘油、卡托普利及其他血管紧张素转换酶抑制剂。

**4. 抗组胺剂** 过敏性休克患儿除了使用肾上腺素和扩容来保持心脏输出外，还需要结合抗组胺剂和抗炎症的疗法。静脉注射苯海拉明 1~2mg/kg，如有需要，每 4~6 小时再次注射。另外，还需要使用皮质激素，静脉注射地塞米松 0.25~0.5mg/kg，或静脉注射甲泼尼龙 1~2mg/kg，特别是在患儿合并气道水肿或支气管痉挛的情况下。如有必要，除了注射肾上腺素缓解支气管痉挛外，可以酌情使用 β 受体激动剂扩张支气管，但该治疗一直存在争议。

## 第五节　心律失常

转运医疗组应该着重管理可能导致血流动力学不稳定的心律失常。该小组必须配备可以打印 ECG 的心电图机，所有心律失常应记录并保存好，然后由儿科心脏病专家评估。需要详尽记录终止心律失常的各项措施，如兴奋迷走神经反射或注入抗心律失常药物如腺苷等（心律失常的开始和终止的图形对于明确心律失常的诊断及治疗是最重要的）。

一般来说，单一导联监控选择 II 导联最合适，因为在窦性节律时它有很容易辨认的直立的 P 波。

常见的心律失常都会呈现在心电图纸上。出现以下任何情况都预示着需要进行医疗干预：血流动力学不稳定、脉细弱、灌注不足、低血压，以及年龄稍长患儿的定向障碍及胸痛（心悸本身并不意味着要进行干预）。

## 一、游走性房性起搏

游走性房性起搏是心房中不同节律位点的起搏导致 P 波形态差异，是一种良性的表现，并不代表出现了进行性窦房结或房室结传导阻滞。

## 二、期前收缩

期前收缩是新生儿最常见的心律失常，其中以房性期前收缩（premature atrial beat，PAB）最多见，其次为房室连接处及室性期前收缩（premature ventricular beat，PVB）。

**1. 房性期前收缩**　一般来说，PAB 是一个，良性的心律失常。有时它与室上性心动过速（SVT）有关，但房性期前收缩一般不会发展成室上性心动过速，除非存在潜在解剖旁路。PAB 可能与其他心律失常一样频繁出现，但不会引起血流动力学紊乱，除非机体本身存在其他的心血管问题。PAB 是在窦性节律发出前出现房性异位节律点的兴奋，其 P′ 波提前出现，形态不同于窦性 P 波，P′–R 间期 >0.10 秒，P′ 波后通常继以正常的 QRS 波，有时可不继以QRS 波（称为未下传型房性期前收缩），或者继以畸形的 QRS 波（称为房性期前收缩伴心室内差异性传导），期前收缩代偿间歇不完全。

**2. 室性期前收缩**　PVB 通常可以与 PAB 或伴心室内差异性传导的 PAB 相区分，因为其不仅过早出现宽大 QRS 波群，且无 P 波出现，并伴有 ST–T 的异常改变。通常认为 PVB能够产生"完全代偿间歇"，即期前收缩前后的两个 RR 间隔之和与两个基本 RR 间隔的总和是相等的。但要注意的是，PVB 还可以出现不完全代偿间歇。

单独出现的 PVB 如同 PAB 一样，可以每隔一次窦性心搏出现一次，这种规律的活动也叫作二联律。二联律并不代表着室性心律失常或心动过速的进行性发展。每三次窦性心脏搏动出现一次 PVB，被称为三联律。两个连续的 PVB 称为成对室性期前收缩。成对室性期前收缩通常并不能预测即将发生室性心动过速，但转运后仍需动态心电监测进行进一步的评估。

## 三、心动过缓

新生儿心动过缓的生理基础与窦房结或房室结功能不全有关。常见病理因素包括：感染、呼吸暂停、胎儿宫内窘迫、低体温、颅内压升高、某些药物、病毒性心肌炎、窦房结先天和后天性疾病等。婴幼儿，尤其是新生儿，发生心动过缓的一个主要病因就是低氧血症，应检查是否存在上呼吸道阻塞。如果肺通气不足是低氧血症的病因，就需要行气管插管术予以纠正。代谢紊乱也可能导致有症状的房室传导阻滞或窦房结功能障碍。

症状性心动过缓药物治疗的目的在于改善严重心动过缓时的自主神经功能，常用药包括阿托品[10~40μg/（kg·min）]、肾上腺素[0.1~1.0μg/（kg·min）]或异丙肾上腺素

[ 0.05~0.5μg/（kg·min）]。

对于药物治疗效果不佳的严重心动过缓患儿可考虑采用临时起搏器。经皮/经胸起搏可能是最有效的起搏方式,通过安装一个除颤器/监视器装置而更有效地指导患儿的转运。此外,经静脉右心室起搏、经食管超声心电图起搏也可以考虑使用。

## 四、心动过速

### （一）房性心动过速

房性心动过速是起源于窦房结之外的心房位点的心动过速,以 P 波后出现窄 QRS 波为特征,且 P 波在 II 导联上的方向可能不是向上或者可能形态异常（宽或窄）。这种心律失常的危险不仅在于由心动过速引起的血流动力学改变,还在于长期心动过速（常是多小时或多天）导致的心肌功能紊乱。长时间的心动过速可能导致扩张性心肌病,并出现心衰的征象（如肺淤血和外周水肿）。心动过速和心肌功能紊乱的治疗方法基本相同,就是终止心动过速。典型的异位性房性心动过速对 β 受体拮抗剂的治疗反应良好。较好的一线药物是艾司洛尔,按照 25~200μg/（kg·min）的剂量滴注。也可以使用地高辛,好处在于能够增强心肌收缩力,而不是控制心动过速。应当避免使用强心药和刺激剂,因为它们可能加剧心动过速。

### （二）室上性心动过速

在患儿,尤其 4 月龄以下的婴儿,室上性心动过速最常见的症状表现包括喂养困难、哭闹、呼吸急促和面色苍白、尿量减少甚至休克,发作时间超过 24 小时易发生心力衰竭。心率通常 >220 次/min,但年长儿和青少年心率通常不超过 160 次/min。典型的心电图特征为窄 QRS 波的心动过速,QRS 波跟随着一个不易识别的 P 波后出现（还可能发现紧跟着 S 波后出现的逆行 P 波）。

对婴幼儿室上性心动过速可以尝试采用迷走神经刺激法中断,但往往不易成功;最有效的迷走神经刺激法通常是潜水反射,如突然用一个塑料袋装满冰水并覆盖患儿整张脸（较多的冰效果更好）。

### （三）血流动力学不稳定的室上性心动过速的治疗

对血流动力学不稳定的室上性心动过速的治疗关键在于直流电复律,但要注意其可能导致 T 波下降,后者与心室纤维颤动息息相关。直流电复律初始剂量是 1J/kg 同步复律;如果治疗不成功,继续给予 2J/kg 的同步复律治疗。对清醒患儿不应该使用经胸廓的复律法。直流电复律在使用前应保证患儿充分的镇静和镇痛。通常联用咪达唑仑 0.1mg/kg 静脉注射、芬太尼 1~2mg/kg 静脉注射。如果出现严重的血流动力学改变,可以考虑暂不镇静。意识半清醒患儿在进行电复律后应当立刻给予中枢神经性镇静剂。电复律成功后,可以给予地高辛静脉注射以防止复发,存在预激综合征并提示为变异型者则不能应用地高辛。

### （四）血流动力学稳定的室上性心动过速的治疗

1. **腺苷** 50~300μg/kg,最大静脉注射总剂量为 6mg,可阻断房室结的传导,有效地终止折返环路。腺苷的半衰期小于 10 秒,必须快速推注,并尽可能通过大静脉推注(中心静脉输液不是必要的,但肱静脉优先于足部或手部静脉)。在用药时需要记录连续心电图,可能会出现较多二联律(无 QRS 波)。初始复苏后节律可能是一个多样的节律。窦性节律通常为几秒至几分钟;如果心动过速得以即刻恢复,可以观察到一个心动周期的"缺失";1:1 传导的心房扑动可能会出现室上性心动过速(颤动出现在 T 波),但是腺苷不会终止颤动,只是终止房室传导(无 QRS 波)。因此,心动周期的缺失可能由颤动波引起。

腺苷的副作用较为少见,包括面色潮红、胸部不适,偶有心房纤颤、室颤发生,少数患儿可出现支气管痉挛和心搏骤停(心电图呈一直线)。氨茶碱是腺苷的竞争性抑制剂,若出现心搏骤停可以使用 0.5~1mg/kg 剂量的氨茶碱进行治疗。窦房结功能障碍、严重的呼吸道反应疾病和心脏移植患儿应慎用腺苷。

2. **地高辛** 因可能导致室颤,故地高辛在电复律前不作为优先选择。洋地黄疗法的剂量是按照年龄和体重制订的。不同年龄的地高辛剂量见表 8-5。初始治疗剂量是总治疗剂量的 1/2,两次后续治疗剂量(每次分别为总剂量的 1/4)在初始治疗后的 8 和 16 小时进行。地高辛不是终止室上性心动过速的一线治疗药物,因为它在预激综合征的室上速患儿是禁忌证。因为地高辛阻滞房室结的传导,在变异型预激综合征中可能加速 Kent 束的传导活动,如果患儿发生房性心动过速或心房颤动,所有的脉冲可能通过 Kent 束进行传递。

表 8-5　不同年龄患儿地高辛的口服剂量表

| 年龄 / 体重 | 饱和剂量 * | 年龄 / 体重 | 饱和剂量 * |
|---|---|---|---|
| 早产儿 | 20μg/kg, p.o. | >2 岁 | 30~40μg/kg, p.o. |
| 足月儿 | 30μg/kg, p.o. | 5~10 岁 | 20~30μg/kg, p.o. |
| 1 个月 ~2 岁 | 40~50μg/kg, p.o. | 成人 | 10~15μg/kg, p.o. |

* 首次剂量为 1/2 饱和量,余量分 2 次,8 小时内进入。静脉注射剂量是 75%~80% 的口服剂量,静脉注射地高辛注射时间必须超过 5 分钟

3. **普鲁卡因胺** 是 I A 类抗心律失常药物,普遍用于新生儿室上性心动过速的治疗,有负性肌力作用和舒张血管作用,静脉用药时尤其明显,应根据患儿心功能表现,对输注速度和追加剂量进行个体化调整。常用剂量为 2~3mg/kg,5 分钟后重复给予,最少 10~30mg(最多 100mg),维持治疗剂量是 20~80μg/(kg·min)(最大剂量 2g/24h)。

4. **艾司洛尔**

5. **普萘洛尔** 因可能导致危及生命的低血压,故较少使用静脉注射。

6. **维拉帕米** 婴幼儿较少使用,因其可能导致威胁生命的低血压。用法:0.1mg/kg 静脉注射,时间不短于 60 秒。如果首次治疗 5 分钟后没有低血压发生,可以追加一次剂量。阿托品、异丙肾上腺素和氯化钙可以纠正维拉帕米所导致的低血压。

7. **胺碘酮** 是 Ⅲ 类抗心律失常药物,对新生儿室上性心动过速治疗有效。常用剂量为:5mg/kg 静脉注射,1 小时后继续给予 3~15mg/kg。该药不可作为一线治疗方案。它的半衰期很长,可能影响正常的电生理学监测。胺碘酮的不良反应有光敏现象、甲状腺功能减退、甲状腺功能亢进、肝炎和药物性心律失常。

## 五、心房扑动和心房颤动

这两种心律失常在儿童中是罕见的。心房扑动和心房颤动通常出现在心房结构异常的患儿,如伴重度主动脉瓣反流的心房扩张、三尖瓣下移畸形、心房分区术后(如 Mustard、Senning 和 Fontan 术后)。心房扑动和心房颤动可相互自主转换。

心房扑动通常由位于腔静脉口或三尖瓣口处的心房内单个折返灶引起,有心房扑动的新生儿多不伴有器质性心脏病。心房率大约在 240~300 次/min,在 Ⅱ、Ⅲ、AVF 导联可见"锯齿形"F 波,房室传导比例多为 2:1,对血流动力学变化无明显影响。与其他折返性室上性心动过速类似,经食管超速起搏治疗效果良好,有自愈可能。长期(数天或数周)的心房扑动合并快速的心室率则可能发生心衰。在这种情况下,可以考虑同步直流电复律治疗。心脏复律成功之后,再给予地高辛防止复发。

心房颤动的典型表现为不规则的心电图,没有可识别的 P 波,但在靠近 QRS 波基线位置处可见一粗糙的电位线。通常情况下,心房颤动不是一个危及生命的心律失常,可以给予口服药物治疗,也可能自发地转为窦性心律。如果有快速房室结传导(可能发生在 WPW 综合征患儿),则可能因快速心室率而引起血流动力学变化,在这种情况下可以考虑直流电复律治疗。心房颤动可引起心房缓慢性或静态血流,因此患儿有血栓形成的倾向。如患儿出现神经系统异常症状,需注意脑部血栓形成的可能。口服药物治疗失败的患儿在选择电复律之前,应该做超声心动图以排除心房血栓;一般建议选择性电复律治疗前先进行几周的抗凝治疗来预防栓塞现象。复律的口服药物通常是地高辛和/或普萘洛尔。

## 六、室性心动过速

新生儿室性心动过速(ventricular tachycardia, VT)多为特发性,预后良好。成人室性心动过速心电图特点是 QRS 波群形态宽大畸形,时限通常 >0.12 秒,PR 无固定关系(房室分离)。但在新生儿中,由于逆行传导更常见,并可能导致 1:1 的 QRS 波和逆行 P 波,因此上述心电图特点并不总适用于儿科。其 QRS 波时限的延长呈现年龄依赖性,要注意鉴别。

### (一)病因

室性心动过速的病因包括以下几个方面:

1. **先天性心脏病** 尤其是未手术治疗的主动脉瓣狭窄、大的室间隔缺损(出现 Eisenmenger 综合征时)、心室切开术或心肌纤维束移除(法洛四联症)等手术后可能出现室性心动过速。

2. **结构性心脏病** 肿瘤、致心律失常性右心室发育不良(实为先天性心脏病的一种,但不是肉眼可见的疾病)、扩张型心肌病、肥厚型心肌病。

3. **原发性心脏或心肺疾病** 心肌炎、心肌缺血、长 QT 综合征、肺动脉高压。

4. **代谢相关疾病** 洋地黄中毒、茶碱、咖啡因、安非他命、可卡因、三环抗抑郁药、吩噻嗪类、儿茶酚胺注射、低钾血症、高钾血症、酸中毒、缺氧等代谢因素也可以引起室性心动过速。

### (二)类型

出现连续 3 个以上室性期前收缩、发作时间超过 30 秒,为持续性室性心动过速;24 小时 Holter 监测室性心动过速出现大于 10%，为连续性室性心动过速；心率超出平均窦性心率 20% 的室性心动过速，为加速性心室自主节律；没有相关结构性心脏疾病的室性心动过速，为特发性心动过速。在存在心肌肿瘤或结构性心脏病相关的持续性心动过速、无结构性心脏病但有心律失常的临床症状情况下应给予药物治疗，与室上性心动过速相似，但禁用腺苷和地高辛。

**1. 单形性室速**

（1）同步直流电复律：对于血流动力学稳定的患儿，同步直流电复律是治疗的首选。最初 1J/kg，如复律不成功，可以加倍。如患儿在药物治疗期间血流动力学不稳定，也可用同步直流电复律。

（2）药物治疗：血流动力学稳定、持续或复发性的非持续性室速可输注下列药物治疗：

1）利多卡因：1~2 分钟内静脉推注负荷剂量（1mg/kg），5~10 分钟后可重复。随后以 10~50μg/（kg·min）剂量维持滴注。最大剂量不可超过 3~4.5mg/（kg·h）。副作用包括癫痫发作、呼吸抑制、低血压/休克、心律失常、中枢神经系统症状（焦虑、兴奋、嗜睡）。禁忌证：心脏传导阻滞。

2）普鲁卡因胺：5 分钟内静脉推注（2~3mg/kg），10 分钟后可重复使用（最多 100mg），随后以 20~80μg/（kg·min）维持滴注。副作用包括恶心、呕吐、皮疹、低血压、心律失常、神志不清或失去方向感。禁忌证：完全性心脏传导阻滞。

3）胺碘酮：1 小时内静脉滴注，剂量 5mg/kg，然后以 3~15μg/（kg·min）剂量维持输注。此药不作为一线药物，因其半衰期长，并可抑制正常的电生理测试。

**2. 多形性室速**

（1）尖端扭转型室速：此类心动过速是一种严重的室性心律失常，通常与长 QT 综合征相关。发作时可见一系列增宽变形的 QRS 波群，以每 3~10 次心搏围绕基线不断扭转其主波的正负方向，每次发作持续数秒至数十秒而自行终止，但极易复发或转为心室颤动，临床上表现为反复发作的心源性晕厥或称为阿-斯综合征。

（2）双向性室速：是一种少见的心律失常。心电图特征为：心动过速时，QRS 波群的主波方向出现上、下交替改变。见于洋地黄中毒、家族性高钾麻痹、儿茶酚胺敏感性多形性室性心动过速（属于遗传性心律失常的一种类型）。

## 七、心室颤动

心电图特征为 QRS-T 波完全消失，出现大小不等、极不匀齐的低小波，频率 200~500 次/min。心室颤动是极严重的致死性心律失常。可用非同步电复律（2J/kg）治疗（同步电复律可能永远不会放电，因为监控可能无法锁定到快速和不规则的 R 波）。

## 八、房室传导阻滞

### （一）病因

不同程度的房室传导阻滞，常与下列多种情况有关：

**1. 结构性心脏病**　先天性房室传导阻滞多为完全性房室传导阻滞，可伴有 L 型大动脉转位、内脏异位综合征、房室间隔缺损、长 Q-T 等心脏疾病。

2. **感染**　病毒或细菌性心肌炎、莱姆病、耶尔森氏菌腹泻病、白喉、伤寒、落基山斑疹热等。

3. **神经退行性疾病和肌营养不良症。**

4. **浸润性疾病**　硬化结节、淋巴瘤、淀粉样变性、结节病。

5. **创伤**　心脏手术、胸部钝伤、胸部穿透伤、放射治疗。

6. **功能性**　迷走神经张力增高（可见于正常新生儿）、头部外伤 / 脑水肿。

7. **药物影响**　三环类抗抑郁药、抗心律失常药（特别是地高辛）。

## （二）分类

按照房室传导阻滞的程度不同,分为Ⅰ度、Ⅱ度（包括Ⅱ度Ⅰ型和Ⅱ度Ⅱ型）、Ⅲ度房室传导阻滞。在儿童中,间歇性Ⅰ度和Ⅱ度Ⅰ型房室传导阻滞是一种正常变化,尤其是在新生儿,这种良性阻滞是由于迷走神经张力增高引起的,可针对病因予以治疗。Ⅱ度Ⅱ型房室传导阻滞多为病理因素所致,并有可能演变为Ⅲ度房室传导阻滞,除针对病因治疗外,需密切随访。对于无症状的先天性Ⅲ度房室传导阻滞的新生儿无需治疗,但当心室率低于 50~55 次 /min,或心室率低于 70 次 /min 且合并先天性心脏病者,需要安装永久性心脏起搏器。除外心室率的因素,Ⅲ度房室传导阻滞合并有宽的异搏节律、长 Q-T 间期、心室肥大、右心房扩大、心功能失代偿以及心室异位节律等高危因素,要尽早安装起搏器。由心脏手术引起不可逆的传导阻滞也需安装永久起搏器。对于心肌炎引起的Ⅲ度房室传导阻滞,经激素、异丙肾上腺素等对症治疗或同时安装临时起搏器,多能完全恢复。

1. **Ⅰ度房室传导阻滞**　正常 PR 间期随年龄和心率变化,新生儿 PR 间期通常是 0.09~0.12 秒。Ⅰ度房室传导阻滞心电图表现为固定的 P-R 间期延长（PR 间期 >0.2 秒）。

2. **Ⅱ度房室传导阻滞**

（1）Ⅰ型（又称文氏阻滞）:PR 间期逐渐延长,P 波不能下传心室,QRS 波脱落。

（2）Ⅱ型:PR 间期恒定（正常或延长）,P 波不能下传心室至 QRS 波脱落。

3. **Ⅲ度房室传导阻滞**

（1）先天性Ⅲ度房室传导阻滞:每 15 000~20 000 名存活患儿中可见 1 例发病,伴或不伴结构性心脏疾病。已经证实与产妇患结缔组织病（最常见的为系统性红斑狼疮）密切相关,在胎儿心脏发展的关键阶段,产妇的抗体可通过胎盘转移至胎儿,并与其心脏传导组织发生交叉反应。此外还可能与其他一些结构性心脏病有关,特别是 L 型大动脉转位、左心房异构和房室间隔缺损。

（2）非先天性Ⅲ度房室传导阻滞:Ⅰ度或Ⅱ度房室传导阻滞可能会进展为Ⅲ度房室传导阻滞。

（徐凤丹　杨常栓）

## ✎ 参考文献

1. Lim DS, Kulik TJ, Kim DW, et al. Aminophylline for the prevention of apnea during prostaglandin E1 infusion. Pediatrics, 2003, 112（1 Pt 1）: 27-29.

2. Sasikumar N, Ramaman S, Rema KM, et al. Pulmonary artery banding for univentricular heart beyond the neonatal period. Asian CardiovascThorac Ann, 2014, 22（6）: 660-666.

3. Arai S, Fujii Y, Kotani Y, et al. Surgical outcome of hypoplastic left heart syndrome with intact atrial septum. Asian Cardiovasc Thorac Ann, 2015, 23（9）: 1034-1038.

4. Mitra S, Florez ID, Tamayo ME, et al. A ssociation of Placebo, Indomethacin, Ibuprofen, and Acetaminophen With Closure of Hemodynamically Significant Patent Ductus Arteriosus in Preterm Infants: A Systematic Review and Meta-analysis. JAMA, 2018, 319（12）: 1221-1238.

5. Vejlstrup N, Sorensen K, Mattsson E, et al. Long-Term Outcome of Mustard/ Senning Correction for Transposition of the Great Arteries in Sweden and Denmark. Circulation, 2015, 132（8）: 633-638.

6. Yeoh TY, Scavonetto F, Hamlin RJ, et al. Perioperative management of patients with DiGeorge syndrome undergoing cardiac surgery. J CardiothoracVascAnesth, 2014, 28（4）: 983-989.

7. Drago F, Battipaglia I, Mambro C. Neonatal and Pediatric Arrhythmias: Clinical and Electrocardiographic Aspects. Card Electrophysiol Clin, 2018, 10（2）: 397-412.

# 第九章
# 呼吸系统疾病新生儿的转运

## 第一节　转运前评估

新生儿生后呼吸的正常建立与维持是新生儿能否存活的重要因素,随着出生后呼吸器官由胎盘变为肺,呼吸系统需经历一系列适应性变化。呼吸的建立是新生儿生后的首要任务,因此呼吸系统疾病是新生儿、特别是早产儿生后最常见的危急重症,也常是新生儿生后需要转运的原因。新生儿呼吸系统疾病具有病情变化快、进展快的特点,治疗多涉及氧疗、窒息复苏、无创呼吸机、气管插管及有创呼吸机、吸入 NO 及 ECMO 等。患有呼吸系统疾病的新生儿在转运过程中极易出现病情恶化或气管插管脱落等突发事件,要求参与转运人员应熟练掌握新生儿呼吸系统疾病救治各个方面的知识及技能。

呼吸系统疾病的新生儿在转运途中易发生病情恶化。因此为保证被转运新生儿能安全到达三级医院,在转运前应对患儿的病情进行正确、有效评估。

### 一、胎龄评估

不同胎龄出生的新生儿肺成熟度不同,足月儿、早产儿和过期产儿易患的呼吸系统疾病的类型及其程度也不相同。因此,准确的胎龄评估是诊断疾病的关键。

胎龄评估的方法主要是结合产妇的预产期、产前 B 超(胎儿身长、双顶径、股骨长度、顶臀长)和新生儿的外貌特征及神经系统检查,其准确性为 ±2 周。准确的胎龄与出生体重可以帮助对潜在的或已经出现的呼吸道疾病的严重性、死亡率和继发的呼吸道相关疾病的发病率进行评估。

### 二、基层医院的评估与准备

每个三级医院 NICU 要根据所在地区的实际情况制订具体的新生儿转运指征,基层医院可以作出危重新生儿是否需要转运至三级医院的评估。而新生儿转运指征的建立既要基于每个地区的特定标准,也要考虑患儿的需要和当地的医疗资源情况。

需要转运至三级医疗中心进行治疗的呼吸系统疾病类型因胎龄而异,具体表现如下:

1. **早产儿**　容易罹患呼吸暂停、呼吸窘迫综合征(或肺透明膜病)和窒息等呼吸系统疾病时。

**2. 足月儿和过期产儿** 如误吸后或者因气胸引起呼吸困难、由于围生期窒息引起呼吸衰竭时。

**3. 先天畸形** 如膈疝、气道阻塞（喉软骨软化病、声带麻痹）或胸廓异常等。

### 三、三级医院的评估与准备

三级医院接到转运申请后，首先要获得转运患儿的相关信息，主要包括胎龄、出生体重、Apgar 评分、年龄（精确到小时）、主要症状及其持续时间、治疗措施（吸氧、气管插管、机械通气）、血气分析、当前使用的呼吸支持方式、任何明显的先天畸形、胸片及孕史（发热、胎膜早破时间、绒毛膜羊膜炎、羊水过多或过少）等重要信息。围产中心应该担当起转运顾问的角色，综合这些信息做出诊断并评估疾病严重程度，为转运做准备。有时候问题很小，处理也只需要很短的时间。

上级医院可根据当地实际情况制订转运的标准信息表，并分发至联网的基层医院，当基层医院需要顾问或转运时，就可以填表并将其传真至上级围产中心。此表可给予转运中心关于电话内容的精确信息，可以节省临床医生分析数据的时间。同时，还可以帮助围产中心的医生在患儿到达前给出治疗方法（如使用表面活性物质）。

## 第二节　用于转运的设备和器械

一旦确定患儿需要转运，就应迅速地检查全部转运设备。新生儿转运通常需要的设备包括：

**1. 电子设备** 呼吸机、转运保温、氧气分析仪、脉搏氧饱和度仪、喉镜和喉片（型号 0 和 1）、输液泵及心率、呼吸和血压监测仪。

**2. 呼吸道护理** 气管插管（2.5、3、3.5 和 4mm）、吸痰管（6 和 8 号）、胸腔引流管、海姆利克阀、喉镜灯泡、电池、氧气瓶、氧气管、氧气面罩（型号 0、1 和 2）、充气式氧气袋、听诊器。

**3. 监控仪器附件** 心电图监测导线、压力传感器、导联肤贴、脉氧电极线、脉搏血氧探头。

**4. 输液配件** 酒精棉签、聚维酮碘棉签、纱布垫、注射器（3、5、10、20、30ml）、血管导管（24、22 号）、胶带（1/2 和 1 卷）、静脉头皮针（25、23、22 和 21 号）、三通阀、输液泵管路、血培养瓶（需氧、厌氧）、无菌注射用水、生理盐水、肝素冲管（10U/ml）。

**5. 药物** 5% 白蛋白、生理盐水、乳酸林格液、多巴胺、吗啡、泮库溴铵/维库溴铵、苯巴比妥、呋塞米、维生素 $K_1$、1 : 10 000 肾上腺素、阿托品、葡萄糖酸钙、碳酸氢钠、纳洛酮针剂、咪达唑仑针剂、氨苄青霉素小瓶、庆大霉素、地高辛、前列腺素 $E_1$（PED）、异丙肾上腺素、利多卡因、静脉滴注液体（D5W、D10W）。

**6. 其他** 胃管（5 和 8 号）、吸痰管（6、8 和 10 号）、脐动脉导管（3.5 和 5 号）、脐带绷带、缝合丝线、针（3 号）、尿布、毛毯、手电筒、进入许可证和其他知情同意书、医院地图、访客指南。

转运前确定所有的设备处于良好的功能状态非常重要。需要强调的是,危重新生儿转运的准备工作应从围产中心的新生儿重症监护室(NICU)扩展至基层医院及社区医院。转运要求所有的设备在转运车内都有足够的空间,而且所使用的电子设备必须与转运工具所能提供的能量相匹配,一般来说,大多数设备都需要转换装置以将 12-VDC 直流电转换为 100V、60Hz AC 直流电以维持正常的工作状态。转运过程中,转运成员应该遵从"如果有什么不好的事可能发生,那么它一定会发生"的 Murphy 法则,随时关注转运设备的功能状态,并及时处理突发事件。

## 一、转运暖箱

针对有呼吸问题的患儿,最重要的设备就是一个能够进行机械通气和氧输送系统的转运暖箱,主要用于转运期间维持高危儿体温的恒定,保证氧供。转运用暖箱除需具有与新生儿室中普通暖箱相同的特点,还应具有以下特点:

1. 体积小、重量轻,以便于移动和置于升降台车上。
2. 有足够的箱内光源照明,以利于转运期间观察或处理患儿。
3. 有内置式吸引器,可做负压吸引。
4. 可进行箱内供氧。
5. 箱内有安全带以固定患儿,避免转运期间强烈震动而导致呕吐与血压波动。
6. 有固定环以锁紧透明罩,防止汽车震动时导致罩的震动。
7. 箱体可置于升降台车上,便于在救护车内进出或在地上行走。

## 二、氧气

有呼吸问题的患儿需要转运时,首先要备好氧气。转运所需的氧可以从压缩氧气瓶中获得,因此要求转运人员熟悉氧气瓶的各种功能以及在不同流量时的使用时间(表 9-1)。如果不知道储氧设备的氧浓度,也可以使用混合氧,根据流量计算吸入氧浓度(表 9-2)。可以与暖箱一起携带的氧气罐通常为 E 型,现在许多转运单位已具备空氧混合仪,可以更精确的供氧。氧气罐的氧气若比预期用完的早,额外的氧耗多是用于启动呼吸机,因此,需要预备转运过程中可能出现问题时备用的氧气。例如在新生儿转运途中因紧急交通事件而延误转运增加氧耗。在转运过程,救护车上应使用较大的氧气瓶,可使氧供从运输暖箱切换到救护车变得更容易和迅速。因此,应注意提前告知救护人员这一特殊需要,保证连接管两端相匹配和兼容。

## 三、转运呼吸机

转运呼吸机主要用于转运期间患儿的呼吸支持。用于转运新生儿的呼吸机主要是采用恒速气流、时间(或容量 – 时间)切换及压力限制型的便携式呼吸机。虽然呼吸机类型不同,性能也略有差异,但应具有以下共同点:

1. 适用于 5kg 以下的新生儿和婴幼儿。
2. 呼吸模式包括间歇正压通气、间歇指令通气及持续气道正压。
3. 吸 / 呼气时间、呼吸频率、吸气流量、吸气峰压、呼气末正压、吸氧浓度可调。

表 9-1  氧气瓶供氧的大致小时流量

| 流量 （L/mim） | 标准氧罐和容量（h） | | | |
| --- | --- | --- | --- | --- |
| | D-360 | E-620 | M-3450 | H-6990 |
| 1.0 | 1.2 | 2.1 | 11.5 | 23.0 |
| 1.5 | 1.2 | 1.9 | 10.5 | 20.9 |
| 2.0 | 1.0 | 1.7 | 9.6 | 19.2 |
| 2.5 | 0.92 | 1.6 | 8.8 | 17.7 |
| 3.0 | 0.86 | 1.5 | 8.2 | 16.4 |
| 3.5 | 0.80 | 1.4 | 7.7 | 15.3 |
| 4.0 | 0.75 | 1.3 | 7.2 | 14.4 |
| 4.5 | 0.71 | 1.2 | 6.8 | 13.5 |
| 5.0 | 0.67 | 1.1 | 6.4 | 12.8 |
| 5.5 | 0.63 | 1.1 | 6.1 | 12.1 |
| 6.0 | 0.60 | 1.0 | 5.8 | 11.5 |
| 7.0 | 0.55 | 0.94 | 5.2 | 10.5 |
| 8.0 | 0.50 | 0.86 | 4.8 | 9.6 |
| 9.0 | 0.46 | 0.79 | 4.4 | 8.8 |
| 10.0 | 0.43 | 0.74 | 4.1 | 8.2 |
| 11.0 | 0.40 | 0.69 | 3.8 | 7.7 |
| 12.0 | 0.38 | 0.65 | 3.6 | 7.2 |

  * 这些数字表明氧气罐容量加满后氧气罐不同小时的使用寿命。该氧气罐的寿命还依赖于除流量外的其他因素，包括循环使用率（增加循环使用率是氧气罐的寿命降低的原因）、使用呼气末正压通气和持续气道正压、开始使用时的氧气罐容量（例如，如果氧气罐在开始机械通气时是半瓶，那么氧气罐的使用寿命的数字将会下降50%）

表 9-2  各种组合的空气和氧气流量递送的有效吸氧浓度

| 空气流量 （L/min） | 氧流量（L/min） | | | | | | | | |
| --- | --- | --- | --- | --- | --- | --- | --- | --- | --- |
| | 1 | 2 | 3 | 4 | 5 | 6 | 7 | 8 | 9 |
| 10 | 0.93 | 0.87 | 0.82 | 0.77 | 0.74 | 0.70 | 0.67 | 0.65 | 0.63 |
| 9 | 0.92 | 0.86 | 0.80 | 0.76 | 0.72 | 0.68 | 0.65 | 0.63 | 0.61 |
| 8 | 0.91 | 0.84 | 0.76 | 0.74 | 0.70 | 0.66 | 0.63 | 0.61 | 0.58 |
| 7 | 0.90 | 0.82 | 0.76 | 0.71 | 0.67 | 0.64 | 0.61 | 0.58 | 0.56 |
| 6 | 0.89 | 0.80 | 0.74 | 0.68 | 0.64 | 0.61 | 0.57 | 0.55 | 0.53 |
| 5 | 0.87 | 0.77 | 0.70 | 0.65 | 0.61 | 0.57 | 0.54 | 0.51 | 0.49 |
| 4 | 0.84 | 0.74 | 0.66 | 0.61 | 0.56 | 0.53 | 0.50 | 0.47 | 0.45 |
| 3 | 0.80 | 0.68 | 0.61 | 0.55 | 0.51 | 0.47 | 0.45 | 0.43 | 0.41 |
| 2 | 0.74 | 0.61 | 0.53 | 0.47 | 0.44 | 0.41 | 0.39 | 0.37 | 0.35 |
| 1 | 0.61 | 0.47 | 0.41 | 0.37 | 0.34 | 0.32 | 0.30 | 0.30 | 0.29 |

4. 有电源不足、气流不足、高压及低压报警。

5. 能接车上的 12V 电源。

6. 有内部电池便于充电后使用。

7. 有一定的固定压力安全装置,可限制气道压不高于 6.86kPa 或不低于 0.25kPa。差异在于体积、重量不一,此与内部电池的大小及有否其他辅助功能有关。体积大、重量重（10.5~12kg）的呼吸机,若内部电池大,充电后可连续使用 10 小时;若电池小,充电后仅能用 40 分钟,但机内带有空气压缩机而不必外接压缩空气瓶,并带有氧浓度测定仪及加热湿化装置,或者有某种呼吸模式如辅助/控制通气、同步指令通气、按需气流及有管道阻塞报警等。体重小、重量轻者（2~4kg）则无上述附加装置或呼吸模式,或附带一个外置式空-氧混合器,内部电池充电后可用 6~8 小时。对转运用呼吸机总的要求是体积小、重量轻,操作方便且参数易于观察,耗氧量少,能固定于暖箱或车床上,有抗震及抗倾侧性能。转运有呼吸问题的新生儿时,首先要确保转运呼吸机能正常工作。呼吸机管路连接完好,并固定在一个合适的地方。一些转运暖箱有连接板,呼吸机管路可连接到保温箱外部的连接板上,以便与里面的患儿分开。虽然这块连接板可防止氧气罐重量对气管插管的牵引和意外脱管,但是,应注意防止隔板上监护仪器的断开。另外,转运前还需要检查呼吸机的频率和压力报警功能是否正常。如果没有报警功能,则要安排人员实时看护呼吸机,以确保其呼吸频率和压力在正常范围内。应当备好手动通气设备,以便万一发生呼吸机故障或急性事件时使用。

### 四、脉搏血氧饱和度监护仪

脉搏血氧饱和度的监测可单独监测也可以和其他生命体征联合监测。但转运装备中必须有合适的血氧探头,以保证患儿血氧饱和度及脉率的连续监测。

### 五、备用电池

尽管所有的电子设备都将连接到运输车辆的电源上,但以防万一运输车辆的电源发生故障,转运装备中应该有备用电池以延长运输时间。同样,氧源应该能自给自足。

## 第三节　维持新生儿病情稳定的干预措施

新生儿转运工作中,无论是院内转运还是院间转运（包括单程转院和双程转院）,转运团队最主要的工作就是维持被转运新生儿的病情相对稳定,保证其安全到达围产中心进行进一步的救治。

## 一、转运前的病情稳定

转运前在转诊医院内被转运新生儿病情的稳定是关系到转诊是否成功的重要措施,转运团队应进行初步复苏急救,尽力稳定病情。转诊医院的转运人员的主要工作是维持患儿在出发前的稳定:

1. 在转运前,需要进行临床检查和核对气管插管的位置,必要时,需行 X 线检查确定气管插管的位置。

2. 呼吸机参数改变时应做血气分析来评估变化。

3. 低温、低血压、低血糖、代谢紊乱应该在新生儿离开医院之前纠正。

4. 评估是否需要血管加压药(多巴胺、多巴酚丁胺)或输液(白蛋白、生理盐水)治疗。

5. 万一发生呼吸窘迫综合征,可能需要使用肺泡表面活性剂,在出发前应插好气管插管。

6. 即使一个"小"的气胸也可能导致被转运新生儿运输过程中病情的迅速恶化,因此应在转移之前评估有无气胸,并进行治疗。

## 二、转运途中的病情稳定

经转运前的一系列诊治,基本可保证被转运新生儿病情处于稳定状态。但转运途中,维持患儿病情稳定仍然是最主要的工作。转运途中应做好以下工作:

1. 患儿置暖箱,尽力维持患儿体温稳定。

2. 密切观察及随时记录患儿的体温、呼吸、心率、血压、皮肤灌注情况及经皮血氧饱和度等情况,并维持上述指标在正常范围内。

3. 密切关注呼吸机的工作情况 若出现报警,及时分析原因并进行相应的处理。

4. 加强患儿呼吸道管理 仰卧或侧卧,维持颈伸位,保持呼吸道通畅。

5. 监测血糖 在转运过程中用微量血糖仪监测血糖,根据血糖水平调整糖速,确保患儿血糖维持在 2.8~7.0mmol/L。

6. 建立畅通的急救绿色通道 将要到达转运目的地时与接收医院 NICU 联系,请其做好相关接诊准备,机械通气患儿到达医院直接入 NICU。

尽管在转运前已将转运新生儿的病情尽量维持在最稳定状态,转运途中出现病情明显变化的可能性小,但途中若出现突发情况,应停车进行抢救处理,处理结束后再上路。

## 三、转运后病情稳定

当转运团队到达围产中心后,应开通绿色通道将患儿送至 NICU 进行救治,并向接诊医生详细介绍病情以及途中出现的突发情况及处理方案,以便进行进一步的救治。

## 第四节 气道管理

危重新生儿有严重的呼吸系统疾病时,在转运的过程中往往需要气管插管和机械通气,即使转运前尚不需要插管,在转运途中也可能需要插管。转运团队需在转运前对气道的稳定性进行评估,若需要立即插管,通常选择直视喉镜下插管。气管插管是转运过程中气道管理的重要内容。

### 一、气管插管型号

气管插管型号需要根据新生儿的体重或胎龄而选择(表9-3),且需要用胶布适当地固定以防意外拔管。

表9-3 新生儿气管插管(ETT)型号(经口)

| 体重(g) | ETT型号-ID(mm) | 到嘴角的长度(cm) | 喉镜大小 |
| --- | --- | --- | --- |
| <1 250 | 2.5 | 7.5 | 0 |
| 1 250~2 000 | 3.0 | 8.0 | 0 |
| >2 000 | 3.5 | 8.5 | 1 |

### 二、疼痛处理

大部分新生儿行气管插管时并不需要镇静。但是,一部分足月儿非常有活力,在插管时可能需要镇静和肌松药。表9-4列出了可用于镇静的药物,吗啡和芬太尼是新生儿镇痛最常用的药物。需注意,吗啡具有扩张阻力血管和容量血管的作用,故低血压的新生儿应慎用吗啡。气管插管时应用麻醉药和镇痛药的主要目的是减轻患儿疼痛,而加用短效肌松药可减少气管插管的时间并降低严重缺氧的发生。如胎粪吸入综合征的新生儿可能吸气压力高,当患儿有呼吸机抵抗时,胸腔内压可迅速增高,可能导致气胸。肌松药的使用在一定程度上有助于预防胸腔内压升高。新生儿常用的肌松药是泮库溴铵和维库溴铵(表9-5)。

表9-4 新生儿气道管理中使用的镇静药

| 药物 | 剂量 |
| --- | --- |
| 苯二氮䓬类 | |
| 咪达唑仑 | 70~200μg/kg |
| 麻醉药 | |
| 吗啡 | 50~100μg/kg |
| 芬太尼 | 1~4μg/kg |

表9-5　新生儿使用的肌松药

| 药物 | 剂量 |
|------|------|
| 溴化双哌雄双酯 | 40~150μg/kg |
| 维库溴铵 | 30~150μg/kg |

### 三、脱管的处理

在转运过程中意外脱管是气管插管最常见的并发症。在转运过程中可能因为各种因素（如照明不足、没有留意报警、交通不便）会延迟发现脱管的发生，且由于空间的局限性和车辆的运动，在救护车上给一个患儿重新置管非常困难，必要时应将救护车停到路边直到新生儿稳定。此外，妥善固定气管插管、使用镇静剂和肌肉松弛剂、正确使用床单或魔术贴的腕带进行身体约束可以防止脱管的发生。如果患儿烦躁，尽管供氧充足，在转运途中也可给予额外剂量的镇静剂，预防意外脱管。

### 四、意外情况的急救措施

1. **气胸**　一般患儿呼吸状况的突然恶化往往是发生了气胸，临床检查（听诊时一侧呼吸音减弱）和X线胸片检查可明确诊断。由于在救护车上行胸腔闭式引流较为困难，因此可以插入一条大孔径的静脉留置针进行引流直到抵达基地医院。虽然它没有胸导管效果好，但是可能挽救患儿的生命。

2. **低血压**　严重的低血压也可能出现呼吸状况的恶化，特别是存在持续肺动脉高压和过度通气的足月儿。当此类患儿出现呼吸问题加重时，可按10~20ml/kg的剂量给予生理盐水或5%白蛋白的补充液体量。

3. **低体温**　在运输过程中温度的稳定也很重要，转运温箱的温度应根据患儿的体重和胎龄进行设置。若暖箱电源故障时可能导致体温过低，可用预热毛毯或温水床维持患儿体温稳定。

4. **其他**　患儿应持续给予适当的静脉输液，以防止低血糖或脱水的发生（特别是早产儿、小于胎龄儿等高危儿，或有糖尿病、缺氧、败血症的新生儿）。围产医学中心新生儿重症监护病房应随时得知患儿在运送途中出现的任何病情变化，而大部分的救护车上会有一个便携式电话，应保持运输过程中不断的沟通。

## 第五节　常见呼吸系统疾病的转运问题

### 一、呼吸窘迫综合征

呼吸窘迫综合征（RDS）是早产儿最常见的呼吸问题，是Ⅱ型肺泡上皮细胞分泌肺表面活性物质缺乏或不足所致。肺表面活性物质是磷酸脂类和各种蛋白质的混合物,其主要作用是降低肺泡表面张力和防止肺泡的塌陷。一般在孕 35 周时,卵磷脂和鞘磷脂的比例是 2∶1,提示足够的肺成熟。但是,糖尿病、产妇大出血、酸中毒等因素可抑制表面活性物质的生成,而慢性高血压、胎盘功能不全、产前类固醇的使用、长期胎膜早破和药物滥用(如海洛因)可加快肺成熟。缺乏肺泡表面活性物质的主要后果是肺不张,导致缺氧、高碳酸血症和酸中毒,从而导致肺灌注减少、肺内血液右向左分流。缺氧和灌注不良导致肺泡毛细血管损伤,从而引起毛细血管渗漏和水肿的形成,反过来影响表面活性物质的生成。这主要是由于表面活性物质也可能被水肿液中的血浆蛋白灭活。而低 pH 和缺氧可能导致肺血管收缩,进一步减少肺血流量,导致心脏功能不全、低血压及呼吸做功增加,导致进一步缺氧出现呼吸衰竭。

## (一)治疗

产前使用类固醇素可大大降低 RDS 的发生率,即使患儿生后出现 RDS,病情也会明显减轻。RDS 治疗的关键是外源性肺表面活性物质的替代,而呼吸支持、吸氧、维持酸碱平衡、保温和足够的组织灌注是主要的支持措施。有呼吸困难、呻吟、三凹征阳性的新生儿应在产后进行气管插管,供氧的目标是使氧分压维持在 50~80mmHg。如果 X 线胸片显示网格状形态、支气管充气征或双侧肺野模糊,就能确诊为 RDS,必须尽早通过气管插管给予肺表面活性剂。目前只有肺表面活性物质(天然型、猪肺或牛肺提取的)和棕榈胆磷冻干粉(人造的)是被 FDA 批准可以使用的,猪 PS 首剂 200mg/kg 治疗 RDS 效果优于 100mg/kg 猪 PS 或牛 PS。需注意的是:

1. 应用表面活性物质后的 2 小时内不应经气管插管吸痰。

2. 随着氧合的改善,应降低氧浓度以防止组织氧过多。

3. 由于肺顺应性改善,必须适当地下降呼吸道压力(吸气相压力 PIP)和呼气末正压 PEEP)以防肺气漏(如气胸)的发生。根据 RDS 的严重程度和对常规剂量治疗的反应,必要时可使用大剂量的表面活性物质进行替代治疗。如果患儿在通气充足的情况下 $FiO_2 > 40\%$,则可能要给予更大剂量的肺表面活性物质。在极少数情况下,RDS 患儿对表面活性剂无反应。

通气策略的目标是维持理想的血气分析结果,并使肺损伤、血流动力学不稳定和其他不良反应如神经系统损伤相关的低碳酸血症降至最少。对于一些早产儿、极低出生体重儿生后就使用 CPAP,可以减少 PS 和机械通气的使用,但不使用 PS,患儿容易发生气胸。如果患儿在机械通气下使用 PS 后呼吸困难出现恶化,或者提高平均气道压后还需提高吸入氧浓度,要考虑肺过度膨胀。呼吸末正压的监测是避免 RDS 患儿出现肺过度膨胀的一个很有用的方法,虽然每个患儿的理想 PEEP 值都不相同,但大约都维持在 3~5cmH$_2$O,因此需限制呼吸机 PEEP 值在此范围内。而维持患儿氧分压稳定(在 50~80mmHg),可通过改变氧浓度或其他呼吸参数(如 PIP、PEEP 或呼吸频率)实现。

低血压和低心输出量是导致组织灌注不足的主要原因,与脑损伤的发生有关,因此对于适于胎龄儿来说维持适当的血压非常重要。如果需要的话,可以早期使用血管升压药如多巴胺、多巴酚丁胺。如果患儿已经存在因产前出血或产伤等导致的失血,必须给予输血,也可使用 5% 白蛋白或生理盐水扩容,随后需要用 5% 或 10% 葡萄糖进行充分的液体治疗。若患儿存在低血糖,必须静脉推注 10% 葡萄糖溶液 2ml/kg,并保持速度 >6mg/（kg·min）。

轻度代谢性酸中毒在液体复苏中就可以得到纠正,如果没有纠正或代谢性酸中毒严重,可缓慢静脉注射 1~2ml/kg 的碳酸氢钠（0.5mg/ml）纠酸,但输注时间应超过 30 分钟。呼吸性酸中毒在改变呼吸机参数进行纠正前,还应该注意排除机械原因所致（如气管插管致气道梗阻或气胸）。随着长时间的抢救治疗,患儿可能发生低体温,应使用辐射保暖台、保鲜膜或铝箔片包裹来预防,当然将患儿置于暖箱中维持其中性环境温度的方法更有用。因为很难鉴别是 RDS 还是肺炎引起患儿的呼吸窘迫,在抽血检查全血细胞计数和血培养后就必须预防性使用抗生素。如果结果不提示败血症,抗生素可予停用。

### （二）RDS 的转运问题

转运团队应该对 RDS 患儿的严重程度进行评估,如果是轻症,可仅给予经鼻持续气道正压通气。若患儿转运途中可能出现病情恶化,在求助医院进行气管插管比转运时在救护车上进行要好。因为坐在救护车上进行插管风险大,可能会导致患儿的临床情况恶化。如果患儿已经插管,转运前要做好下面几个措施:

1. 通过临床检查和最近胸部 X 线检查气管插管位置,必要时重新定位。

2. 妥善固定气管插管,必要时重新固定。

3. 通过如面色、胸廓运动和呼吸音等临床表现来评估通气是否充足。

4. 在确定气管导管位置无误时,如果胸廓运动不够,可能需要改变吸气压力 PIP。

5. 评估最近的血气,如果没有,转运前需查一次血气。

6. 如果确诊 RDS,转运前可酌情给予肺泡表面活性剂。

7. 如果已经用了表面活性剂,氧合和 / 或肺顺应性可能已有所改善。呼吸机应该能适当的停用或者降低参数。如果需要可再次行血气分析进行评估。

8. 视情况建立动脉通路（UAC 或桡动脉）来监测动脉血压,用脉搏血氧饱和度监测血氧饱和度。

9. 维持血糖、体温和血压稳定。

10. 若患儿出现烦躁,排除缺氧的原因后可使用镇静镇痛药（如吗啡）。

在转运过程中最主要的并发症是气管导管脱出和气胸,后者在患儿出现病情急性恶化时应被考虑。若患侧透视检查阳性,可用 25 号蝴蝶针进行气胸的抽气,用 1 个三通阀与 1 个 20ml 注射器连接。因为在空间有限的救护车上放置胸管非常困难,也可用 24 号深静脉留置管进行穿刺,同时提高氧浓度克服氧饱和度的微小变化。

## 二、胎粪吸入综合征

胎粪吸入综合征是新生儿在宫内或分娩过程中吸入胎粪所致,胎粪的排出可能是生理的或缺氧所致,多发生于过期产儿和小于胎龄儿。羊水被胎粪污染约占分娩的 10%~15%,严重胎粪污染的羊水很可能会对新生儿产生不良影响,过期产儿和小于胎龄儿很可能发生窒息。怀孕时羊水被胎粪污染会增加新生儿的死亡率和发病率,应进行密切监测,及时防治胎粪吸入。防止产时胎粪吸入的关键在于,产科医生在胎儿头部分娩出会阴时进行口腔和咽部吸引,之后,儿科医生进行气管吸引,特别是在胎粪很多时。

胎粪吸入的患儿,呼吸窘迫的症状多发生于出生后的前几个小时,症状轻微时仅有呼吸急促和轻微的低氧血症。因胎儿血红蛋白氧亲和力高,所以可能直到显著缺氧才会出现发绀,这时可出现气促加重、呼吸浅快、呻吟、喘息和胸部三凹征等呼吸困难的表现。肺部体征有过度充气的表现,胸廓前后径增大如桶状胸,听诊可闻及湿啰音,胸部 X 线可显示一侧或双侧散在不规则、斑片状密度影。临床状况突然恶化,可能出现气胸或纵隔气肿。很多时候,严重的胸部 X 线表现与临床症状可能不一致,病情迅速恶化也可能提示出现持续性肺动脉高压( persistent pulmonary hypertension, PPHN )。当出现持续性低氧血症或酸中毒时,使用 100% 的氧气进行通气仍不能缓解,应高度怀疑该诊断。以下可以用来明确诊断:

1. 动脉导管近心端和远心端的主动脉血 $PaO_2$ 差值为 15mmHg( 或血氧饱和度相差 10% )。但在卵圆孔水平大量右向左分流的患儿,这些改变可能不会出现。

2. 二维超声心动图显示心脏结构正常,而心脏收缩期时间延长,提示肺动脉压力超过体循环压力或出现在动脉导管水平的右向左分流。

## (一)治疗

胎粪吸入综合征的理想治疗目标是预防胎粪吸入,但很多时候难以做到,而密切监测胎儿、羊膜腔灌注和适时分娩都有利于实现这个目标。大多数胎粪吸入综合征可在宫内发生并出现症状。

**1. 预防胎粪吸入** 经会阴分娩时,产科医生常用吸耳球对新生儿进行口腔和咽部吸引;胎儿生后,儿科医生进行气管插管吸引能最大限度地减少分娩时的胎粪吸入。

**2. 呼吸管理** 呼吸衰竭和低氧血症可通过纯氧机械通气进行治疗。充足的氧供可减少肺血管收缩所致的 PPHN,高频振荡通气的效果更佳,可保持较高的平均气道压,使气道保持通畅,有利于减轻气道梗阻和肺过度通气。而常规机械通气使用高 PEEP 时会出现肺部气压伤,也可导致气体渗漏综合征,增加气胸的风险,因此不推荐使用。若患儿发生气胸,可使用胸腔闭式引流排气。气道吸入一氧化氮能选择性地显著降低肺血管阻力,为选择性治疗 PPHN 的唯一的药物。但是在转运过程中,吸入一氧化氮需要使用特殊的仪器。大多数患儿对通气管理、吸入一氧化氮、表面活性物质、高频通气有反应。如果没有反应,体外膜氧合器( extracorporeal membrane oxygenerator, ECMO )则是最后的措施。ECMO 的使用指征:

( 1 )肺泡 – 动脉 $PO_2$ 的差异( $AaDO_2$ )>608 并超过 8 小时。

( 2 )PIP>38cmH₂O 时,$AaDO_2$>604 并超过 4 小时。

( 3 )氧合指数( 平均气道压 × $FiO_2/PaO_2$ × 100 )>40 并超过 4 小时。

( 4 )出现气压伤。

( 5 )心脏支持:肺动脉高压合并右心室功能障碍,需要大量正性肌力药物维持心功能。

( 6 )患儿病情进展恶化时。

**3. 药物治疗** 碳酸氢钠可用于治疗代谢性酸中毒,同时也有助于减轻肺血管阻力。但持续输注碳酸氢钠可能会提高 pH,诱发低钾血症和低钙血症(继发性碱中毒)的发生,因此在使用时应密切监测 pH。低血压会使胸腔内压增高和静脉回流减少,引起病情恶化,当患儿存在低血压时,可使用血管升压药(多巴胺、多巴酚丁胺)维持全身血压大于肺动脉压,可减少 PPHN 时的右向左分流。如无法鉴别是否存在肺炎,需要考虑预防性使用抗生素。表面活性剂已经被证实作用有限,不推荐常规使用。

### (二)转运问题

胎粪吸入综合征的患儿病情一般很重,有急剧恶化的可能。疾病前期有良好的氧合期,也会出现通气设置没有任何变化时的低氧血症。因此,必须在转运出发前采取措施使患儿病情稳定:

1. 检查患儿的呼吸状况,包括临床检查、胸部 X 线、动脉血气分析和通气设置等。

2. 留置动脉管路监测血压和 $PaO_2$。

3. 如果要调整通气,30 分钟后复查动脉血气。

4. 如果有气胸,应在出发前留置好胸腔引流管,并检查是否充分引流。

5. 在转运过程中可用单向的 Heimlich 阀来排气。其设计简单、体积小、重量轻,是转运的理想装置。

6. 缓慢静脉推注 1~2mg/kg 碳酸氢钠可迅速纠正代谢性酸中毒,也有助于保持较高的 pH。

7. 监测电解质水平并及时纠正电解质紊乱,尤其是 pH 过高时需警惕低钾血症、低钠血症。

8. 确认转运床具备足够的氧气供应,并保证呼吸机在必要时可以从压力安全装置中带动足够高的 PIP。患儿送到救护车时,确认氧气容量,快速启动供氧支持。

9. 患儿出现低血压时,需要使用大量生理盐水或 5% 白蛋白 20ml/kg 进行扩容。必要时加用血管活性药物。

10. 其他措施,如确认气管插管的位置并加以固定。

11. 许多患儿因自主呼吸过强容易产生人机抵抗,此时应用吗啡或咪达唑仑进行镇静。

在转运过程中呼吸机有出现故障的可能性,需备好氧气袋以帮助患儿通气。持续高 PIP 支持需要呼吸机高流量的运作,故有可能出现氧气耗尽,可备用多个氧气袋以防发生泄漏或破裂时备用。为避免拔脱气管插管事件,可用绑手带对患儿进行束缚。当发生气胸时需及时置入胸腔引流管并接回 *Heimlich* 引流装置。动态监测动脉血压,一旦血压开始下降,及时进行液体复苏。同时须警惕,气管插管末端有随时被胎粪或黏液堵塞的可能,必要时予再次插管。

## 三、气漏综合征

新生儿气漏综合征包括气胸、纵隔气肿、心包积气及间质性肺气肿。气漏综合征的高危因素是胎粪吸入综合征、膈疝、肺发育不良,其发生常与呼吸机正压通气相关。患儿有时也可能出现自发性气胸并迅速恶化。

### （一）治疗

**1. 气胸**　无症状气胸和自主呼吸状态下轻度气胸可临床密切观察而不需要特殊治疗。当聚集的气体量大时，则需及时处理。气胸的症状取决于逸出气体量、肺压缩的程度及速度，出现呼吸窘迫时最初表现为气促、咕噜声及三凹征阳性，之后进行性恶化，甚至需要呼吸机支持症状才能得以缓解。部分患儿患侧胸部轻微隆起或因横膈下降而使肝脏下移，此时必须考虑到气胸的发生，并行胸部透视或 X 线检查加以鉴别。若胸部 X 线检查见胸膜腔积气与肺萎陷程度相符，且纵隔向对侧移位，可确诊。若无明显胸片改变，有可能是肺萎陷不明显或气胸难以发现。需注意的是，即使气胸的漏气量有时很小，也可能出现临床症状并迅速恶化，需及时干预治疗。一旦发生张力性气胸，应及时行胸腔穿刺引流。

**2. 纵隔气肿**　往往症状轻微且不需要干预，当不伴有气胸时常不易被发现。侧位 X 线胸片可见胸骨后一增宽的透亮区或纵隔内大量气体时将胸腺包围并抬高，形成"帆船征"。

**3. 心包积气**　少见，但因可引起心脏压塞，应迅速穿刺排气。

**4. 间质性肺气肿**　为机械通气的严重并发症，常表现为呼吸窘迫进行性的加重，并伴二氧化碳分压的逐步增高。需要呼吸机辅助通气的早产儿发生时，病情进展快，常发生于生后的 24 小时内。保守治疗不能缓解时，可选择性支气管插管至健侧，使症状在较短时间内缓解（<24 小时）。若为双侧性，可选用高频通气。

### （二）转运问题

单侧或双侧气胸的发生往往在病理学尚未证实前，就已经出现了病情较重的问题。监测气胸的发生，有利于更好地评估气道疾病的进展。在转运过程中任何轻微的颠簸或碰撞都可能造成气道压力的不稳定而加重病情，因此，在出发前就应行胸腔穿刺、留置引流管，并用排气水封瓶进行排气、胸片复查气胸情况。

转运过程中，因水封密闭装置不好操控，应保持胸腔引流处于持续抽吸状态，同时，确认胸腔引流管及连接可动，不会随着急救车的奔波或摇晃而移动。*Heimlich* 引流管轻巧、可任由空气从端口排出，尽管不能将所有的胸腔气体排出，却不失为转运的好帮手。若为间质性肺气肿，转运途中则需要给予持续不大的呼吸压力支持以维持氧气供应。

## 四、膈疝

胚胎发育中，膈肌部分缺损为膈疝的发病基础，即胚胎第 8 周期间膈肌的发育异常而现缺损，导致胸腹腔不能完全分隔开，腹内脏器疝入胸腔。膈肌先天性薄弱区即膈疝的好发部位，有三处，左后外侧的腰肋三角为最常见部位，约有 85% 病例出现在左侧。膈疝常合并严重的肺发育不良和肠梗阻。肺发育不良可致明显的气体交换不足，从而出现低氧血症和酸中毒，造成肺小动脉收缩，肺单位面积的小动脉数量减少、肺小血管阻力增大。膈疝的大小取决于缺损的大小，临床症状轻重不一，轻者可无任何临床表现，重者可发展至肺动脉高压。

远期预后与起病时间、严重程度、胎龄及生后的管理相关。据不完全统计,出生后不久发病的患儿,存活率仅为 40%~60%。

### （一）治疗

膈疝的早期诊断主要依靠产前 B 超检查。患儿往往在生后不久就出现进行性呼吸窘迫、舟状腹及呼吸音不对称。X 线片表现为胸腔内肠管影,纵隔移位。留置胃管进行持续胃肠减压可避免腹胀。膈疝一经诊断可立即行气管插管术,根据发育不好的肺组织的位置确定气管插管的位置,选择性给予机械通气,可避免腹胀和气胸的发生。为避免腹胀要禁止给予面罩吸氧或无创 CPAP 通气。严重的肺部疾病往往会进展为持续性肺动脉高压,可予高频振荡通气。若因呼吸频率及平均气道压力造成过度通气时,酌情给予补碱治疗。气漏尤其是气胸常使临床病情恶化,此时应及时行胸腔引流。低血压是这类患儿的常见症状,出现低血压和 / 或组织灌注不良,应予 0.9% NaCl 溶液 10~20ml/kg 扩容及使用血管活性药物,必要时予体外膜氧合器及吸入 NO 维持氧合。膈疝的治疗目标在于尽早行外科手术治疗。

### （二）转运问题

在实施外科手术之前,适当的呼吸支持至关重要。在进行呼吸治疗时,转运团队应分工明确,确保其他人员可专心治疗呼吸支持以外的病变。转运期间应确保气管插管的位置正确,必要时行 X 线胸片检查以了解气管插管位置。呼吸机支持可以有效改善氧合,但是为维持有效灌注,应动态监测动脉血气,必要时用液体复苏和血管活性药物。密切监测气胸的发生,及时予胸腔引流并固定位置。大口径的胃管行持续胃肠减压有利于减轻腹胀,避免胃肠扩张导致呼吸困难加重。

出发前,接收医院 NICU 病区须对患儿的情况进行确认,并做好接收、治疗的准备。儿外科医生须评估好转运所需时间,并在患儿到达的第一时间赶到以评估整体情况和手术治疗方案。

在转运过程中,应给予患儿有效的呼吸支持。转运暖箱上的氧气瓶氧气耗尽的情况时有发生,因此急救车最好能配备足够大的氧气瓶,保证呼吸支持的功能得以发挥。若条件允许,转运车应配备压力传感器来监测动脉血压,以防急性低血压的发生。急救车突然剧烈颠簸也可能导致胸内压的不平衡而诱发气胸,转运途中应尽量避免颠簸。应常规备好镇静和肌松药。

## 五、呼吸暂停

### （一）治疗

早产儿和新生儿窒息的患儿因呼吸中枢发育不成熟或调控缺陷,易发生原发性呼吸暂停或无效通气。早产儿可选用咖啡因、氨茶碱等兴奋呼吸中枢的药物预防呼吸暂停,但严重窒息所致的明显缺氧则需要呼吸支持。围产期窒息可能与一过性的或中枢神经系统的损伤有关,为改善无效通气和呼吸暂停,必须予以呼吸支持治疗。如早产儿和围生期窒息的患儿本身肺部功能完好,只需给予较低的压力支持及呼吸频率即可。

### (二)转运问题

呼吸暂停患儿在呼吸支持的治疗下生命体征相对稳定才可以转运。围生期窒息的患儿可能会在转运过程中突发惊厥等与颅脑损伤有关的症状。转运前需了解惊厥的发作次数和严重程度,有利于转运工作的顺利进行。若患儿出现惊厥发作,应选用安定或咪达唑仑等短效药及时控制症状,苯巴比妥钠则可作为长期控制用药,部分患儿需加用苯妥英钠控制病情。需警惕围产期窒息的患儿若同时合并呼吸窘迫和新生儿持续性肺动脉高压,多提示有胎粪吸入综合征合并新生儿持续性肺动脉高压。

## 六、其他疾病

### (一)治疗

1. **新生儿湿肺**　新生儿湿肺是因肺液吸收、清除延迟所致,为新生儿暂时性呼吸窘迫的次要原因。此病通常为自限性疾病,可在48~72小时之内缓解,当呼吸急促和发绀时,需经鼻或头罩吸氧并行血气分析。发生呼吸衰竭的概率较小,严重情况时需呼吸机辅助呼吸。

2. **膈神经麻痹**　膈神经麻痹继发于臂丛神经的膈神经损伤,多为单侧发病。临床表现轻者可无明显症状,重者可出现呼吸窘迫。胸部X线检查可见膈肌抬高,超声检查或荧光透视可了解膈肌的运动情况。部分患儿经呼吸支持治疗4~6周后,如果病情未见好转,则需考虑手术治疗。

3. **膈膨升**　膈膨升可分为原发性和继发性。原发性膈膨升是由于胚胎时期胸腹膜肌化不全或未肌化所致膈肌发育不良所致,继发性膈膨升多由产伤所致的神经损伤或膈肌病变引起。左侧多发且常为完全性,右侧则为局限性。膈膨升可使肝脏上提,引起患侧肺不张,从而导致反复呼吸道感染、肺炎及呼吸衰竭等肺部疾病。胸部X线片可见膈肌上抬,超声或荧光透视可见膈肌的矛盾运动。应尽早行膈肌折叠术缓解临床症状。

4. **气管食管瘘**　气管食管瘘在新生儿多是由于食管发育异常导致气管与食管之间出现瘘道,按病因可分为先天性和继发性,按解剖结构可分为气管-食管瘘和支气管-食管瘘。在所有的气管食管瘘病例中,Ⅱ型占85%,即存在食管盲端以及在气管下端和胃部或食管之间的瘘口。主要临床表现为唾液性气管内分泌物增多,可出现吃奶时呛咳,发生误吸的概率极高,食管凹陷处的分泌物引流不畅时更易导致误吸的发生。由此而导致呼吸情况变差,甚至需呼吸支持维持氧合稳定。

5. **细菌性肺炎**　是由肺部细菌感染,特别是B组链球菌感染所致的肺部炎症,可出现严重的临床症状,伴或不伴新生儿持续性肺动脉高压。除了使用抗生素外,新生儿持续性肺动脉高压需给予恰当的呼吸机辅助通气,包括气管插管机械通气。

### (二)转运问题

此类患儿多数不需要呼吸支持治疗,但可能会需要面罩或经鼻吸氧维持氧合。如若继发肺炎,则应尽早使用抗生素治疗。此类患儿在转运过程中最主要的问题是呼吸支持和吸痰。食管闭锁合并气管食管瘘的患儿,转运途中需特别注意充分吸引食管盲端的分泌物,还需随时观察病情,预防误吸的发生。细菌性肺炎、胎粪吸入综合征合并新生儿持续肺动脉高压的患儿病情重,需及时给予相应的处理。

## 七、对患儿父母焦虑的管理

在转运患儿前,转运团队应与患儿家长进行沟通,向家长解释病情、转运原因及预后。患儿需要转运时父母都会担心上级医院的医疗条件和技术水平不足,应花足够多的时间向家长解释沟通并缓解其焦虑心理。转运小组应提供在围产期中心可能参与患儿照顾的医生和护士的姓名和联系方式,并向家长对患儿转运的原因和转运后要接受的治疗作简单的解释。需要转运和采取如插尿管、输血等治疗措施时,需要向家属解释病情并签署知情同意书。应对患儿病情稳定后转回相关医院的可能性进行讨论,同时应向家长提供能显示接收医院的新生儿重症监护病房(NICU)确切位置的地图及电话号码。转运前,应给患儿母亲探视并触摸患儿的机会。由于空间限制和国家法律规定,可能不允许父母或亲属与患儿一起坐救护车转运,但是抵达目的医院后,应及时告知父母患儿的最新情况。

在离开求助医院前,转运组需要告知接收医院ICU患儿病情、呼吸机设置参数及所需要的静脉管路或药物。

(刘冬云)

---

✐ 参考文献

1. Colin AA, Mcevoy C, Castile RG. Respiratory morbidity and lung function in preterm infants of 32 to 36 weeks' gestational age. Pediatrics, 2010, 126(1): 115.

2. Opara PI. Gestational Age Assessment In The Newborn-A Review. Internet Journal of Pediatrics & Neonatology, 2009.

3. 中国医师协会新生儿科医师分会. 新生儿转运工作指南(2017版). 中华实用儿科临床杂志, 2017, 32(20): 1543-1546.

4. Weiss EM, Tsarouhas N. Transport of the Neonate with a Difficult/Critical Airway// Disorders of the Neonatal Airway. Springer New York, 2015.

5.《中华儿科杂志》编辑委员会. 新生儿机械通气常规. 中华儿科杂志, 2015, 53(5): 327-330.

6. Sweet DG, Carnielli V, Greisen G, et al. European Consensus Guidelines on the Management of Respiratory Distress Syndrome-2016 Update. Neonatology, 2016, 111(2): 107.

7. Jr DN, Crezee K, Bleak T. Noninvasive Respiratory Support During Transportation. Clinics in Perinatology, 2016, 43(4): 741-754.

8. 杜立中. 胎粪吸入综合征防治进展. 中国实用儿科杂志, 2003, 18(11): 647-649.

9. Vain NE, Batton DG. Meconium "aspiration" ( or respiratory distress associated with meconium-stained amniotic fluid? ) Seminars in Fetal & Neonatal Medicine, 2017.

10. Reiss I, Schaible T, Hout LVD, et al. Standardized Postnatal Management of Infants with Congenital Diaphragmatic Hernia in Europe: The CDH EURO Consortium Consensus. Neonatology, 2010, 98 ( 4 ): 354-364.

11. Bojanić K, Pritišanac E, Luetić T, et al. Survival of outborns with congenital diaphragmatic hernia: the role of protective ventilation, early presentation and transport distance: a retrospective cohort study. Bmc Pediatrics, 2015, 15 ( 1 ): 155.

# 神经系统疾病新生儿的转运

新生儿神经系统常见疾病包括围产期窒息、颅内出血、抽搐、中枢神经系统感染、遗传性的神经肌肉病及严重的产伤导致神经损伤等。患有神经系统疾病的新生儿由于病情危重需要转运到危重症新生儿救治中心。严重的颅脑损伤、频繁的抽搐可导致脑水肿及脑疝，引起中枢性呼吸、循环衰竭，为保证患儿安全转运，转运前的全面评估和病情稳定非常重要。

## 一、接到转诊电话时的评估和处理

当接收医院或转运机构接到转诊电话时，应尽可能询问患儿的临床情况，包括病史、症状和实验室检查，初步判断患儿病情的严重程度。对于考虑神经系统疾病转诊的，询问内容包括患儿出生天数、胎龄、性别、出生体重、有无宫内缺氧、妊娠期合并症、阿氏评分情况、患儿症状、意识状态、呼吸情况、是否完善血气分析、电解质、血糖、血常规、乳酸、血氨等检验和胸片、颅脑超声、CT等检查。结合询问内容初步判断患儿病情，指导转诊医院完善必要的检查及治疗，如血电解质、血糖，纠正电解质紊乱和低血糖，频繁抽搐的患儿给予止惊，使患儿病情尽可能稳定，为转运小组到达争取时间。同时指导转运小组做好相关准备，包括仪器、药物等，确保患儿安全。以上内容可以设置注意事项表格进行要点询问。

## 二、转运小组到达医院的评估和处置

转运小组到达医院后需要听取病史和已给予的治疗措施介绍，继而全面检查患儿状态和生命体征，对患儿转运过程中可能出现的问题和如何应对做出正确的预测。保证患儿安全转运主要是保证其心肺功能、血糖、体温等生命体征稳定。同时与家长沟通患儿病情及转运风险，家长签署转运知情同意书后开始转运。

### （一）详细询问病史

转运人员到达委托医院后，需要详细询问患儿围产期的病史。包括母亲孕期情况：有无妊娠高血压综合征、糖尿病，有无宫内窘迫、前置胎盘、胎盘早剥，有无特殊用药史，有无抽烟、饮酒等嗜好，分娩过程、羊水情况；患儿生后阿氏评分及复苏抢救史、遗传性疾病的家族史。患儿症状出现的时间、特点、持续时间,相关伴随症状。患儿在委托医院初步的治疗措施也应记录到位。

### (二) 全面的体格检查

全面的体格检查是保证转运安全的基础,包括一般的生命体征检查及皮肤、心肺、腹部、四肢的查体,重点要注意呼吸和神经系统查体及抽搐的表现,以准确判断患儿病情,给予适当处理并告知家属。

1. **呼吸系统体征** 神经肌肉系统疾病引起呼吸衰竭的原因主要是呼吸肌收缩力减弱导致通气障碍,表现为无自主呼吸、自主呼吸弱、呼吸暂停。如宫内缺氧合并胎粪吸入综合征、肺炎的患儿可表现为呼吸困难、吸气性三凹征明显、肺部听诊有啰音。神经肌肉系统疾病的新生儿由于呼吸肌无力可出现矛盾呼吸。

2. **新生儿神经系统查体** 包括头部大小和形状、定向和行为、体位、自发运动和肌张力、反射。

(1) 头部注意有无头颅畸形、头皮血肿、帽状腱膜下血肿、头皮损伤、前囟大小和张力。

(2) 定向和行为检查主要是意识水平的评估和是否存在激惹行为。意识状态分为:昏迷、深度睡眠、浅度睡眠、假寐状态、觉醒状态、完全清醒、哭闹。昏迷:指对疼痛无反应或微弱反应。深度睡眠:没有肢体动作及呼吸规则。浅度睡眠:眼睛闭合,有一些动作,呼吸不规则。假寐状态:眼睛不时睁开。觉醒状态:眼睛睁开,有部分活动。完全清醒:活动较多。持续高调的啼哭、不易安抚属于异常行为,往往提示神经系统症状。

(3) 体位、自发运动和肌张力:正常足月儿的体位仰卧位是四肢屈曲内收,早产儿是外展的。神经系统异常体位包括角弓反张、手臂屈曲、腿部伸展或手臂和腿部均伸展。正常的婴儿都有面部运动,当发现婴儿面部表情正常但四肢肌张力低下时,要注意可能存在脊髓问题。仔细观察新生儿肢体的活动,不能抬起部分或整个肢体可能是产伤造成疼痛或神经麻痹,如果局部触痛明显还要注意可能合并骨折。转运时要注意制动,保持正确的体位。肌张力的检查方法是屈曲婴儿的上、下肢然后快速伸直观察其回缩情况,若回缩过慢或无回缩提示肌张力低。围巾征、腘窝角、足背屈角也是检查肌张力的方法。

(4) 反射:主要检查瞳孔反射和新生儿原始反射。孕35周以后的新生儿均有正常的瞳孔对光反射。查体要观察患儿瞳孔大小和对光反射的情况。一侧瞳孔缩小提示 Horner 综合征。瞳孔扩大提示动眼神经麻痹。严重的颅内压增高发生小脑幕切迹疝,初期表现为患侧瞳孔缩小、对光反射消失,以后出现患侧瞳孔散大、对光反应迟钝或消失。脑疝进一步加重可导致双侧瞳孔散大、对光反射消失。新生儿原始反射包括觅食、吸吮、吞咽、拥抱、握持、踏步、非对称性颈强直反射。当严重神经系统损伤时,原始反射减弱或消失。

## 三、实验室检查

1. **血气分析** 严重窒息的患儿可合并代谢性酸中毒、高乳酸血症、Ⅱ型呼吸衰竭,转诊医师到达后应了解患儿血气情况,及时给予处理。

2. **血电解质、血钙、血糖** 低钠血症、高钠血症、低钙血症、低血糖均可引起患儿抽搐,如不及时纠正可危及患儿生命并影响预后。

3. **影像学检查** 了解患儿在转诊医院所作的检查如颅脑超声、CT 及 MRI,初步判断患儿神经系统疾病的可能诊断和严重程度。

## 四、稳定患儿病情的相关处置

1. **维持生命体征稳定** 严重的围生期窒息、颅内出血或其他原因引起的严重颅脑损伤可引起患儿通气和换气功能障碍、血液酸碱平衡紊乱,以及多脏器功能损害,导致患儿出现呼吸、循环衰竭,转诊医师在当地医院应给予患儿适当处理。发生呼吸衰竭时给予吸氧、自主呼吸弱或呼吸困难明显时给予气管插管复苏囊或车载呼吸机辅助通气。出现低血压时盐水扩容、碳酸氢钠纠酸必要时加用血管活性药物如多巴胺、多巴酚丁胺升血压、增加心肌收缩力,维持重要脏器血液灌注。

2. **纠正电解质紊乱、低钙、低血糖** 低血糖可造成不可逆脑损伤,转运前一定要监测血糖,纠正低血糖后再转运。

3. **止惊** 频繁抽搐的患儿应尽快控制抽搐,减轻脑损伤。

4. **降颅压** 患儿出现前囟张力高、脑疝表现时,静脉滴注甘露醇 0.5g~0.25g/kg 脱水降颅压、呋塞米 0.5~1mg/kg 减轻脑水肿。

## 第二节　新生儿窒息

新生儿窒息是指由于产前、产时或产后的各种原因使新生儿在生后不能建立正常呼吸,引起缺氧,导致全身多脏器功能损害。围产期窒息所致颅脑损伤在新生儿神经系统疾病中发病率及死亡率最高。

### 一、窒息发生的机制和高危因素

大约 90% 的病例发生在产前期。在产前和产时发生窒息的 5 个主要机制是:

1. 脐循环中断。
2. 胎盘气体交换改变。
3. 产妇胎盘灌注不足。
4. 产妇氧合下降。
5. 患儿未能适应从胎儿循环到新生儿心肺循环的模式转变。

胎儿窒息原因很多,不同原因引起窒息导致缺氧缺血脑病的临床表现无特异性。高危因素包括:

(1)产前高危因素:孕产妇低血压和高血压、孕产妇糖尿病、孕产妇贫血、孕产妇心肺疾病、子痫前期、胎儿宫内生长发育迟缓、胎儿水肿、多胎妊娠、胎儿先天畸形、孕妇吸毒、孕妇使用药物。

(2)产时高危因素:脐带受压、胎盘早剥、前置胎盘、胎盘功能不全、胎儿心率改变或酸碱平衡紊乱、胎粪黏稠、患儿心肺疾病、臀先露或其他异常先露、滞产(产程超过 24 小时)、第二产程延长（超过 2 小时）、产钳或胎吸助产、产妇使用全身麻醉剂、镇痛、催产药。

## 二、新生儿缺氧缺血性脑病的病理生理

缺氧缺血性脑病（hypoxic ischemic encephalopathy, HIE）的病理改变包括脑水肿、神经元坏死、出血和脑梗死。病变的分布和胎龄、局部循环及代谢因素有关。急性全面的窒息多累及能量需求高的区域，如中心灰质（基底节、丘脑、海马、脑干）和中心皮层。慢性窒息多累及脑白质尤其是分水岭区白质，损伤严重可累及皮层。在足月儿的脑缺氧损伤多位于皮层和基底核，而在早产儿则多位于生发基质和脑室周围区域。

## 三、新生儿缺氧缺血性脑病的诊断标准和分度

新生儿缺氧缺血性脑病是指围产期窒息缺氧导致脑的缺氧缺血性损害，生后出现一些脑病的表现。产时事件所致神经系统体征可能在生后数小时到数天后才表现，而有宫内缺氧史的患儿在新生儿时期临床表现可能并不明显。详细的体格检查有助于评估缺氧缺血脑病的严重程度。

1. **诊断标准**　临床表现是主要依据，同时具备以下 4 条可确诊，第 4 条暂时不能确定者可作为拟诊病例。

（1）有明确导致胎儿宫内窘迫异常产科病史，以及严重的胎儿宫内窘迫的表现（胎心 <100 次 /min，持续 5 分钟以上，和 / 或羊水Ⅲ度污染）或在分娩过程中有明显的窒息史。

（2）出生时有重度窒息，指 Apgar 评分 1 分钟 ≤3 分，并延续至 5 分钟时仍 ≤5 分，和 / 或出生时脐动脉血 pH ≤7.0。

（3）出生后不久出现神经系统症状并持续 24 小时以上，如意识改变（过度兴奋、嗜睡、昏迷）、肌张力改变（增高或减低）、原始反射异常（吸吮、拥抱反射减弱或消失），病重时可有抽搐、脑干症状（呼吸节律改变、瞳孔改变、对光反应迟钝或消失）和前囟张力增高。

（4）排除电解质紊乱、颅内出血和产伤等原因引起的抽搐，以及宫内感染、遗传代谢性疾病和其他先天性疾病引起的脑损伤。

辅助检查：包括 EEG、B 超、CT 和 MRI，可协助临床了解 HIE 时脑功能和结构的变化及明确 HIE 的神经病理类型，有助于病情的判断，作为估计预后的参考。

2. **分度**　根据疾病的严重程度可分为三度，并与预后相关。轻度脑病表现为神经过敏、深部腱反射亢进、过度警觉，症状在 72 小时内消失，无长期后遗症。中度脑病表现为肌张力减退、抽搐、嗜睡，若以上症状持续大于 1 周，神经系统后遗症的发生率高达 40%。严重脑病表现为昏迷、频繁抽搐发作严重时持续状态、脑干功能障碍、颅内压升高。此类患儿多数有神经系统后遗症，如小头畸形、精神运动发育迟滞、痉挛性瘫痪、癫痫。

## 四、新生儿缺氧缺血性脑病的影像学检查

头颅 CT 能观察的组织损伤在受损后 2~4 天才能看到最大范围。头颅超声可以用于评估早产儿的脑室内出血和脑室周围白质软化。颅脑 MRI 包括常规 MRI 和 DWI（弥散加权成像）。MRI 可判断缺氧损伤的部位和类型，DWI 较常规 MRI 在损伤发生 24 小时内就能发现异常。脑电图也可以帮助评估窒息的新生儿，常显示为不连续模式，有明显的慢波、幅度减小的波。若脑电图很快恢复正常，提示预后良好。振幅整合脑电图中度以上脑病可表现

为低电压、痫样放电,重度脑病时可有暴发－抑制和等电压。

## 五、新生儿缺氧缺血性脑病转运期间的治疗

新生儿缺氧缺血性脑病的治疗原则是维持生命体征稳定、稳定内环境、保证组织灌注、控制抽搐、减轻脑水肿、保护脑细胞。新生儿缺氧缺血性脑病要求尽早治疗,从转运前到转运过程中保持治疗的连贯性,密切监测患儿的表现给予支持和对症处理。

1. **三个支持治疗** 转运途中需进行呼吸、心电、脉搏氧、血压和体温的监测。

(1)维持足够的通气和换气功能,维持内环境稳定:根据血氧饱和度酌情给予鼻导管吸氧、头罩吸氧,合并Ⅱ型呼吸衰竭时给予气管插管、机械通气。转运过程中注意供氧浓度的控制。氧自由基损伤是缺氧缺血性脑病的发病机制之一,神经系统损伤引起的呼吸衰竭多是中枢性通气障碍,改善通气后给予较低吸氧浓度维持氧饱和度在95%左右,避免氧自由基的损伤。转运前完善血气分析,提示严重代谢性酸中毒应给予5%碳酸氢钠纠酸。

(2)维持周身各脏器的良好灌注:缺氧缺血性脑损伤可出现各脏器灌流改变,引起各脏器功能不全和神经源性休克。血气分析提示乳酸明显增高时,可以先给予生理盐水10ml/kg扩容,然后加用多巴胺2~5μg/(kg·min)持续泵入升血压,或联合多巴酚丁胺5~7.5μg/(kg·min)增加心肌收缩力。

(3)维持血糖在正常高值(5mmol/L):脑细胞代谢所需的葡萄糖和氧全靠血液供应,缺氧缺血后脑细胞无氧酵解增加,脑内细胞葡萄糖含量迅速下降,维持血糖正常才能保证神经细胞代谢需要。当发生低血糖时可加重脑损伤。低血糖的防治在于预防,需要密切监测血糖水平,给予6~8mg/(kg·min)葡萄糖静脉滴注。当血糖<2.2mmol/L时给予10%葡萄糖2~4ml/kg静脉推注,随后继续给予6~8mg/(kg·min)葡萄糖静脉滴注,必要时葡萄糖用量可上调到8~10mg/(kg·min)。

2. **三个对症处理**

(1)控制抽搐:苯巴比妥负荷量为15~20mg/kg,12小时后给予维持量5mg/(kg·d),若抽搐控制不理想还可以追加苯巴比妥5mg/kg,总量不超过40mg/kg。若止惊效果仍不好,可以考虑咪达唑仑持续泵入,剂量过大出现呼吸抑制者可给予气管插管。

(2)降颅压:甘露醇0.25~0.5g/kg,静脉推注,6~12小时1次,必要时加用呋塞米0.5~1mg/kg静脉推注。

(3)亚低温治疗:亚低温治疗是目前公认的对于缺氧缺血性脑病具有神经保护的措施,建议对于胎龄≥36周的中重度HIE在生后6小时内给予亚低温治疗。降温方式为选择性头部亚低温和全身亚低温。转运中重度HIE患儿当其生命体温稳定时,应尽早开始亚低温治疗,可更好保护脑细胞及改善患儿的预后。国外已有多篇文献证实,转运前和转运途中为中重度HIE患儿进行亚低温治疗是安全有效的,核心温度一般控制在33~34℃。转运途中进行亚低温治疗患儿低碳酸血症的发生率高。如转运途中条件所限不能做到真正亚低温,但可以给予被动降温,如减少包裹、关闭转运暖箱的加热系统或暖箱内加放冰块维持患儿体温在34℃(肛温)左右。

# 第三节 新生儿抽搐

新生儿抽搐由于表现不典型,发作往往难以识别。抽搐表现多样化,包括微小型、阵挛型、强直型、肌阵挛型及震颤等。正确诊断是正确治疗的前提。视频脑电图可帮助区分新生儿异常动作与停药、睡眠动作、阵挛所致动作。及时控制新生儿抽搐可改善患儿的神经系统预后。对于需要转运的新生儿抽搐患儿应及早寻找病因、控制抽搐发作,才能保证转运过程中患儿的安全,减少神经系统再损伤。

## 一、新生儿抽搐的临床表现

**1. 微小型** 表现为眨眼、斜眼、吸吮动作、咀嚼和嘴唇嚅动、划船、蹬车、敲鼓等。

**2. 阵挛型** 表现为单个肢体、单侧面部或躯体的节律性痉挛,发作频率每秒 1~4 次,可能提示皮层梗死等局灶性病变或代谢病引起。

**3. 强直型** 表现为持续性肢体或躯干异常体位、头或眼歪斜等。

**4. 肌阵挛型** 屈肌肌群发生阵挛,可表现为单病灶、多病灶或全身性。

**5. 震颤** 是一种对称性颤抖,没有阵挛型和肌阵挛的快速相和慢速相,发作频率更快,每秒 5~6 次,对刺激敏感,外界干预可停。震颤是新生儿戒断综合征的一个表现,也见于 44% 的正常新生儿。

## 二、新生儿抽搐的病因诊断

**1. 病史采集** 新生儿缺氧缺血性脑病、颅内出血、脑梗死、低钙血症、低血糖、电解质紊乱都是新生儿抽搐的常见病因。尽管出生史可以提示患儿抽搐发作原因,但获取相关信息常有一定困难,应在转运前尽量获得详细分娩记录。胎儿宫内窒息可能是由于胎盘疾病、孕产妇创伤、感染、先天性综合征等引起的。抽搐发作的开始时间有助于判断病因。出生后48 小时内发病的病因有窒息、外伤、吡哆醇依赖症、低血糖。在第一周内出生72 小时后发作的可能病因有:

(1)外伤:硬膜下血肿、蛛网膜下腔出血、脑实质出血、脑挫伤、大脑皮质静脉血栓形成。

(2)窒息:分水岭梗死、基底节梗死、脑室周围白质软化、脑室内出血、蛛网膜下腔出血。

(3)先天异常(脑发育不全)。

(4)代谢异常:低钙血症、低血糖、电解质失衡(低钠血症或高钠血症)。

(5)感染:细菌性脑膜炎、脑脓肿、疱疹脑炎、柯萨奇病毒脑膜脑炎、巨细胞病毒、风疹、弓形体病。

(6)药物戒断:巴比妥酸盐、海洛因、美沙酮、酒精。

(7)吡哆醇依赖症。

（8）氨基和有机酸代谢异常：枫糖尿病、非酮性高甘氨酸血症、甲基丙二酸尿症、丙酸尿症。

（9）尿素循环异常。

（10）核黄疸。

（11）毒素：局部麻醉剂、异烟肼。

（12）家族性癫痫发作：瘢痣病、遗传症候群和精神发育迟滞、良性的家族性癫痫。

2. **体格检查**　包括测量血压、间接检眼镜、皮肤检查等，可能会发现病因的相关线索。

3. **实验室检查**　在病史收集和体格检查完成后，需要进行的初步实验室检查包括：血钠、镁、钙、血糖、血尿素氮、胆红素、血气分析（酸碱状态）、尿常规、毒物相关检查、脑脊液检查。

4. **影像学检查**　当患儿抽搐表现为单侧肢体或单个肢体的抽搐时，高度提示中枢神经系统局灶病灶，需尽快完善头颅 CT 检查，多见于脑梗死、颅内出血。颅脑 MRI 的弥散加权成像也可早期提示脑损伤引起的脑水肿。

## 三、常见引起新生儿抽搐疾病的处理

1. **新生儿缺氧缺血性脑病**　中度以上脑病是引起新生儿抽搐的最常见原因。抽搐多发生在窒息后 12 小时内，表现形式不一，结合缺氧病史和临床表现可确诊，必要时行颅脑 MRI 的 DWI 检查。

2. **新生儿颅内出血**　新生儿颅内出血可以发生在急产、延期产、难产。尽管蛛网膜下腔出血常没有主要临床表现，但它可能是发作性阵挛活动的病因，如早期行腰椎穿刺术会发现脑脊液中含有红细胞。硬膜下血肿常与产伤有关，表现为癫痫局灶性发作。蛛网膜下腔出血和硬膜下出血都可以通过头颅 CT 诊断。

3. **低血糖和低钙血症**　最常见也最易纠正的引发抽搐发作的代谢异常是低血糖和低钙血症。低血糖是指新生儿血糖 <2.2mmol/L，常见于感染、代谢缺陷（枫糖尿病、丙酸血症、甲基丙二酸血症）及小于胎龄儿。尽管糖尿病母亲患儿血清葡萄糖常较低，但很少表现为低血糖性癫痫发作。血糖 <2.6mmol/L 是临床治疗的界限。治疗低血糖可以用静脉缓慢推注 10% 葡萄糖（2ml/kg），然后以 6~10mg/（kg·min）的速度持续静脉滴注。

低钙血症为血钙低于 1.8mmol/L，游离钙低于 0.9mmol/L。在出生后前 3 天内发生的早期新生儿低钙血症常见于早产儿、糖尿病母亲患儿、DiGeorge 综合征、生后窒息。在出生后 4~7 天内发生的低钙血症常见于高磷饮食、孕妇缺乏维生素 D、低镁血症、肠道吸收不良。怀疑低钙血症的患儿应查心电图，低钙血症表现为 ST 段延长、QT 间期延长。早产儿 QT 间期大于 0.21 秒、足月儿 QT 间期大于 0.19 秒支持诊断低钙血症。

新生儿低钙血症主要表现为兴奋性增高和抽搐发作。这种抽搐发作常表现为多灶性和迁徙性，患儿在间歇期易激惹。患儿低钙血症所致抽搐发作的治疗为 10% 葡萄糖酸钙 2ml/kg，缓慢静脉注入（大于 10 分钟）。任何对此治疗无效的低钙血症患儿都应查血镁浓度。低钙血症合并低镁血症（血清镁浓度小于 0.6mmol/L）患儿只有在纠正低镁血症后才会治疗有效，常用 0.25ml/kg 的 50% 硫酸镁溶液肌注纠正低镁血症。

4. **吡哆醇依赖性抽搐**　在生后短期内即发作，多病灶的阵挛性活动可以迅速进展到癫痫持续状态。吡哆醇依赖症是一种常染色体隐性遗传病，吡哆醇是合成抑制性神经递质

γ-氨基丁酸的必需原料。这种类型的癫痫发作对常规抗抽搐治疗无效,只对吡哆醇治疗有反应。在接受 100mg 吡哆醇静脉注射治疗后,阵挛活动停止,脑电图可以在 10 分钟内变正常。患儿需要终身服用吡哆醇治疗(2~30mg/(kg·d))。

**5. 氨基酸代谢疾病** 是新生儿抽搐发作的不常见病因。若出现以下情况应怀疑有潜在的原发代谢异常:病史有喂养后逐渐出现反应差、抽搐、尿液有特殊气味、实验室数据提示酸中毒或碱中毒。新生儿的血清及尿液分析有助于诊断。

### 四、新生儿抽搐的处理

**1. 转运前处理** 尽量寻找患儿抽搐原因,纠正电解质紊乱、低血糖、低钙血症等。未检测到特定的代谢异常或存在中枢神经系统发育缺陷的新生儿应予以抗癫痫药物治疗。苯巴比妥是治疗患儿癫痫发作的最常用药物,要达到治疗水平常需要最低负荷量 20mg/kg 静脉注射。如果抽搐发作对 40mg/kg 剂量的苯巴比妥没有效果,可以加用苯妥英钠作为辅助药物。苯妥英钠的负荷量是 20mg/kg 静脉注射。苯巴比妥和苯妥英钠的维持剂量为 3~5mg/(kg·d)。苯妥英钠的主要副作用是心律失常。药物必须缓慢滴注,不能超过 1mg/(kg·min)。如果癫痫持续发作,加用苯二氮䓬类药物通常有效。

**2. 转运过程中处理** 要监测患儿呼吸、心率、血氧饱和度、血压;合并低氧的给予吸氧,抽搐频繁合并呼吸抑制的给予气管插管、辅助通气;血压低给予升压处理;再次出现抽搐可给予止惊处理。

抽搐发作病因决定了治疗的疗程。急性自限性脑病通常不需要长期抗癫痫治疗。不过有脑发育不全、神经学检查异常、脑电图异常等表现的患儿在出院后应继续治疗。

## 第四节 臂丛神经损伤

臂丛神经损伤是在头位和臀位分娩时最常见的并发症,可以由多种原因所致,如臂丛神经受牵拉、神经根撕脱、神经束在组成臂丛时离断。发病诱因包括产钳或吸引助产、臀先露、巨大体重儿肩难产。损伤常发生在右侧,可能是由于左枕前是最常见的胎方位。牵引所致臂丛神经损伤预后良好,但断裂所致臂丛神经损伤功能可能无法恢复。

Erb 瘫痪涉及上段臂丛神经:$C_5$、$C_6$。当手臂呈现特征性的内旋内收位置时应尽快考虑到此诊断,这是由于三角肌、冈上肌和冈下肌瘫痪所致。由于肱二头肌和肱桡肌无力致肘部伸直旋前,肱二头肌的牵张反射消失,肱三头肌的还存在。应注意保护手腕和手的运动。必须仔细进行体格检查。吞咽或吸吮困难、间歇性喘鸣、剑突凹陷等都提示有可能舌下神经麻痹或复发性喉损伤。80%~90% 的膈神经麻痹与臂丛神经损伤相关,应行胸片检查。

臂丛神经下段损伤称 klumpke 麻痹。$C_8$ 和 $T_1$ 的脊神经根损伤导致肢端无力、肘部弯曲、腕部伸展、掌指关节过度伸展。肱三头肌反射消失。如果损伤累及自主神经的根部则发生同侧 Horner 综合征。

与臂丛神经损伤相关的病变有锁骨骨折、肱骨骨折、Horner 综合征、膈神经麻痹。电生理学检查可以辨别病变程度,CT 造影可以评价神经根损伤以检测是否有硬脊膜损伤。早期恢复及仅上肢近端受累提示预后良好。手术干预的指征和时机目前仍有争议。

转运期间治疗:臂丛神经损伤的治疗旨在防止挛缩及促进骨骼更好发育。由于可能合并患侧锁骨骨折、肱骨骨折,转运过程中要制动,应将手臂固定于腹部以减少肿胀和出血,建议损伤后的第一周后开始被动练习。如果患儿出现呼吸窘迫的征象,在转运之前应建立好机械通气。与单侧膈神经麻痹相关的死亡率高达 15%,其余 85% 预期在 6~12 个月内可以康复。

## 第五节　颅 内 出 血

颅内出血是新生儿常见疾病,依据出血部位不同可分为硬膜下出血、蛛网膜下腔出血、脑实质出血、小脑及丘脑出血、基底核出血、脑室周围–脑室内出血。发病的原因与新生儿脑血管发育的特点、围产期缺氧、产伤及凝血机制异常等有关。

### 一、硬膜下出血

小脑幕硬膜下出血可发生在正常分娩的婴儿,常在未确诊时已自行恢复。硬膜下出血是大脑半球间桥静脉破裂或硬脑膜窦撕裂所致。产钳、吸引器、臀先露等因素对头颅造成的过度压力可能导致小脑幕与镰、岩骨的连接撕裂。硬脑膜窦撕裂所致出血可以扩散至后颅窝,挤压小脑并阻塞第四脑室,最后致脑干受压。桥静脉的小撕裂或破裂可以导致亚急性症状,在分娩后数小时到数天内出现。

临床症状有易激惹、哭声无力或尖声哭闹、呕吐、苍白。体格检查发现患儿前囟张力高、运动不对称,抽搐频繁发作。新生儿应注意监测是否有脑干受压的早期征象:瞳孔不等大、心动过缓、不规则呼吸、动眼神经麻痹。

头颅已成形的患儿在一段无症状的间隔后出现颅内高压表现,则应警惕小脑幕撕裂和后颅窝出血。CT 可确诊硬膜下出血,应尽快检查。病情稳定的新生儿提倡保守治疗,对于后颅窝硬膜下出血的患儿若出现脑干受压征象则应进行手术疏通。大脑半球凸面的硬膜下出血导致中线移位,小脑幕裂孔疝可以通过硬膜下腔穿刺放液来缓解。若患儿无症状则无需重复穿刺放液。

硬膜下出血患儿的预后和出血程度相关。大脑镰撕裂或硬脑膜窦撕裂的新生儿常发生脑积水及其他后遗症,大脑半球凸面硬膜下出血的患儿预后较好。

### 二、蛛网膜下腔出血

新生儿蛛网膜下腔出血不像成人动脉出血那样明显,它起源于软脑膜动脉吻合的残余血管通道或蛛网膜下腔的桥静脉,通常认为是由分娩时的生理创伤或缺氧事件引起。

由于出血常是静脉性的,临床表现常不明显或缺乏,且出血常呈自限性。但是,有两个临床症状是公认的:

1. 癫痫样发作可以在间歇期内其他方面都健康的患儿中发作。

2. 在出生的第二天开始抽搐。少数大范围蛛网膜下腔出血的患儿可能发生呼吸紊乱、脑干功能障碍、昏迷。

有症状的蛛网膜下腔出血的诊断主要依靠 CT 表现,其他情况的蛛网膜下腔出血(与脑室内或颅内出血相关的出血)可通过 CT 排除。腰椎穿刺脑脊液检查若红细胞、蛋白升高,脑脊液黄色,葡萄糖降低,则支持临床诊断。常采用对症支持治疗,在有些病例脑受损并吸收后可能发生脑积水。

### 三、脑实质出血

脑实质出血的原因包括缺氧导致脑实质点片状出血、早产儿多灶性脑实质出血、血管畸形所致脑实质出血。点片状的脑实质出血不一定有神经系统后遗症。大量脑实质出血一般预后不佳。出血部位可以在基底节、丘脑、小脑,大量出血可导致脑疝。

### 四、早产儿脑室周围－脑室内出血

由于早产儿脑生发基质血管结构、走行的特殊性及毛细血管壁由单层细胞构成,血压波动,凝血异常,血管壁外的支撑作用差,导致易发生生发基质脑室内出血。诊断首选颅脑超声检查。出血严重时,患儿可有皮肤苍白、前囟张力高、血压低等表现。

### 五、足月儿脑室内出血

脑室内出血在早产儿中更常见,但足月新生儿也可以出现脑室内出血,它可能起源于生发基质层或脉络丛的静脉,或者兼而有之。围产期窒息和损伤常与之相关,有着多变的临床表现:意识状态的改变、呼吸紊乱、癫痫发作、半身或四肢轻瘫、角弓反张等。出血后脑积水很常见,可能需行脑室腹腔分流术。超声或 CT 扫描可以诊断。治疗与早产儿脑室内出血类似。

颅内出血患儿转运期间注意事项:转运过程中注意避免头部震动、平卧位、维持生命体征稳定,避免出现严重低氧血症、血压波动引起颅内出血加重。严重颅脑损伤转运过程中采取重症监护模式,可使转运更加安全并提高抢救成功率。

(杜志方　张　珊)

---

✎ 参考文献

1. 魏克伦,杨于嘉 . 新生儿学手册 . 第 5 版 . 长沙:湖南科学技术出版社,2006.

2. 邵肖梅、叶鸿瑁、邱小灿 . 实用新生儿学 . 第 5 版 . 北京:人民卫生出版社,2019.

3. 刘锦纷 . 罗伯顿新生儿学 . 第 4 版 . 北京:北京大学出版社,2009.

4. 母得志 . 新生儿缺氧缺血性脑病的诊断和治疗 . 实用儿科临床杂志,2011,26(14):1144-1146.

5. 蔡清,薛辛东,富建华 . 新生儿缺氧缺血性脑病磁共振的研究进展 . 中华儿科杂志,2010,46(3):227-230.

6. Ruangkit C. Decreased oxygen exposure during transportation of newborns. Arch Dis Child, 2018, 103（3）: 269–271.

7. Szakmar E. Feasibility and Safety of Controlled Active Hypothermia Treatment During Transport in Neonates With Hypoxic–Ischemic Encephalopathy. Pediatr Crit Care Med, 2017, 18（12）: 1159–1165.

8. Szakmar E. Asphyxiated neonates who received active therapeutic hypothermia during transport had higher rates of hypocapnia than controls. Acta Paediatr, 2017, 24（10）: 1111.

9. Lemyre B. Initiation of passive cooling at referring centre is most predictive of achieving early therapeutic hypothermia in asphyxiated newborns. Paediatr Child Health, 2017, 22（5）: 264–268.

10. Zayas R. Critical Care Transport of Patients With Brain Injuries. AACN Adv Crit Care, 2018, 29（2）: 175–182.

# 第十一章
# 内分泌与代谢性疾病新生儿的转运

虽然内分泌疾病与代谢性疾病相对罕见,且大多数患儿选择门诊治疗,但是诸如顽固性低血糖症、低钙血症或高钾血症等急症等可能在新生儿期发病,尤其是早产儿,可能需转运到三级医疗机构治疗。由于这类疾病在急性期可能引起死亡,长期预后可能致残,在转运前必须进行评估并进行处理,准备途中监测的手段。同时,医生必须掌握这类疾病的病因、发病机制、病理生理、诊断、治疗等知识,以便判断患儿是否需要转运及选择正确的诊疗手段。许多情况下,这些手段需要在首诊前确定。

## 第一节 转运前评估

内分泌与代谢性疾病转运团队到达转出医院后,应先根据病史、体检和已有的化验资料和当地医生简短讨论,对患儿做出初步诊断,并对潜在危险因素予以预测,着手进行稳定病情的处理。目的在于使患儿在整个转运过程中全身情况稳定,避免在转运途中做紧急处理,从而保证转运的安全性。切忌在转运前不做处理,企图使患儿尽快到达 NICU,再进行处理。如果想要进一步做化验检查,需权衡所等待时间是否值得。如果该化验结果并不能改变转运过程中的处理,则为浪费时间。在稳定病情处理过程中,应将监护仪与患儿连接。若反复抽血检查可能浪费时间,则提前与转出医院取得联系,让转出医院提前查血钾、血糖、血钙,条件差的转出医院,可用快速血糖分析仪采微量血测血糖,对可能引起生命体征不稳的异常血糖及电解质的严重程度进行评估,在转运前予以处理,确保转运安全。新生儿尤其是极早产及超早产儿,糖原贮备有限,为防呕吐,转运需抽空胃容物,转运途中不能进食,加上路途颠簸,转运前需建立静脉通路,并静脉滴注 10% 葡萄糖溶液 6mg/(kg·min),维持血糖 >2.6mmol/L。由于早产儿胰岛素 β 细胞发育不成熟,补糖量过高又易发生高血糖,必要时在转运途中可用微量血糖仪测量血糖。此外,如发现患儿存在血糖、血钙、血钠、血钾异常,应在转运前进行纠正,直至不影响生命体征稳定,并建立静脉通路,转运途中继续治疗并监测。

## 第二节　低血糖症和高血糖症

### 一、低血糖症

新生儿低血糖症诊断标准：血糖低于 2.2mmol/L；血糖低于 2.6mmol/L 为临床需要处理的界限值。

#### （一）病因及病理生理

**1. 早期新生儿低血糖相关的生理性应激**　窒息、败血症、足月小样儿、脑出血，脓毒血症。

**2. 葡萄糖摄入不足**　饥饿、酮性低血糖（空腹后发生，需要评估激素水平）。

**3. 糖异生减少**

（1）垂体功能减退（生长激素、皮质醇、甲状腺素，一种或几种均不足）。

（2）代谢异常（可能与酸中毒有关）：半乳糖血症摄入牛奶后尿中存在还原性物质氨基酸尿、有机酸尿、中链酰基辅酶 A 脱氢酶缺乏症、肉碱缺乏症、Ⅰ 型糖原贮积症（葡萄糖 –6– 磷酸酶缺陷症：肝肿大，乳酸性酸中毒，胰高血糖素或肾上腺素异常增加）、果糖不耐受症进食水果后尿中存在还原性物质、丙酮酸羟化酶或磷酸烯醇式丙酮、酸羟化酶（PEPCK）缺乏症（肝肿大，乳酸性酸中毒）、果糖 1–6 二磷酸酶缺乏症（乳酸和丙氨酸升高）、酒精摄入。

**4. 葡萄糖利用率增加**

（1）高胰岛素血症：突然停止静注葡萄糖（静推）、糖尿病母亲新生儿、足月小样儿、胰岛细胞增生症、胎儿红细胞增多症、Beckwith 综合征、胰岛细胞腺瘤、糖尿病前期症状、胰岛素治疗过度。

（2）慢性癫痫发作。

（3）注射胰岛素或口服降糖药（磺酰脲类）。

导致低血糖的原因可分为：糖原和脂肪储存不足、葡萄糖摄入不足，机体耗糖过多、高胰岛素血症，内分泌和代谢性疾病。出现低血糖反应时，机体会释放包括胰高血糖素、肾上腺素、皮质醇和生长激素的反馈调节激素来提高血糖浓度。这些激素会导致持续数小时的高血糖状态。胰岛素主要作用于肝脏、肌肉及脂肪组织，虽然其不参与葡萄糖进入中枢神经系统细胞的过程，但它对中枢神经系统的代谢仍十分重要。神经系统并发症的发生与血糖浓度成反比，与低血糖持续时间成正比。血浆葡萄糖的正常值来源于统计数据。通常将 $30\sim40$mg/dl 作为低血糖的临界值，不低于此值时，中枢神经系统其他代谢途径可提供大脑所需能量，故低血糖对脑功能不会造成损害。

#### （二）临床表现

低血糖症临床常缺乏症状。典型的临床表现主要由神经性低血糖和肾上腺素能神经系统兴奋所致。新生儿低血糖的症状和体征包括抽搐或癫痫发作、软弱无力、嗜睡、眼震颤、哭声高亢、呼吸暂停或不规则，甚至发绀。癫痫发作是儿科低血糖症患儿常见的临床表现，包括出汗、面色苍白、心动过速、心悸、焦虑、饥饿、乏力，甚至低体温。在重症监护病房内，肝脏疾病、肾脏疾病、败血症、全胃肠外营养导致的葡萄糖摄入不足、胰岛素注射过量、口服降糖药物、大面积烧伤、饥饿、乙醇摄入等可能与低血糖密切相关。诊断时应与引起类似低血糖症状的其他病因鉴别，包括焦虑、摄入葡萄糖后胰岛素生理性升高、嗜铬细胞瘤，以及如茶碱、肾上腺素、支气管扩张剂等药物引起。

## （三）诊断

主要根据病史、临床表现、血糖测定诊断。

**1. 病史**　母亲患有糖尿病或妊娠高血压病史；患儿患红细胞增多症、ABO 或 Rh 血型不合溶血病、围产期窒息、硬肿症、感染、RDS 等病史；患儿为早产儿及小于胎龄儿、开奶迟及摄入不足等。

**2. 临床表现**　有上述临床表现，特别是经滴注葡萄糖症状好转者或具有无原因解释的神经系统症状、体征患儿均应考虑本症。

**3. 血糖测定及其他检查**　血糖测定是确诊和早期发现本症的主要手段。生后 1 小时内应监测血糖。对有可能发生低血糖者，可于生后 3、6、12、24 小时监测血糖。诊断不明确者根据需要查血型、血红蛋白、血钙、血镁、尿常规及酮体，必要时做脑脊液、X 线、心电图或超声心动图检查等。

## （四）治疗

新生儿低血糖的监测及低血糖的早期治疗对防止神经系统损伤有重要作用。治疗低血糖之前，要快速测定血糖、血乳酸值，同时送检血清样本中的生长激素、皮质醇和 $T_4$ 水平。血糖、乳酸必须立即测定，其他的可酌情选送。还要测定患儿血气分析，以判断机体酸碱平衡状态。出现尿酮时，可排除高胰岛素血症。代谢性酸中毒常提示氨基酸尿或糖代谢异常。如果存在酸中毒，应立即测定血清氨基酸、尿氨基酸、有机酸及肉碱，因为经过治疗后，这些值会发生改变。根据病因，转运前对低血糖发生的可能性及低血糖的程度进行评估，进行下列具体治疗措施后再转运，并预测途中是否需要继续治疗和监测。

1. 对可能发生低血糖者，从生后 1 小时开始喂奶，24 小时内应每 2 小时监测血糖 1 次。

2. 对血糖低于 2.6mmol/L 但无症状者，应静脉输注 10% 葡萄糖液 6~8mg/（kg·min），每小时监测 1 次微量血糖，正常后停止输注葡萄糖液；患儿有症状，应立即静脉推注 10% 葡萄糖液 2ml/kg（1ml/min），随后继续输注 10% 葡萄糖液 6~8mg/（kg·min），每小时监测 1 次微量血糖；若经上述处理，低血糖仍不缓解，则输注葡萄糖液至 12mg/（kg·min），2~4 小时监测 1 次静脉血糖，稳定正常 12~24 小时后，停输葡萄糖。

3. 新生儿糖异生异常引起的低血糖，可按 10~15mg/（kg·min）静脉滴注葡萄糖液。治疗低血糖症时，如果葡萄糖需要量大于 15mg/（kg·min），则表明机体胰高血糖素增加了对葡萄糖的利用。如果患儿输液量达到 150ml/（kg·d），那么 D10W 提供的葡萄糖约 10mg/（kg·min），而 D15W 最大量为 15mg/（kg·min）。

4. 高胰岛素血症

（1）经静脉推注 10~15mg/（kg·min）葡萄糖治疗后，复查血糖值仍低于 60mg/dl，考虑可能为高胰岛素血症。可加用氢化可的松（10mg/kg·d），每 6 小时一次。两天后剂量改为 5mg/（kg·d）（约 125mg/m²），以防止血管神经性水肿或肺水肿。当血中葡萄糖增加到 100~120mg/dl，剂量每 1~2 天减少 50%。

（2）因为可的松需 12~24 小时才提高血中葡萄糖浓度，所以对于因高胰岛素血症引起的严重低血糖（低于 40mg/dl）可给予二氮嗪。二氮嗪是一种抗高血压药，可有效抑制胰腺释放胰岛素。初始剂量为 5mg/（kg·d），分 4 次静注或口服，最大药效可持续 4 小时。如果 4 小时后血糖浓度未增加，即可将剂量增加到 10mg/（kg·d），分 4 次给予。再过 4 小时血糖浓度仍未增加，剂量可增加到 15mg/（kg·d），分 4 次给予。推荐最大总剂量为 20mg/（kg·d）。胰高血糖素肌注仅用于紧急情况，如静脉通路不能建立时。在某些低血糖儿童中，奥曲肽也可有效抑制胰岛素的释放。因使用奥曲肽可出现胃肠道并发症，不推荐长期使用。

（3）若二氮嗪治疗无效，98% 的患儿需施行胰腺切除术。根据经验，持续输注胰高血糖素 10ng/h，最高达 50μg/h，可有效提高血糖浓度，为数周后手术做好准备。近来有报道表明早产儿低钠血症和血小板减少症与注射胰高血糖素有关，建议慎用胰高血糖素，同时监测血钠和血小板。根据以往经验，新生儿术前皮下注射奥曲肽对升高血糖无效，但加用胰高血糖素持续静脉滴注 10mg/（kg·d）时却有效。有医院已将胰腺不同区域的选择性动脉内钙刺激及肝静脉抽样等，用于鉴别胰岛素的产生部位，并为胰腺切除提供指征，而胰腺局部切除不会引起低血糖或糖尿病。

### （五）转运护理

采集血清样本进行实验室诊断和给予初始剂量的葡萄糖后，必须维持静脉输注葡萄糖，以防转运过程中再次发生低血糖。床旁监测血糖，每小时一次或按需调整。血糖仪用一滴血即可评估即时血糖，也可以使用血糖试纸，避免等待实验室结果时间过长，延误治疗。为防患儿病情恶化，抗惊厥药及插管设备必须处于备用状态，且气道必须保持通畅。

## 二、高血糖症

新生儿高血糖症的标准目前尚未统一，国外学者分别以血糖高于 7、7.8、8、8.3mmol/L 为标准；国内学者以全血血糖高于 7mmol/L 为标准，血糖高于 6.7mmol/L 时会出现尿糖。糖尿病酮症酸中毒（DKA）是最常见的代谢性紊乱。尽管糖尿病治疗有进展，但所有年龄组 DKA 的发病率和死亡率（有报道为 3%~17%）仍维持在较高水平。

### （一）病因及病理生理

1. **血糖调节功能不成熟** 新生儿，尤其是早产儿、SGA，缺乏成人所具有的 Staub Traugott 效应（即重复输糖后血糖水平递降和葡萄糖的消失率加快），与胰岛素 β 细胞功能不完善、对输入葡萄糖反应不灵敏和胰岛素的活性有关，因而葡萄糖清除率较低，胎龄、体重、生后日龄越小，此特点越明显。

2. **疾病影响** 窒息、感染或寒冷损伤的新生儿易发生高血糖。主要是由于应激状态下，胰岛反应差、分泌减少或受体器官对胰岛素的敏感性降低，儿茶酚胺分泌增加，血中高血糖素、皮质醇类物质水平增高,糖原异生的作用增强有关。下丘脑－垂体功能受损,使糖的神经、内分泌调节功能紊乱所致。

**3. 医源性高血糖**　常见于早产儿,由于补液时输入葡萄糖过多、速度过快,母亲分娩短时间内使用糖和糖皮质激素,以及婴儿在产房复苏时应用高渗葡萄糖、肾上腺素及长期应用糖皮质激素等药物所致。

**4. 新生儿暂时性糖尿病**　机制不清。目前认为,与胰岛素 β 细胞暂时性功能低下有关。治愈后不复发。

**5. 真性糖尿病**　新生儿少见,严重时并发糖尿病酮症酸中毒(DKA),且易复发。

(1)胰岛素对机体代谢的影响

1)促进葡萄糖跨细胞膜转运和细胞内葡萄糖代谢。

2)促进氨基酸跨细胞膜转运、蛋白质合成,利于生长。

3)抑制脂蛋白分解,导致脂肪分解、体重下降、酮症及游离脂肪酸增多。1 型糖尿病患儿,青春期前所需胰岛素的平均每日剂量为 0.7U/kg。

(2)1 型糖尿病是由于胰岛素缺乏引起葡萄糖利用率下降而导致高血糖。2 型糖尿病的发病机制为胰岛素抵抗,可同存在胰岛素相对缺乏。虽然血糖升高几小时后血糖产率下降,但由于低血容量和肾小球滤过率下降,引起尿糖排泄率降低,结果血清葡萄糖升高。

(3)对于 DKA 患儿,因胰岛素缺乏和脱水,除引起高血糖外,还会导致 β-羟丁酸、乙酰乙酸、丙酮和游离脂肪酸蓄积。胰岛素缺乏,脂蛋白脂肪酶功能尚未被抑制时,机体可动员脂肪产生游离脂肪酸、甘油三酯、总胆固醇和低密度脂蛋白。游离脂肪酸可进一步抑制胰岛素的作用。肝脏、肌肉和脂肪组织由合成代谢变为分解代谢,释放脂肪酸和氨基酸,它们可作为肝糖原异生和生酮反应的底物。DKA 时,高血糖引起渗透性利尿,产生血管内脱水。此时,组织灌注不足,无氧酵解增加而产生乳酸性酸中毒。

(4)DKA 发生的诱因包括胰岛素缺乏、过量饮食、感染、外伤或情绪紧张。DKA 患儿除了存在胰岛素缺乏导致葡萄糖利用低下外,机体还存在因血皮质醇、生长激素、肾上腺素、去甲肾上腺素的释放增加而引起的葡萄糖浓度进一步升高。此外,DKA 渗透性利尿引起的血容量不足和血浆渗透压升高的另一机制为抗利尿激素、血浆肾素活性及醛固酮升高。上述激素会促进水钠潴留,因此补液过量会增加患儿发生脑疝的风险。由于输注大量含氯溶液,高氯性酸中毒在 DKA 中很常见。DKA 最严重的代谢改变是血容量不足及与之相关的高渗状态。研究证明,DKA 患儿的感觉迟钝及脑电图变化与高渗程度有关。血容量不足所致肾小球滤过率下降将进一步减少葡萄糖排泄,促进高血糖发生。

(5)在鉴别高血糖和酮症时,转运团队应意识到经前列腺素 $E_1$ 治疗后,血糖也会升高。前列腺素 $E_1$ 用于维持动脉导管依赖型先天性发绀型心脏病患儿的动脉导管的开放状态。

(6)如果急诊入院的患儿未及时称重,输液量需依据近期体重记录或患儿体表面积进行估算。保守估计,DKA 患儿缺水总量约为机体的 10%~15%。由于渗透性利尿和呕吐,DKA 患儿可出现低钾血症。严重的细胞内低钾血症可能会导致心律失常或呼吸衰竭。1~2 小时内予大量生理盐水进行初步液体复苏,然后以 30~40mEq/L 的速度静脉滴注氯化钾,补充钾缺乏并预防胰岛素治疗后造成的低钾血症。尽管体内总钾损耗,但有些患儿血钾最初可升高。在这种情况下,4 小时内应复查血电解质,并持续静脉输液补钾直到血钾正常。

(7)DKA 治疗过程中,是否采用磷酸盐治疗仍存在争议。DKA 患儿体内总磷酸盐可能缺乏,2,3-二磷酸甘油酸(2,3-DPG)水平低下。故补充磷酸盐可增强DKA患儿携氧能力。但近期研究尚未能证实这种治疗的临床效果,建议只有当磷酸盐低时才使用。磷酸盐的另一个作用是减轻静脉输液后产生的高氯性酸中毒。方法是将50%氯化钾与50%磷酸钾混合(通常是氯化物与磷酸盐各20mEq/L)静脉输注。

(8)高氯性酸中毒在DKA中常见的原因之一是大量补充含氯溶液。严重酸中毒会对心脏产生负性肌力作用而危及患儿生命。因存在脑水肿的风险,是否使用碳酸氢盐治疗仍存在争议。碳酸氢盐过量可能会导致组织缺氧,脑脊液反常性酸中毒,血钾或血钙进一步下降。一般主张仅严重酸中毒(pH<7.1)时才补充碳酸氢盐,以预防心律失常、神志不清、昏睡或昏迷。若酸中毒不太严重,经足够的液体及胰岛素治疗,24小时内情况即可改善。使用碳酸氢盐治疗时推荐持续静脉输液,保证碳酸氢钠浓度为每小时1mEq/kg。在转运前或转运途中,可静脉输注碳酸氢盐(1~2mEq/kg)1~2小时以上。若给予碳酸氢盐量较大时,需要每小时监测酸碱平衡状态,但这在转运过程中可能很难实现。pH>7.20时即停止输注碳酸氢盐。此时,适当地补液和输注胰岛素可继续纠正代谢性酸中毒。

### (二)临床表现

**1. 高血糖** 高血糖不严重者无临床症状;严重者可发生高渗血症、高渗性利尿,出现脱水、烦渴、多尿等。患儿眼闭合不严,伴惊恐状,体重下降,血浆渗透压增高,易发生颅内出血。常出现糖尿。医源性糖尿常为轻度或暂时性,可持续数周或数月。除真性糖尿病外,医源性高血糖或暂时性糖尿病尿酮体常为阴性或弱阳性,伴酮症酸中毒者少见。

**2. 真性糖尿病所致酮症酸中毒**

(1)临床表现

1)DKA症状:有多尿、多饮、多食。烦渴和体重减轻是胰岛素缺乏的典型表现。此时,胰岛素缺乏通常已有1~3周。疲劳、嗜睡、呼吸深长、腹痛、昏迷等均可能为酮症酸中毒的临床表现。

2)DKA体征:包括脱水所致的口腔黏膜干燥、心动过速、四肢无力和低血压。酮体产生所致的呼吸深快和呼气中有烂苹果味。脂肪分解所致皮下组织减少。根据上述临床症状、体征、血糖>140mg/dl和酮尿,除外其他原因如呕吐或脱水,即可诊断为DKA。

3)DKA鉴别诊断:最常考虑的是病毒性胃炎。病毒性胃炎可引起呕吐,产生少量酮类,但一般不会造成严重的酮尿或糖尿。尿崩症患儿表现为低比重尿(<1.010),无尿酮或尿糖。应激、肾上腺素、类固醇激素可引起高血糖,但通常不会导致酮尿。禁食或脱水时尿中可出现少量酮类。

(2)并发症

1)脑水肿:开始治疗后DKA患儿的感觉中枢改变,主要是由与脱水(血管内血容量减少)相关的昏睡或不常见但后果严重的脑水肿造成。患儿出现与脱水程度不符进展迅速的嗜睡、烦躁不安或感觉中枢改变,临床上要高度怀疑脑水肿可能。当有以下病史时,要高度怀疑脑水肿形成可能:在最初几小时内不恰当地大量补液(通常输液量>40ml/kg),使用低渗液(<0.45%NaCl)或使血糖快速降至250mg/dl以下。Glasgow昏迷评分下降或深昏迷表明患儿可能会死亡。应谨慎和控制性地降低血糖和补液。DKA患儿在转运时必须慎重补液。与治疗失血引起的血容量不足不同,DKA患儿过度或过快补液可能会出现危及生命的

脑水肿。

如果患儿除休克、酸中毒和感觉中枢功能障碍外,还伴有发热,应与败血症和脑膜脑炎鉴别,必须查看有无颈强直和烦躁等体征。对于存在严重心肺功能受损的患儿,腰椎穿刺可导致呼吸暂停(影响静脉回流)或脑疝(脑水肿时抽取过多的脑脊液)。基于这些原因,初始复苏时可给予抗生素,延迟腰椎穿刺直至患儿心肺功能稳定。如果发现常见细菌感染的证据和脑脊液白细胞升高,即可诊断为脑膜炎。

脑水肿患儿可用甘露醇(0.5~1ml/kg,静注)脱水。如果患儿出现昏迷或 Glasgow 评分<8 分等神经功能进行性恶化的表现,应行气管插管,以防止误吸和辅助过度通气,减轻脑水肿。对于存在低血容量和潜在低血压的患儿,巴比妥类药物可导致低血压,应避免使用。为预防脑损伤,DKA 患儿插管后应快速依次给予下列药物:阿托品(0.02mg/kg,静脉注射,最小剂量 0.1mg);芬太尼(1~5µg/kg,静脉注射)或利多卡因(1~2mg/kg,静脉注射);泮库溴铵(0.01mg/kg,静脉注射,肌松剂量);琥珀酰胆碱(1mg/kg,静脉注射)。

2)心律不齐:DKA 患儿若存在高钾血症、低钾血症或高钙血症,可出现危及生命的心律不齐。心电图示 T 波高尖是高钾血症的早期改变,这一特征性改变为诊断高血钾性心律失常提供了早期可靠的证据。

3)肺水肿或误吸:如果条件允许,在整个转运过程中对 DKA 患儿均应进行心电监护。当 DKA 患儿出现需氧量增加、影像学很少或无改变时,应考虑存在肺水肿。引起肺水肿的原因可能有血浆胶体渗透压下降、肺毛细血管通透性增加、心力衰竭或神经系统病变。胸片浸润灶提示继发于意识水平降低引起的胃内容物误吸。此时,必须建立并维持足够的通气和氧供,避免长期酸中毒和组织进一步损伤。

(3)实验室检查:DKA 患儿初步检查包括:葡萄糖、电解质;急诊尿试纸法测定酮和葡萄糖;静脉血 pH 或动脉血气分析;血尿素氮、酮类、渗透压;血钙、镁和磷酸盐。对可能有心脏、呼吸系统疾病、严重脱水、酸中毒或电解质紊乱的新生儿,需要每 1~2 小时复查电解质和pH,而常规检查只需每 4 小时 1 次。转院前最近的一系列生化指标具有参考意义。无论是实验室检查还是床旁血糖仪,都应每小时测一次血糖。若患儿有严重的酸中毒或血钾、血钙的改变,应行 II 导联心电图监测。必须准确记录出入量。休克患儿需留置导尿管监测输出量。急诊情况下,依临床指征可予抗生素治疗,但在此之前要进行血培养、咽拭子及尿培养。同时需建立流程表记录血糖、电解质、pH、尿糖及胰岛素使用量。至少在初期时,要根据Glasgow 昏迷评分法评估患儿的神经功能状态。低钠血症的主要原因是利尿导致体内总钠丢失。另外,高脂血症和糖尿会降低血液的浓度,导致血钠明显下降。当血糖超过 200mg/dl时,每升高 100mg/dl,血钠下降 1.6mmol/L。任何危重的 DKA 患儿,医务人员必须及时处理危及生命的状况,首先立即清理呼吸道、建立呼吸和维持正常循环(ABCs)。

### (三)诊断

根据病史、临床表现及实验室检查可诊断。

### (四)治疗

#### 1. 高血糖治疗

(1)医源高血糖症应根据病情暂时停用或减少葡萄糖摄入,严格控制输液速度,并监测血糖、尿糖。

（2）重症高血糖症伴明显脱水者应补充电解质溶液，降低血糖浓度和减少尿糖。

（3）当葡萄糖浓度已降低至 5%、葡萄糖输注速度降低至 4mg/（kg·min）时，空腹血糖 >14mmol/L、尿糖阳性或高血糖持续不见好转，可试用胰岛素。

（4）持续高血糖、尿酮体阳性，应作血气检测及时纠正酮症酸中毒。

（5）积极治疗原发病。

**2. 酮症酸中毒**

（1）转运前治疗：完整采集 DKA 新生儿上述症状和体征的同时，需进行转运前治疗。此外，若患儿之前已使用胰岛素治疗，应记录最后一次使用的时间及剂量。问明呕吐情况、液体摄入量、有无病毒感染或其他感染、近期有无应激反应、有无暴饮暴食史或剧烈运动。

检查内容包括生命体征、精神状态、体重、脱水程度、心肺功能和感染征象。若临床有应用抗生素的指征，在此之前要进行血、尿和 / 或咽分泌物培养。同时建立流程图，记录血糖、电解质、尿酮、pH、胰岛素用量。流程图为医护人员提供转运前、转运过程中及转运后的连续记录。

（2）发病 0~1 小时内的治疗：初始剂量为 0.9% 氯化钠 20ml/kg，输液时间 1 小时以上，必要时可重复使用（根据心功能衰竭的临床标准决定）。应避免输入低渗液或重复输不必要的液体，防止脑水肿加重。除记录血糖、准确的 I&O、精神状态（Glasgow 昏迷评分）外，应每小时监测一次生命体征。对于已经证实存在高血糖或酮症的患儿，应持续静滴正规胰岛素，速度为 0.1U/（kg·h）（50U 胰岛素 /250ml 0.9% 氯化钠 =1U/5ml）。以 0.1U/（kg·h）的速度持续静滴胰岛素可纠正酸中毒，减少酮体的产生，使血糖以每小时 50~100mg/dl 的速度缓慢下降。几年前的糖尿病酮症酸中毒治疗标准为静脉给予首次负荷剂量，但因其易发生低血糖反应，现已不建议使用。给予胰岛素治疗后必须每小时监测血糖。当血糖降至 200~250mg/dl 时开始输入 5% 葡萄糖，并加入胰岛素，为机体提供足够的胰岛素以纠正酮症酸中毒，此时仍需输液 12~36 小时。当血糖降至 120~150mg/dl 时，通常在注射液中加 10% 葡萄糖，使胰岛素输入浓度维持在 0.1U/（kg·h）。治疗过程中，当血糖在几小时内下降至 100mg/dl 以下时，应减少胰岛素剂量。此时仍可继续使用 D10 溶液，但应将胰岛素减少至约 0.05U/（kg·h）。长时间输注胰岛素导致血糖急剧下降的情况十分少见，除非患儿体内存在内源性胰岛素释放。

# 第三节 低钠血症和高钠血症

## 一、低钠血症

新生儿低钠血症是由各种原因所致的血清钠 <130mmol/L 和 / 或水潴留引起的临床综合征。低钠血症伴尿量减少时应考虑抗利尿激素异常分泌综合征（syndrome of abnormal secretion of antidiuretic hormone, SIADH）可能。

## （一）病因及病理生理

正常情况下，有效动脉血容量减少或血浆渗透压升高会引起抗利尿激素（ADH）释放。脑手术后的患儿及脑膜炎或头部外伤后，ADH 分泌异常。排除其他原因如出汗、排便、肾功能不全性失钠或水摄入量增加等原因引起的低钠血症才可诊断为尿崩症（diabetes insipidus，DI），因为这些原因所引起的低钠血症会使尿量增加和尿比重下降。

1. **钠缺乏**　钠摄入不足和/或丢失过多，只补充水或低盐溶液，可引起失钠性低钠血症。病因包括：

（1）孕妇对胎儿的影响；

（2）早产儿，特别是极低出生体重儿；

（3）胃肠道丢失；

（4）尿道丢失；

（5）皮肤丢失；

（6）脑脊液引流；

（7）肾上腺皮质激素缺乏；

（8）假性醛固酮缺乏症。

2. **水潴留**　水摄入过多和/或排泄障碍，引起稀释性低钠血症。病因包括：

（1）摄入过多：①孕妇对胎儿的影响：产妇在分娩期接受催产素，后者的抗利尿作用使产妇及胎儿细胞外液扩张，若再给产妇静滴无盐或少盐溶液将使扩张加剧；②口服或静滴无盐或少盐溶液过多。

（2）肾脏排水障碍：①肾脏疾病；②ADH 异常分泌；③充血性心力衰竭。

绝对或相对钠缺乏（水过多）是失钠性和稀释性低钠血症的共同特点。失钠性低钠血症时体钠总量和细胞内、外液容量减少，有效循环血量降低，钠在比例上少于水。稀释性低钠血症时体钠总量正常，亦可减少或增加，与体钠入量有关；体液总量和细胞内、外液容量增加，有效循环血量正常或增加，但充血性心力衰竭时降低，水在比例上多于钠。尿钠的排出量与有效循环量有关。有效循环血量降低时，除由肾途径失钠者外，尿钠常在 10~20mmol/L。由肾途径失钠所致的的有效循环血量降低和上述有效循环血量正常或增加时尿钠常在 >20mmol/L。低钠血症引起血浆渗透压降低，水往细胞内走，引起细胞内水肿，易发生休克。

## （二）临床表现

一般血清钠 <120mmol/L 时出现症状。失钠性低钠血症主要是低渗性脱水，皮肤弹性差，前囟及眼窝下陷，四肢厥冷，血压降低，严重时可发生休克；尿不少，但休克时尿量明显减少或无尿；可发生脑水肿，出现神经系统症状。稀释性低钠血症时细胞外液增加，血液稀释，原有水肿加重，但抗利尿激素异常分泌综合征多无水肿，血压不降低，主要症状是脑水肿引起的神经系统症状。

## （三）诊断

根据病史、临床表现及检验结果可确诊。

### （四）治疗

治疗方法随原发病而异。主要是积极治疗原发病,去除病因,恢复血清钠。纠正低钠血症的速度决定于临床表现,治疗目的首先是解除严重低钠血症的危害,使血清钠恢复到 120mmol/L 以上,而不是在短时间内使血钠完全恢复正常。

**1. 失钠性低钠血症**　补充钠盐使血清钠及现存体液渗透压恢复正常。

需要补充量钠（mmol/L）=（140− 血钠测得值）mmol/L × 0.7 × 体重（kg）。

先补 1/2 量,至少需 5~10 分钟,根据治疗后反应决定是否需要继续补充及补充量,一般在 24~48 小时内补足。若发生明显的症状性低钠血症需紧急治疗,应用 3% 氯化钠静脉滴注,使血清钠较快恢复到 125mmol/L［提高速度 1mmol/（L·h）］。

需要 3% 氯化钠量（ml）=（125− 血钠测得值）mmol/L × 0.7 × 体重（kg）÷ 0.5。3% 氯化钠量 1ml=0.5mmol。

如果通过外周血管给药,要注意避免发生外渗导致严重的组织损伤。尽量选择大血管、中央静脉导管或 IO 通路。若患儿有低钠血症或低血容量,必须恢复血容量,根据临床指征选择静脉输注生理盐水或血浆制品。

**2. 稀释性低钠血症**　清除体内过多的水,使血清钠和现存体液渗透压及容量恢复正常。

体内过剩水量（L）=（140− 血钠测得值）mmol/L × 0.7 × 体重（kg）÷ 140mmol/L

限制液体摄入后,使之少于生理需要量,适当限制钠摄入量。在相对短的时间内（1~3 小时）应见到尿量增加。当转诊医生诊断为低血钠症时,接诊医生应确定是否为稀释性低钠血症。如果是,则考虑为 SIADH 可能性大,应马上采用限制液体疗法。

## 二、高钠血症

新生儿高钠血症是由各种原因所致的血清钠 >150mmol/L、水缺乏和 / 或钠过多引起的临床综合征,均伴有高渗综合征,体液和体钠总量可以减少、正常或增加。尿崩症（DI）是由于水的重吸收障碍,患儿表现为多尿、多饮和高钠血症（血清钠 >150mmol/L）。

### （一）病因及病理生理

#### 1. 病因

（1）单纯水缺乏:①水摄入不足;②不显性失水增多。

（2）混合性失水失钠:失水多于失钠。

1）肾脏丢失,新生儿尤其是早产儿肾脏浓缩功能差,包括 DI、肾性 DI、高钙血症、低钾血症、急性肾衰竭、渗透性利尿等。引起低渗透压性多尿的常见原因有 DI、肾性尿崩症（肾抗利尿激素作用受损）、水摄入增加。鉴别诊断时还需考虑糖尿病（特点是尿糖和尿酮阳性）、精神性多饮（有低钠血症而非高钠血症）、遗尿（仅在夜间发生）、尿路感染等可能。

2）肾外丢失:腹泻、烧伤、引流。

3）DI:是由于下丘脑或垂体损伤所致,如创伤引起脑缺血、缺氧、感染或继发于全岛叶损伤。引起下丘脑或垂体病变的原因:外伤、 炎症、肿瘤（颅咽管瘤）、浸润性疾病（结节病,组织细胞增生）、感染（病毒性或细菌性脑膜炎、结核）、其他占位性病变、中线位置的

CNS 发育缺陷、胼胝体缺如、遗传性尿崩症。在发达国家，DI 的常见原因是头部外伤或神经外科手术损伤。有报道显示，儿童 10% 病例由肿瘤引起，37% 与颅内肿瘤手术有关，还有 3% 与非手术创伤有关。研究表明，尿崩症伴全脑损伤时，受伤后 1~5 天内，死亡率将近 100%。遗传性 DI 是一种罕见的遗传病，为不完全常染色体显性遗传。尸检结果表明，此类患儿 ADH 合成存在先天性缺陷。组织细胞增生症 X 会引起 DI，尤其是多系统受累患儿。视中隔发育不良和其他颅内缺陷约占儿童 DI 的 20%。

4）肾性 DI：引起肾性尿崩症的原因有急性肾小管坏死、梗阻性肾病、肾盂肾炎、镰状细胞贫血、蛋白质摄入减少、高钙血症。尿伴持续性低比重尿（<1.010）应怀疑 DI。对尿量减少或尿比重增加引起的血管升压素改变无反应。若尿渗透压与血渗透压之比 <1.4，尤其是尿渗透压极低，低于 200mOsm/L 即可确诊。

（3）钠潴留：钠摄入过多和 / 或钠排泄障碍，进水相对不足。①钠摄入过多，加上新生儿肾脏排钠能力差；②肾脏排泄障碍，多见于醛固酮增多症、充血性心力衰竭、肾衰竭等。

**2. 病理生理**　绝对或相对的水缺乏（钠过多）是高钠血症的共同特点。体液和体钠总量可以减少、正常或增加，高钠血症不易被机体代偿，因为机体排泄液体的含钠量多低于细胞外液中含钠量。新生儿水盐代谢特点使其更易发生高钠血症。单纯性失水和混合性失水失钠者都伴有脱水，钠潴留者体液总量可正常或增加，高钠血症时细胞外液渗透压增高，细胞内液向细胞外移动，进行即时代偿，不易发生休克，但易造成细胞内脱水，脑细胞脱水出现一系列神经系统症状。缓慢发生高钠血症者，细胞可逐渐适应高渗状态。由于细胞内外离子也发生变化，是否出现神经系统症状，与细胞外液渗透压增高的速度及程度有关。

## （二）临床表现

血清钠 >150mmol/L、单纯性失水和混合性失水失盐的高钠血症出现高渗性脱水的症状，但其脱水征较相同失水量的等渗性和低渗性脱水轻，周围循环障碍的症状也较轻，2/3 的失水量由细胞内液承担，严重脱水也可发生休克。钠潴留性高钠血症的细胞外液扩张，可出现皮肤水肿或肺水肿；均有烦渴、少尿，但新生儿易被忽视。急性高钠血症在早期出现神经系统表现：发热、烦躁、嗜睡、昏睡、震颤、腱反射亢进、肌张力增高，重症可发生颅内出血。

## （三）诊断

根据病史、临床表现及检验结果可确诊。

## （四）治疗

积极治疗原发病，去除病因，恢复血清钠至正常。

**1. 单纯失水性高钠血症**　增加水量使血清钠及体液渗透压恢复正常。

所需水量（L）=[（血钠测得值 –140）mmol/L × 0.7 × 体重（kg）]÷140mmol/L

先补 1/2 量，根据治疗后反应，决定是否需要继续补充及补充量，一般在 48 小时内补足。纠正高钠血症（高渗）的速度不可过快，否则易发生脑水肿和惊厥。血清钠的下降速度不宜超过 1mmol/（L·h）或 10mmol/（L·d）。

**2. 混合性失水失钠的高钠血症**　所需水量及计算公式同上。尚需纠正脱水、补充正常及异常损失所需溶液量。

**3. 钠潴留性高钠血症** 移除多余的钠,暂时禁盐。肾功能正常的轻症患者可将过多的钠较快排出,可加用利尿剂,并适当增加水摄入量。肾灌注不良、肾功能障碍者,可进行腹膜透析。

**4. DI** 所有严重头部外伤的危重患儿,必须采取 ABC 方案。血容量损失显著时,患儿血流动力学会不稳定。休克患儿常给予 20ml/kg 的等渗溶液,如乳酸格林液或等渗盐水。禁用低渗盐水,以免发生脑水肿。休克一旦纠正,要仔细观察一段时间,确定休克完全纠正。医疗转运队应及时测定各种电解质含量。采用保守补液治疗,即 D5/0.45% NaCl 维持量的 1.5 倍。计算方法是补充维持量和损失量,至少 48 小时。从初步稳定期到患儿被转到三级医院,只需限制液体量。若医疗转运人员已诊断患儿为 DI,可使用血管升压素(0.03μ/kg,皮下注射)或 DDAVP(10μ 鼻腔滴入或 1μ 静脉注射),以减轻尿量过多症状。或者选择垂体后叶素静脉滴注(0.5~15mU/kg),以免输注大量液体伴随电解质快速转移的危险。通常初始剂量为每小时 0.5mU/kg,如果 30 分钟内未见效,剂量加倍,此后每 30 分钟重复一次。一般平均剂量为 2~4mU/(kg·h),鲜有大于 10mU/(kg·h)者。尿量小于 2ml/kg 时停止滴注。注意应用血管升压素治疗严重中枢神经系统损伤时,可造成血管收缩。应避免抗利尿激素输注速度过快。剂量过大导致的并发症有全身血管收缩引起组织缺血、严重的乳酸酸中毒及四肢皮肤坏死。

怀疑为 DI 的患儿存在多尿和脱水,或者 7 小时禁水试验后,可尝试给予垂体后叶素治疗。记录每小时尿量并测尿比重。测定治疗前及治疗后的血清钠和渗透压。行进水加压素试验,阳性者可确诊为中枢性 DI。中枢性 DI 患儿尿比重 >1.010,血清钠和渗透压下降。或者可以尝试鼻内给予 DDAVP,每天 1~2 次。初始剂量为 5~10μg,可酌情加大剂量;平均每天剂量为 10~20μg(最大量为 40μg)。治疗目标是维持血清钠在 130~150mmol/L。一些患儿存在口渴中枢功能障碍,需调整每天的液体摄入量。患儿可能对 DDAVP 治疗的反应较慢,在这种情况下应避免过量或频繁给药,因其可延长继发性低钠血症的持续时间,且难以纠正。

## 第四节 低钾血症和高钾血症

血钾的细微变化即可导致致死性心律失常。钾是细胞内主要的阳离子,在线粒体功能、神经传导和肌肉收缩方面发挥重要作用。神经肌肉传导依赖于细胞内钾与细胞外钾之比。低钾和高钾都会引起机体器官功能异常,必须严格控制体内血钾平衡。

### 一、低钾血症

新生儿血清钾 <3.5mmol/L 称低钾血症,但当存在影响细胞内外钾分布的因素时,血清钾可正常或增高;而体钾总量正常时,血清钾亦可降低或增高。

## （一）病因及病理生理

**1. 病因** 包括：钠增多：醛固酮增多症；钾摄入减少：食欲减退、饥饿；损失增加：呕吐、幽门梗阻、胃肠减压、腹泻、使用泻药、出汗及囊肿性纤维化；肾丢失：糖尿病、RTA、利尿剂、羧苄青霉素、artter 综合征、Cushing 综合征；钾在细胞内外分布异常：碱中毒、胰岛素治疗；家族性低钾性周期性麻痹。

酸碱平衡变化会影响细胞内、外钾的交换。呕吐是危重患儿常见的症状，会使体内氯化物及氢离子丢失，继而氢离子从细胞内移到细胞外，同时钾离子从细胞外移到细胞内，从而导致机体发生低钾血症。此外，代谢性酸中毒会促使肾脏排钾以交换氢离子，血钾进一步降低。

代谢性碱中毒的其他原因有：与腹泻、出汗、囊肿性纤维化或应用利尿剂有关的氯损失。尿氯低时应怀疑这些病因。另外，若尿氯高，代谢性碱中毒主要原因可能是钾缺乏或 Bartter 综合征，后者是一种罕见的肾小管疾病，其特征是氯消耗。囊性纤维化时，低钠血症和体液浓缩引起醛固酮增多，造成钾和氢离子丢失，最终导致代谢性碱中毒。

家族性低钾性周期性麻痹患儿会有严重的肌无力，与细胞外钾离子向细胞内转移造成的低钾血症有关。低体温时，钾离子转移至细胞内，从而引起低血钾，复温后钾离子重新转移至血管内。因此补钾必须慎重，以免发生高血钾。

必须紧密监测心脏病患儿的血钾水平，特别是应用利尿剂或洋地黄治疗时；应用洋地黄时，若合并存在低钾血症或高钙血症，将增加心律失常发生的风险。先天性心脏病（CHD）患儿、CHD 术后、既往有心房或心室心律失常病史的患儿发生低钾血症时，心房或心室异位心律、房性心动过速、房室传导阻滞、室性期前收缩、室性心动过速和纤颤的发生率增高。

**2. 病理生理**

（1）低钾血症时，细胞内、外钾比值增大，静息电位负值增加，与阈电位之差加大，细胞膜超极化，兴奋性降低，导致骨骼肌及平滑肌无力，甚至出现弛缓性瘫痪和肠麻痹。慢性失钾神经肌肉兴奋性降低较轻。

（2）低钾对心肌的影响主要是电生理和收缩力的变化。细胞外低钾使细胞膜的钾通透性降低，心肌静息电位负值减少，与阈电位之差变少，更接近阈电位，引起去极化的阈刺激值降低，导致心肌兴奋性增高。复极化 2 期增快变陡使有效不应期缩短，引起心电图 S-T 降低。复极化 3 期减慢延长，引起心电图 T 波低平甚至倒置。尤以本期末段兴奋性较高的超常期延长更为明显（出现 U 波），使动作电位时间延长，Q-T 或 Q-U 间期延长。动作电位 0 期去极化速度降低，兴奋传导减慢，导致 P-R 延长，QRS 增宽。低钾时心脏的兴奋性增高，超长期延长和快反应自律组织的复极化 4 期（舒张期）自动去极化速度增快，易发生异位节律；而慢反应组织几乎不受影响，传导减慢和有效不应期缩短，可发生兴奋折返，引起心房颤动或心室颤动。传导性可导致房室传导阻滞。低钾时，钙内流增加，心肌细胞内钙离子浓度增加，心肌收缩力增强，同时，低钾可使心肌变性或灶性坏死，因而心肌收缩力减弱。慢性低钾可引起肾浓缩功能降低，发生低钾低氯性碱中毒伴有反常性酸性尿。

## （二）临床表现

主要是神经肌肉、心脏、肾脏和消化系统症状。肌无力是低钾血症患儿最早出现的临床表现,严重者甚至可出现呼吸肌麻痹和全身瘫痪。部分患儿可有痉挛、水肿和感觉异常,腱反射减弱或消失。低钾血症会引起肌肉缺血和横纹肌溶解症。自主神经支配的平滑肌受影响时,可出现胃蠕动功能障碍、肠麻痹、麻痹性肠梗阻、恶心和呕吐,肠鸣音减弱。低钾时心率增快,心脏收缩无力,心音低钝,常出现心律失常,重症血压可降低,心电图 T 波增宽、低平或倒置,出现 U 波,Q-T(Q-U)间期延长;S-T 段下移,P-R 延长,QRS 增宽,出现肺型 P 波;出现异位节律,引起心房颤动或心室颤动;传导性可导致房室传导阻滞。

### (三)诊断

根据病史、临床表现及检验结果可确诊。

### (四)治疗

尽早去除病因,防止钾的继续丢失,尽早开奶,根据导致低钾的病因决定是否需要外源性补钾。若低钾血症患儿出现心律失常、肌肉麻痹或严重乏力等临床表现,因立即处理,静脉补充氯化钾(1 小时以上)。DKA 患儿出现低钾血症时,可选用氯化钾或磷酸钾治疗。输液尽量选择大的外周中心静脉或 IO 通路,以减少血管硬化的风险。葡萄糖会刺激内源性胰岛素的释放,引起血清钾转移至细胞内,故除 DKA 患儿均应输注不含葡萄糖的液体。输液期间容易出现高钾血症,应严密监测血钾水平,尤其是合并存在代谢性酸中毒、糖尿病酸中毒或肾小管酸中毒时。非甾体抗炎药、血管紧张素转换酶抑制剂以及 β- 受体拮抗剂等药物可阻碍血钾进入细胞,在补钾过程中易出现高钾血症。注意,细胞内、外钾平衡需要 15 小时以上,新生儿静滴氯化钾浓度不超过 0.3%,每日补 3mmol/kg,加上生理需要量一般补 4~5mmol/kg,见尿补钾,治疗期间监测血钾及心电图。

## 二、高钾血症

新生儿日龄 3~7 天后血清钾 >6.5mmol/L 称高钾血症,血钾增高常反映体钾总量过多,但当存在细胞内钾移向细胞外液的情况如溶血、酸中毒等时,体钾总量亦可正常或降低。

### (一)病因及病理生理

**1. 病因** 病因主要包括:

(1)摄入过多:由于机体存在对摄入钾的适应机制,摄入钾稍多不至于发生高钾血症;若肾功能障碍或钾从细胞外移入细胞内,或短时间给予大量钾或静注大量青霉素钾盐,则易发生高钾血症。

(2)肾排钾障碍(钾潴留):①肾衰竭;②血容量减少;③肾上腺皮质功能不全;④先天性肾上腺皮质增生症;⑤钾潴利尿剂等。

(3)钾从细胞内释放或移出:①大量溶血;②缺氧;③酸中毒;④休克;⑤组织分解代谢亢进;⑥严重组织损伤;⑦洋地黄中毒;⑧胰岛素缺乏;⑨去极化型肌松剂琥珀酰胆碱的应用。

高渗状态会引起细胞收缩,导致细胞内钾离子外流。危重症患儿高血钾症常见病因有车祸等所致骨骼肌损伤或手术、败血症、烧伤等高分解代谢状态。溶血可引起暂时性高钾血症。与肾功能不全或 Addison 病相比,尿路梗阻、镰状细胞肾病、狼疮性肾炎及应用环孢素治疗造成的肾脏疾病引起的高钾血症更常见。重症监护条件下,高钾血症最常见于下列药物诱导:非甾体类抗炎药、环孢素、保钾利尿剂、血管紧张素转换酶抑制剂如卡托普利或依那普利。确定是否存在导致高钾血症的医源性因素很重要,如口服补钾或静脉补充未混合的钾盐,以及青霉素或其他静脉注射剂。假性高钾血症指体外测得血清钾明显升高,原因为血小板计数或白细胞计数( $>50 \times 10^9$/L )升高。这类患儿尽管血清钾未升高,但抽血时止血带远端肌肉缺血可引起高钾血症。

**2. 病理生理**

(1)高钾血症时,细胞内、外钾比值变小,静息电位负值减低,与阈电位之差减小,兴奋性增加,静息电位降到等于或低于阈电位时,兴奋性消失,导致骨骼肌及平滑肌无力,甚至出现弛缓性瘫痪和肠麻痹。

(2)钾对心肌的影响主要是电生理和收缩力的变化。当静息电位降低时,心肌 0 期去极化的上升速度及幅度降低( P 波变低、增宽或消失, R 波降低),兴奋传导减慢,可发生心房、房室间及心室内传导阻滞( P–R 延长, QRS 增宽 )。心肌细胞膜钾外流加速,复极化增快变陡( S–T 降低, T 波高尖而窄)。有效不应期及动作电位时间( Q–T )缩短。快反应自律组织的舒张期( 4 期)自动去极化速度减慢,自律性降低,但对慢反应自律组织几无影响。由于有效不应期缩短、传导减慢和可发生单向传导阻滞,易形成兴奋折返,引起室性心动过速、心室扑动或心室颤动。高钾时,钙内流减少,心肌细胞内钙离子浓度降低,心肌收缩力降低。

**(二)临床表现**

主要是神经肌肉和心脏症状。精神萎靡,嗜睡,躯干及四肢无力,腱反射减弱或消失,严重者呈弛缓性瘫痪。可出现胃蠕动功能障碍、肠麻痹、恶心和呕吐,腹痛。心脏收缩无力,心音低钝,常出现心律失常,重症血压可降低。

除非血钾很高,一般情况下高钾血症无明显临床表现。心电传导异常改变是心搏骤停或心律失常的危险标志,临床需谨慎对待。血清钾低于 6mmol/L 无心脏毒性。高钾血症患儿初期心电图改变为 T 波高尖,尤以胸导联为著。如果不及时治疗,随后便出现正常 U 波和 T 波融合等严重心电图改变。高钾血症患儿 Q–T 间期正常或缩短。室内传导延迟, PR 间期延长, P 波波幅降低, QRS 波群增宽以及出现正弦波形是心室扑动的心电图改变,进一步可出现心脏停搏,出现阿 – 斯综合征。

**(三)诊断**

根据病史、原发病、临床表现及实验室检查可确诊。

**(四)治疗**

只要存在高钾血症,即便病因不明,也应在转运前或转院途中给予处理。治疗方法有:降低膜对钾离子的通透性,加速钾的排泄,促进钾向细胞内转移。CVAH、肾上腺皮质功能衰竭或醛固酮缺乏症的高钾血症患儿,初始治疗予生理盐水水化(维持量的 1.5 倍)和 $9\alpha$– 氟氢可的松治疗。

如果血清钾高于 7mmol/L 或出现心脏毒性,应予静脉补充钙剂,从而降低细胞膜阈电位,恢复细胞膜正常兴奋性。心脏毒性可通过心电图改变(P 波消失或 QRS 波群增宽)来确诊。由于钙降低钾的作用持续时间短,必须与其他降低血清钾的方法结合,如注射胰岛素和葡萄糖、碱化血液。

如果血清钾低于 7mmol/L,治疗关键是使钾重新分配进入细胞内,或者促进钾排泄。胰岛素(0.1U/kg,静脉滴注,1 小时以上)可促进钾向细胞内转移。除非血糖水平高于 300mg/dl,否则胰岛素要与葡萄糖(0.25mg/kg)同时给予,防止发生低血糖。必要时,可重复输注胰岛素和葡萄糖。

碳酸氢钠碱化血液也可促进钾离子向细胞内转移。酸中毒时可选用,但并不仅限于酸中毒患儿。合并高钠血症者不建议使用。同时存在低钙血症时(尿毒症性酸中毒),还应补充钙剂,以免在输碳酸氢盐过程中发生低钾性手足抽搐。

经以上处理且患儿病情稳定后,应继续促进体内钾的排泄。除外肾病终末期治疗,均应给予袢利尿剂如呋塞米,促进尿钾排泄。还要补充足量的生理盐水防止血容量不足。

伴有严重肾衰竭者可予聚磺苯乙烯治疗,增强结肠清除钾的作用。聚磺苯乙烯是一种阳离子交换树脂,可增加肠道内钠钾交换。口服给药(1~2gm/kg),与 20% 山梨醇混合,以免发生便秘。为起效更快或合并存在肠梗阻时,可选择聚磺苯乙烯与山梨醇溶液保留灌肠。肾血浆清除率严重下降者可发生高钠血症,须警惕。

## 第五节　低钙血症和高钙血症

钙对中枢神经系统的稳态、心肌收缩力及心率的调节十分重要。细胞内钙离子通过激活环磷酸腺苷(cAMP)调节多种代谢过程。cAMP 是许多激素的第二信使。机体通过以下途径维持血钙正常水平:肾脏重吸收钙、排泄磷酸盐,胃肠道吸收钙及骨钙溶解重吸收,且上述途径均受骨化三醇的调节。降钙素可通过促进骨组织钙沉积迅速降低血钙。胆固醇通过紫外线作用和肝脏的 25- 羟化作用合成维生素 D。随后在肾小管 1- 羟化酶的作用下生成 1,25- 二羟维生素 D。此过程受甲状旁腺激素(parathyroid hormone,PTH)影响。PTH 也会直接促进肾脏磷的排泄。疾病或营养不良时,产生无活性 24,25(OH)维生素 D。低水平的血清钙或磷酸盐会刺激肾脏 1- 羟化酶。

### 一、低钙血症

因胎盘能主动向胎儿运输钙,至分娩时胎儿脐的总钙和离子钙水平比母体平均高 0.25mmo/L 左右,平均达 2.6~2.8mmol/L。出生后,母亲钙供应突然停止,新生儿血钙水平下降,血总钙和离子钙大约各为 2.3 及 1.1mmol/L,足月儿 510 天后血钙恢复正常。当新生儿血清钙低于 1.8mmol/L 或游离钙低于 0.9mmo/L 时,称低钙血症。危重患儿癫痫发作和手足抽搐的常见原因是低钙血症。除了维持中枢神经系统稳态,钙对心率和心肌收缩力的调节也很重要。医护人员必须知道总钙与游离钙之间的浓度差。因为钙与白蛋白和其他血清蛋白结合,所以血清总钙水平取决于血清蛋白质浓度。血清游离钙比血清总钙更能反映病情,应尽量检测血清游离钙浓度。

### (一)病因及病理生理

新生儿低钙血症分为早发性新生儿低钙血症、晚发性新生儿低钙血症、先天性甲状旁腺功能低下所致低钙血症。新生儿低钙血症的常见病因见表 11-1。

表 11-1 低钙血症的病因

| 甲状旁腺激素不足 | 骨化三醇不足 | 丢失 |
| --- | --- | --- |
| 特发性甲状旁腺功能减退 | 维生素 D 不足 | 高磷血症 |
| 自身免疫性疾病 | (摄入量不足) | 输入枸橼酸盐 |
| DiGeorge 综合征 | 维生素 D 吸收不良 | 肿瘤溶解综合征 |
| 获得性的因素 | 日照不足 | 中毒性休克综合征 |
| 　手术(甲状腺切除术后) | 肝癌晚期 | 弥漫性肌肉坏死 |
| 　外伤 | 甲状旁腺功能减退 | 药物毒性作用 |
| 　败血症 | 肾病晚期 | 乙二醇 |
| 　烧伤 | 肾病综合征 | 硫酸钠 |
| 低镁血症 | 维生素 D 依赖 | EDTA |
| 药物 | (肾性) | 氟化钠 |
| 　肾上腺素受体拮抗剂 | | 死骨形成 |
| 　西咪替丁 | | 顺铂 |
| 　氨基糖苷类 | | 光神霉素 |
| | | 降钙素(应激或甲状腺瘤) |

1. **早发性新生儿低钙血症** 多发生在生后 2 天内,原因是妊娠后期经过胎盘输入胎儿的钙增加,导致胎儿轻度高钙血症,甲状旁腺受抑制,引起血中甲状旁腺激素(parathyroid hormone, PTH)降低而导致低血钙。PTH 对骨和肠道的有效作用需维生素 D $[1,25-(OH)_2D_3]$ 参与。$25-(OH)D_3$ 直接与胎龄有关,且早产儿 $25-(OH)D_3$ 向 $1,25-(OH)_2D_3$ 转化能力低下,尿磷排出减少及肾 cAMP 对 PTH 的反应低下,故早产儿更易发生早发性低血钙。窒息、颅内出血、胎粪吸入综合征(MAS)、RDS 等各种新生儿缺氧疾病,因组织缺氧、磷释放增加,使血钙水平相应低下。也可见于母亲有胰岛素依赖型糖尿病的患儿(IDM)。糖尿病母亲婴儿从母体经胎盘转运来的钙量增加,其甲状旁腺受抑制更为明显。出生后早期血中降钙素高与早期低血钙也有关。导致 IDM 低钙血症的原因有:早产,窒息,钙、维生素 D 从母体转移受限,配方奶粉磷摄入量增加,肾脏排泄磷酸盐减少,交叉输血后血清中枸橼酸盐增加,给予呋塞米或由于低蛋白血症钙水平下降。

2. **晚发性新生儿低钙血症** 指生后 2 天以上至 3 周发生的低血钙,早产儿和足月儿均可发生,多见于患病较久的早产儿和足月儿。发生低钙血症的原因可能是钙摄入不足,短暂的甲状旁腺功能减退症,被破坏的细胞过度释放磷酸盐,牛奶中磷酸盐增加,应激反应促使降钙素释放增加或窒息，应用碳酸氢钠、枸橼酸治疗或肾脏原因导致维生素 D 减少。主要发生于应用未改良乳制品喂养的人工喂养儿。因牛乳、黄豆粉制的代乳品和谷类食品中含磷高（磷的浓度人乳为 150mg/L、牛乳为 1 000mg/L、牛乳制品中为 500mg/L），且牛乳中钙/磷比例低（人乳钙/磷比例为 2.25/1，牛乳为 1.35/1），不利于钙的吸收，相对高的磷酸盐摄入和新生儿相对低的肾小球廓清能力，导致高磷酸盐血症，使血钙降低。患儿服低磷饮食及钙剂后数日或数周血 PTH 增高，且能耐受高磷酸盐负荷，因此认为与甲状旁腺暂时性功能低下有关。母妊娠时维生素 D 摄入不足以及用碳酸氢钠治疗新生儿代谢性酸中毒，或换血时用枸橼酸钠抗凝剂，均可使游离钙降低。快速输注浓缩的白蛋白溶液也可立即降低离子钙水平。

早产儿佝偻病的发生率约为 30%。诊断依据包括 X 线显示骨软化症或骨质疏松症、血清钙、磷及碱性磷酸酶水平。正常早产儿发生佝偻病的高危因素：低出生体重儿（<1 000g）体内钙、磷储存不足，患慢性疾病的早产儿全胃肠外营养矿物质补充不足，配方奶粉未添加维生素或矿物质补充剂，支气管肺发育不良，限制入液量，配方奶摄入减少，应用呋塞米造成尿钙、磷损失。

**3. 先天性甲状旁腺功能低下所致低钙血症**

（1）母亲甲状旁腺功能亢进：母血钙增高可引起胎儿高血钙和胎儿甲状旁腺的抑制，此时胎儿甲状旁腺往往比正常儿大，症状顽固而持久，血磷一般在 2.6mmol/L 或更高。对治疗有拮抗作用，但应用钙剂可缓解抽搐；在某些病例疗程常持续数周之久，可伴发低镁血症，患儿母亲的病史往往是隐匿的，可无临床症状，或仅由于婴儿的顽固低血钙抽搐而发现母亲的甲状旁腺肿瘤。

（2）暂时性先天性特发性甲状旁腺功能不全：是良性自限性疾病，母甲状旁腺功能正常，除用钙剂治疗外，还需用适量维生素 D 治疗数月。

（3）永久性甲状旁腺功能不全：较少见，具有持久的甲状旁腺功能低下和高磷酸盐血症，由于甲状旁腺的单独缺失引起，多数散发性，为 X 连锁性遗传，常合并胸腺缺如、免疫缺损、小颌畸形和主动脉弓异常，称 Digeorge 综合征。

**（二）临床表现**

临床常见危重患儿存在轻度低钙血症而无明显临床症状，新生儿低钙血症可出现癫痫发作、神经过敏、呼吸暂停、QT 间期延长或心肌功能障碍。表 11-2 为低钙血症时神经肌肉和心血管方面的表现。低钙血症常见临床症状有烦躁不安、抽搐、反射亢进、肌肉痉挛、手足抽搐或癫痫发作。新生儿抽搐发作时常伴有不同程度的呼吸改变、心率增快和发绀，或因胃肠平滑肌痉挛引起严重呕吐、便血等胃肠症状。最严重的表现是喉痉挛和呼吸暂停。低钙血症也可以引起血管平滑肌收缩减少，从而导致心动过缓和低血压。还可见洋地黄化无效、箭毒化作用延长、尿潴留、视乳头水肿或婴幼儿呼吸暂停，喉痉挛时可出现鸡鸣样喘鸣。早产儿可在生后较早出现血钙降低，其降低程度一般与胎龄成反比，但常缺乏体征，与早产儿易伴血浆蛋白低下和酸中毒、血游离钙与总钙水平比值相对较高有关，发作期间一般情况良好，但肌张力稍高，腱反射增强，踝阵挛可阳性。生后早期发病者血钙低，血磷正常或稍高，可伴低血糖，晚期发病者血钙低、血磷高。心电图示 QT 时间延长（足月儿 >0.19 秒，早产儿 >0.20 秒）。

表 11-2　低钙血症的临床特征

| 神经肌肉 | 心血管 | 呼吸 |
|---|---|---|
| 神经应激性增加 | 低血压 | 喉痉挛 |
| 手足抽搐 | 心动过缓 | 支气管痉挛 |
| 面神经征或陶瑟征 | 心脏停搏 | |
| 反射亢进 | 心律不齐 | |
| 感觉异常 | 心肌收缩力受损 | |
| 虚弱 | 心电图异常 | |
| 癫痫发作 | QT 间期和 ST 段延长 | |
| 肌肉痉挛 | 儿茶酚胺反应降低 | |
| | 洋地黄反应降低 | |

## （三）诊断

根据病史、原发病、临床表现及实验室检查可确诊。

## （四）治疗

转运患者前,必须获得钙(最好是离子型)、镁、磷、PTH 及特异诊断用的试验骨化三醇的血清样本。对无症状高危儿的低钙血症应给予支持疗法,每日可给元素钙 24~35mg/(kg·d)静脉缓慢滴注。一般可用每毫升含元素钙 9mg 的 10% 葡萄糖酸钙静脉滴注,滴注速度应由输液泵控制。

当患儿血清钙低于 7mg/dl(离子钙低于 2.8mg/dl)时,应及时处理神经肌肉系统和心血管症状。出现惊厥或其他明星神经肌肉兴奋症状时,可用 10% 葡萄糖酸钙(2ml/kg),以 5% 葡萄糖液稀释 1 倍缓慢静注(1ml/min),以免注入过快引起心脏障碍和呕吐等毒性反应。必要时可间隔 6~8 小时重复给药,最大剂量为元素钙 50~60mg/(kg·d)。静脉补钙速度过快可出现致死性心律失常、心动过缓和心脏停搏,因此,在注入钙的过程中注意保持心率在 80 次/min 以上,否则应暂停。静脉补钙时必须对患儿进行心电监护,并准备好复苏药物(如阿托品等)。给药前,用葡萄糖、生理盐水稀释氯化钙或其他钙盐。

若症状在短期内不能缓解,应同时给予镇静剂。惊厥停止后改为口服钙维持,可用乳酸钙或葡萄糖酸钙,剂量为元素钙 20~40mg/(kg·d)。对较长期或晚期低钙血症口服钙盐 2~4 周,维持血钙在 2~2.3mmol/l。调节饮食是重要的,应强调母乳喂养或用钙磷比例适当的配方奶。有甲状腺功能不全时,需长期口服钙剂治疗,同时用维生素 D(1 000~2 500IU/d),或二氢速变固醇 0.05~0.1mg/d。

静脉滴注时,尽可能使用大静脉、中央静脉导管或 IO 通路,外周静脉补钙时须格外谨慎,避免外渗。钙对组织有很强的刺激性,外渗可致皮肤硬化和脱落。应避免药液外溢至血管外引起组织坏死。

高磷酸血症患儿应先降低血清磷酸盐以提高血钙水平。若患儿存在临床症状显著的低镁血症(低于 1mg/dl),应采用镁治疗。某些情况下,纠正镁缺乏可同时纠正低钙血症。

## 二、高钙血症

重症患儿很少出现高钙血症。当新生儿血清钙高于 2.75mmol/l 或游离钙高于 1.4mmol/l 时称高钙血症。在病理状态下,血清游离钙的升高常与血钙升高同时出现。血中蛋白结合钙增加,可升高血钙水平而不伴有游离钙升高。一般情况下,1g 血清蛋白的变化,可能引起约 0.2mmol/l 血钙的相应改变。

### (一)病因及病理生理

1. **低磷酸盐血症** 磷供应相对不足是常见原因。不适当的肠道外营养及早产儿易出现,此时血中 $1,25(OH)_2D_3$ 升高,伴有肠道内钙吸收增加。磷缺乏时,骨再吸收增强,钙不易向骨沉着,血钙水平增高。

2. **甲状旁腺功能亢进** PTH 可促进肠道和肾对钙的再吸收,原发性甲状旁腺功能亢进为甲状旁腺主细胞增生或腺瘤引起,可分散发性或家族遗传性,新生儿暂时性甲状旁腺功能亢进为孕母甲状旁腺功能低下所致,超声时仍有表现。

3. **维生素 D 相关高钙血症** 体内维生素 D 过量,促进肠道、肾对钙的吸收,见于维生素 D 中毒、敏感,婴儿特发性高钙血症,结节病等,新生儿皮下脂肪坏死、某些淋巴瘤、结节病或其他肉芽肿病均可有肾外 $1,25(OH)_2D_3$ 合成。

4. **其他原因** 常为医源性,长期应用维生素 D 或其他代谢产物治疗、母亲低钙血症、应用甲状腺素治疗婴儿先天性甲状腺功能低下时均可发生。母亲羊水过多、早产、前列腺素 $E_2$ 分泌增多、维生素 A 过多易促进婴儿发生高钙血症。其他 Wiliams 综合征、家族性低尿钙性高钙血症、蓝色尿布综合征也曾有报道。

### (二)临床表现

新生儿较少见,起病可在早期或延至数周或数月,常缺乏典型临床表现,无症状性高钙血症仅在化验检查时被发现。临床表现依血钙增高程度、起病缓急及伴随疾病而异。轻者多无症状,重者可发生高血钙危象而致死亡。

本病可累及各系统,可出现嗜睡、易激惹、发热、食欲缺乏、吃奶少或拒乳、恶心、呕吐、多尿、脱水、体重不增等,有时出现高血压、胰腺炎。高血钙作用于肾小管引起肾小管功能损害,严重者伴有肾实质钙化、血尿,甚至发展为不可逆性肾衰竭。有时也出现其他部位如皮肤、肌肉、角膜及血管等的软组织钙化。约 20% 高钙血症患儿血压升高,可引起恶心和全身不适,但一般不危及生命。

高血钙危象是指血钙大于 3.75mmoI/L 时患者呈木僵或昏睡、昏迷、重度脱水貌、心律不齐、高血压,甚至惊厥、心力衰竭。若不及时抢救病死率高,可遗留神经系统后遗症。

### (三)诊断

凡存在可能引起高血钙的病因,均应及时检测血钙,诊断主要依据以下三方面:

1. **病史** 家族或母亲患有与钙磷有关的疾病史,难产史,母亲或新生儿长期、过量服用维生素 A 或 D 史,母亲长期应用某些药物史(如噻嗪类利尿剂)。

2. **临床表现** 生长指数低下,有嗜睡、脱水、抽搐、高血压、角膜病变的表现,多系统损害的特征,如特殊面容、先天性心脏病、精神呆滞、皮下脂肪坏死等。

**3. 辅助检查**

（1）血清总钙、游离钙、镁、磷、ALP 及血清蛋白、PTH、25（OH）$D_3$ 水平异常。

（2）尿钙、磷及 cAMP 的改变。

（3）X 线:PTH 介导性高钙血症时 X 线成特征性骨病改变,如普遍脱钙、骨膜下骨质吸收、囊性变、颅骨板溶骨呈点状阴影。维生素 D 中毒或过量时长骨干骺端临时钙化带致密增宽,骨干皮质及骨膜增厚,扁平骨及圆形骨周缘增厚呈致密环状影。

（4）超声、CT 或核素扫描:发现甲状旁腺瘤或腹部肾钙化等。

（5）心电图:QT 间期改变。

（6）肾功能:血、尿肌酐、BUN、肾小球滤过率等可异常。

（7）母亲血钙、磷及有关实验室检测,必要时进行家族筛查。

## （四）治疗

轻症无症状者主要查找病因,进行病因治疗;重症或已出现高血钙危象者,除治疗病因外应采取措施降低血钙。

应限制维生素 D 和钙的摄入量,采用低钙、低维生素 D 及低铁配方奶喂养（乳配方中钙含量低于 10mg/418kJ 或不含维生素 D）。慢性高钙血症病例应避免日晒以减少内源性维生素 D 的生成。

急性高钙血症或危重病例采用静脉补液、利尿降低血钙,可用生理盐水 10~20ml/kg 静脉注射,再注射利尿剂,如呋塞米 1mg/kg（每天 1~4 次）,可尽快显效,应对患儿血清钙、镁、钠、钾、渗透压及出入液量进行监护,每 6~8 小时检测一次,以防止体液和电解质紊乱。

大多数情况下,经过上述治疗后患儿高钙血症紧急情况可得到有效缓解。严重高钙血症伴有低钾血症或低镁血症时,应给予钾或镁替代治疗,防止因扩容造成血钾或血镁进一步降低。血磷低的患儿,应提供磷酸盐,每日 0.5~1.0mmoL/kg 元素磷口服,分次给予,应防止给予磷酸盐过量,以避免腹泻或低钙血症。对维生素 D 中毒、肉芽肿、白血病、淋巴瘤等引起的高钙血症,可给予泼尼松 1~2mg/（kg·d）,或静脉滴注氢化可的松有一定疗效,疗程至少 2~3 周。

制动的患儿,尤其当伴肾功能损害或脱水时,血清钙水平可能会突然增加。需要采用以下治疗措施:急性期液体复苏;几天后予糖皮质激素,如氢化可的松 10mg/（kg·d）,减少胃肠道对钙的吸收;及早负重和运动以防止机体从骨骼持续吸收钙。干预治疗只是暂时的,初步诊断后应进一步制订针对引起高钙血症根本原因的具体治疗方案。

（尹晓娟）

---

### 参考文献

1. Paul J Rozance. Update on Neonatal Hypoglycemia, 2014, 21（1）: 45-50.

2. American Academy of Pediatrics Committee on Fetus and Newborn: Routine evaluation of blood pressure, hematocrit, and glucose in newborns. Pediatrics, 1993, 92: 474-476.

3. 邵肖梅, 叶鸿瑁, 丘小汕. 实用新生儿学. 第 4 版. 北京: 人民卫生出版社, 2011.

4. Woodward GA, Insoft RM, Pearson-Shaver AL, et al. The state of pediatric interfacility transport: consensus of the second National Pediatric and Neonatal Interfacility Transport Medicine Leadership Conference. Pediatr Emerg Care, 2002, 18 ( 1 ): 38-43.

5. Day S, McCloskey K, Orr R, et al. Pediatric interhospital critical care transport: consensus of a national leadership conference. Pediatrics, 1991, 88 ( 4 ): 696-704.

6. McCloskey KA. Emergency interhospital critical care transport for children. Curr Opin Pediatr, 1996, 8 ( 3 ): 236-238.

7. Jouvet P, Lacroix J. Improving interhospital paediatric transport. Lancet, 2010, 376 ( 9742 ): 660-661.

8. Vos GD, Buurman WA, Van Waardenburg DA, et al. Interhospital paediatric intensive care transport: a novel transport unit based on a standard ambulance trolley. Eur J Emerg Med, 2003, 10 ( 3 ): 195-199.

9. Hawkes CP, Stanley CA. Pathophysiology of Neonatal Hypoglycemia. Fetal and Neonatal Physiology, 2017.

10. Fantazia D. Neonatal Hypoglycemia. Med J of Australia, 2014, 81 ( 1 ): 58-65.

11. Marcialis MA, Dessi A, Pintus MC, et al. Neonatal hyponatremia: differential diagnosis and treatment. J of Maternal-Fetal Medicine, 2011, 24 ( sup1 ): 75-79.

12. Dilmen U, Toppare M, Senses DA, et al. Salbutamol in the Treatment of Neonatal Hyperkalemia. Biol Neonate, 1992, 62 ( 6 ): 424-426.

13. Rodríguez SJ. Neonatal hypercalcemia. J of Nephrology, 2003, 16 ( 4 ): 606-608.

14. Shupper A, Merlob P, Reizner S. Hypocalcemia in the newborn. Indian J of Pediatr, 2001, 68 ( 10 ): 973-976.

# 第十二章
# 消化系统疾病和畸形新生儿的转运

多数腹壁和胃肠道先天性畸形都需要手术治疗,有时需要转运至适当医院进行救治。充分认识到这些疾病,有利于迅速展开检查,快速诊断,给予适当的治疗,从而降低新生儿的死亡率。

## 第一节　转运前评估

转运前应积极治疗、密切监护和稳定患儿的体内环境,并对患儿的下列状态作出判断:

### 一、心血管功能

皮肤灌注不好者,分析原因可能为失血、严重感染、心功能不全、酸碱紊乱。采取相应的措施,如多巴胺、碳酸氢钠或机械呼吸等措施。有心力衰竭者,分析引起的原因。如有心衰则限制入液量,选用利尿剂及地高辛;有严重心律失常者,予相应药物治疗。

### 二、肺部情况

结合体格检查及血气分析评估患儿的呼吸功能。确保患儿呼吸道通畅,对于呼吸抑制患儿给予气管插管。需气管插管维持呼吸的患儿根据其体重及胎龄选择合适型号的气管插管进行操作。如存在缺氧、发绀,应调整吸入氧浓度,或给予持续气道正压(CPAP)呼吸;若已给予机械通气则调整呼吸机参数,并应了解有无气胸等疾病存在,作相应处理。

### 三、消化系统情况

1. **有无呕吐**　溢乳、喷射性、呕血、呕吐物含泡沫。
2. **大便性状**　有无大便、黏液脓血便、果酱样大便。
3. **腹部体征**　腹胀、腹壁静脉曲张、腹部包块、肠鸣音亢进还是减弱。
4. **伴发症状**　发热、低体温、皮肤发花。
5. **了解患儿生化与代谢状态**　如低血糖、酸中毒、低钠血症、高钾血症等。如患儿存在低血糖,应迅速静推及持续静滴葡萄糖以纠正低血糖;酸中毒患儿应纠正至 $pH \geqslant 7.2$;低钠血症应逐渐纠正;高钾血症患儿应及时给予降低血钾治疗。

**6. 有无重度细菌感染** 根据病史、体检、血白细胞计数等检查分析细菌感染的可能性，若考虑有细菌感染应留取血标本行血培养，并开始抗生素治疗。

**7. 保持静脉通路畅通** 确保转运过程中静脉通路的畅通，以便在患儿出现紧急情况时给予药物进行抢救。特殊情况下可用中心静脉置管。

# 第二节 坏死性小肠结肠炎

坏死性小肠结肠炎（necrotizing enterocoliti, NEC）在新生儿中最常见，部分需要外科急诊手术治疗。常见于低出生体重的早产儿和配方奶粉喂养的患儿，但也可以发生在足月儿，尤其是合并发绀型心脏病或严重腹泻和未开奶的新生儿。NEC 的发病机制尚不清楚，主要包括肠管缺血损伤、细菌定植、肠黏膜受损等因素。

## 一、病理及病理生理

NEC 的特点是弥漫性、斑片状肠缺血或坏死。末端回肠和升结肠是最常见的累及部位。在疾病发展过程中，损伤可累及整个肠管，黏膜溃疡形成可发展到坏死和穿孔。在 NEC 中未发现特定的微生物感染。在剖腹探查术时取腹膜做细菌培养，可见革兰氏阴性肠杆菌占优势，尤其是克雷伯氏菌属、肠杆菌属和凝固酶阴性葡萄球菌属。一些证据表明，肠道免疫缺陷可使非侵入性肠道菌群侵入肠壁而引发感染。

## 二、临床表现

早期表现为胃分泌物增加、肠梗阻、呕吐胆汁性物质、腹泻、腹胀、大便潜血阳性。随着病情进展，患儿越来越嗜睡，出现低体温、呼吸暂停、明显便血，腹壁红斑和水肿，提示病变累及腹腔内大部分肠管。

## 三、诊断

根据病史、临床表现、腹部平片特征等确诊。腹部平片可显示肠壁积气，肠袢"固定"扩张，肝门静脉积气，腹水或气腹。

## 四、治疗

**1. 内科保守治疗** 治疗包括禁食、胃肠减压、静脉液体纠正低血压、纠正严重脓毒症患儿的酸中毒及凝血功能障碍。与普通生理盐水相比，首选乳酸林格液（10~20ml/kg）静脉快速输注而非生理盐水，因其钠离子浓度较低（130mmol/L 和 154mmol/L）且含碳酸氢钠（28mEq/L）。NEC 患儿可能发展为弥散性血管内凝血，有时需要输注悬浮红细胞、新鲜冰冻血浆、血小板、冷沉淀以纠正凝血功能障碍。转运医疗团队可能需携带相关机构提供的血液或血液制品，在转运至三级医疗机构的过程中使用。同时必须静脉予以抗生素，如氨苄青霉素、庆大霉素、克林霉素或甲硝唑。连续血常规检查：每 6 小时检测血白细胞计数、红细胞比积、血小板计数。连续腹部平片检查,每 6~8 小时一次,观察是否存在固定的肠袢或游离气体。疾病发展初期就应给予高浓度的静脉营养,以防止 NEC 的婴幼儿营养缺乏而处于高度应激状态。

2. **外科治疗** 手术治疗通常用于出现气腹或内科治疗失败的病例。行剖腹探查术,术中送腹膜培养后,切除坏死肠管,行肠管外置造口和瘘管引流。术后治疗应遵循新生儿危重患儿治疗指南。予全身静脉抗生素治疗,每 10 天一个疗程。营养供给主要通过全肠外营养,经过 2 周的禁食后,逐渐缓慢的引入肠内营养,使用低渗的配方奶。造口关闭之前,建议造影剂灌肠以排除远端肠管狭窄,接受手术治疗的患儿有 25% 可出现狭窄。

新生儿手术的术前准备应遵循其他患儿疾病的复苏准则。最新的标准提出:需保证气道和呼吸的通畅,除了腹部手术患儿之外,早期选择气管插管而非面罩通气以避免加重腹胀。由于第三间隙液丢失,需要积极的液体复苏,而不是使用药物维持循环。胃肠减压是必要的,可防止腹胀进一步恶化,且能防止在转运过程中和随后的麻醉诱导中呕吐物误吸。某些手术还需增加手术步骤,特别那些合并如前所述的腹壁缺陷患儿。早期识别和快速处理是非常重要的。这些患儿应该尽早转运至能立即实施小儿外科手术的医疗机构,以便及时治疗患儿而不延误病情。

## 第三节 先天性巨结肠

先天性巨结肠在活产儿的发病率是 1/5 000。大多数患儿是健康足月的男孩,在生后第一个 24 小时不能排出胎便的患儿应考虑诊断此病。

### 一、临床表现

患儿可能会出现呕吐、便秘、腹胀,甚至肠梗阻。

### 二、辅助检查

钡灌肠可显示出过渡区(正常扩张和异常缩窄之间的肠段)。其他影像学发现包括痉挛的结肠呈锯齿形,钡剂残留 2~3 天,或直肠与乙状结肠直径的比例 <1。确诊需要直肠活检,证实缺乏神经节细胞和神经纤维增生。乙酰胆碱酯酶的活性增加通常用于组织化学检查。

### 三、治疗

治疗先天性巨结肠病初期的目标是纠正水电解质紊乱。术前给予可覆盖结肠菌群的抗生素,如氨苄青霉素、庆大霉素、克林霉素或甲硝唑。在治疗第一阶段可行转流性结肠造瘘术,如果新生儿行直肠灌洗后生理状态良好,可施行肠管拖出切除术。可选择的术式有:Swenson–Duhamel 直肠后吻合术、经肛门结肠拖出术、Soave 直肠内吻合术。新生儿先天性巨结肠最大的风险是发展为小肠结肠炎。延迟诊断(>1 周龄)及 21- 三体综合征患儿,为小肠结肠炎高发人群。

# 第四节 消化道梗阻

呕吐物含有胆汁可作为新生儿机械性肠梗阻的标准,但需排除其他疾病。在生后第一个 24 小时内发生腹胀且未能排出胎便者,提示机械性肠梗阻,将增加手术干预的可能性。腹胀的程度取决于梗阻的部位。梗阻部位越低,腹胀越厉害。幽门和十二指肠梗阻,肠扩张可能性最小。根据影像学检查可明确诊断肠梗阻。直立或仰卧位腹部平片可显示梗阻部位。上消化道造影可显示 Treitz 韧带的位置和中肠旋转不良是否引起肠扭转。下消化道造影可提示先天性巨结肠、无结肠或小结肠,可以诊断和治疗胎粪性肠梗阻或胎粪栓塞综合征。

消化道梗阻的新生儿首先需要液体复苏。静脉输液直到有足够的尿量[$>1ml/(kg \cdot h)$]。为了防止呕吐物误吸,在麻醉诱导之前应行鼻饲管胃肠减压。术前全身静脉注射抗生素(氨苄青霉素,50mg/kg,每 12 小时一次;庆大霉素 2.5mg/kg,每 12 小时一次)。

胃扭转和幽门梗阻是造成胃出口梗阻的罕见原因。新生儿胃扭转是一种罕见的危及生命的急症,上腹胀且鼻饲管通过食管后不能继续通过者应该怀疑此病。上消化道造影可诊断,而且这些患儿应接受紧急手术复位,紧接着行前方胃固定术,最好在进行性缺血导致胃坏死、穿孔之前进行,胃坏死、穿孔者可能需要胃切除。

十二指肠梗阻可能是由于自身异常或外压造成的。自身异常包括十二指肠闭锁、狭窄。外压可能继发于环状胰腺、十二指肠前门静脉、Ladd 带肠旋转不良或中肠旋转不良。婴幼儿自身性的十二指肠梗阻早期表现为呕吐物含胆汁,但很少或无腹胀。

## 一、十二指肠闭锁/梗阻

十二指肠闭锁在新生儿的发生率为 1/10 000~40 000。发病机制是由于肠道发育的核心阶段——再度腔化阶段发育障碍。X 线平片显示典型的"双气泡征"。在十二指肠闭锁患儿中,有 30%~40% 合并唐氏综合征。十二指肠闭锁首选的修复术式为十二指肠与十二指肠吻合术。在这种情况下,婴幼儿应禁食(无口服摄入),经鼻饲管胃肠减压,予以全胃肠外营养,直到进行手术矫正。十二指肠闭锁患儿的存活率通常超过 80%。

肠旋转不良、中肠扭转引起的十二指肠梗阻构成真正的外科急症。在活产患儿的发病率是 1/500,有 50% 患儿生后第一个月内出现症状。胆汁性呕吐是该疾病的特征性表现,并可能伴有痉挛性腹痛、脱水、血便,可有或无腹胀。高达 60% 的患儿合并其他相关畸形,如十二指肠闭锁、腹裂、膈疝、先天性巨结肠。从妊娠第 10 周起,肠道发育分为三个阶段:首先,肠管伸长和卷入外胚体腔;然后,返回到腹膜,逆时针方向旋转 270°;最后,盲肠下降至右下腹,肠管被腹膜包绕固定。肠道正常发育阶段出现异常将产生一系列肠旋转异常,可能会引起肠梗阻或中肠扭转。辨明患儿十二指肠梗阻的症状和体征是至关重要的,可防止肠坏死以致肠管损失,甚至脱水、酸中毒和脓毒症导致的患儿死亡。在疑似肠扭转患儿的处理中,充分静脉补液、抗生素、胃肠减压是初步治疗措施。应在转运患儿之前采取这些治疗措施。在转运过程中,仍有必要继续进行液体治疗。如果严重腹胀影响到呼吸通气功能,应在转运至三级医疗机构前进行气管插管。上消化道造影显示十二指肠空肠交界处异常,如果存在肠扭转,可见高位梗阻。确定性手术治疗包括复位逆时针方向扭转的肠管,切除小肠和大肠之间的异常腹膜附件,固定结肠于左腹部,从盲肠处分离十二指肠空肠交界,使再发肠扭转的可能性降到最低。此外,切除阑尾,以减少患儿异位阑尾以后发展为阑尾炎及穿孔的机会。如果在症状明显的中肠坏疽发生前予以干预,患儿预后较好。

## 二、小肠和大肠梗阻

空回肠梗阻通常是由于肠闭锁或狭窄引起。在鉴别诊断中也应考虑胎粪性肠梗阻。肠闭锁在活产患儿的发生率为 1/330,是由于宫内肠系膜血管损伤所致。胆汁性呕吐和腹胀是常见的临床表现,腹部平片显示多个肠袢扩张,多个气液平面及远端肠管无积气。在大多数病例中,对比灌肠造影会显示一个小的无用的“小结肠”。术前治疗与新生儿十二指肠梗阻相同,手术治疗取决于梗阻的类型、位置和肠管总长度。头尾端端吻合的狭窄肠管成形术可保持肠管的长度和改善蠕动功能。长期的全胃肠外营养有望改善空回肠梗阻患儿生存率。感染、肺炎或脓毒症可导致死亡。

新生儿远端大肠阻塞可能是由于结肠闭锁或先天性巨结肠引起。结肠闭锁是一种罕见的先天性梗阻,可通过对比灌肠造影进行诊断,结果显示造影剂不能充满整个结肠,只可见盲端部分小结肠。治疗方法主要是在技术可行条件下行端端吻合术,另外,在吻合术后数月应行结肠造瘘。

## 第五节 腹壁缺陷

腹壁缺陷起源于胚胎这一说法仍存在争议。尽管关于腹壁缺陷的胚胎起源和发病机制存在分歧,但大多数学者认为胚胎头襞、尾襞及汇合于脐环的两侧襞在腹壁中央融合后,中肠向腹腔回纳,决定了腹壁的完整性和腹膜腔的发育。

## 一、脐膨出

脐膨出是一种罕见的疾病,在新生儿的发生率约为 1/6 000。在 16 世纪,Ambroise Pare 第一次描述该病,并认识到这种先天性疾病的严重程度和不良预后。

脐膨出是指中央腹壁缺如,由羊膜和腹膜所组成的囊覆盖。一般认为脐膨出是由于胚胎中的一个或多个襞在发育过程中出现部分或完全的停滞所致。脐膨出有时与胃肠道、神经、泌尿生殖系统及染色体畸形伴发。三分之一病例查出存在染色体异常,其中 13、18、21-三体综合征最常见。有 10%~25% 的病例报道存在心脏畸形,其中法洛四联症和房间隔缺损最常见。肺发育不良可合并巨大的脐膨出。Beckwith-Wiedemann 综合征(巨舌症、低血糖、巨人症)也可伴脐膨出,并可能影响围产期处理。

襞发育终止时间不同将导致病变处于不同部位。头襞发育的停滞导致上腹部脐膨出,通常伴有下胸壁畸形如胸骨缺损和膈肌、心包、心脏的畸形。上述联合缺陷亦称 Cantrell 五联征。上中线综合征患儿通常表现为远端胸骨裂、前膈疝、心包缺损、心脏畸形（包括房间隔缺损甚至心脏异位等）。尾襞发育停滞导致下腹部脐膨出和后肠的异常，如肛门闭锁或下腹壁缺损、膀胱外翻或泄殖腔外翻。最常见的情况是侧襞发育停滞，导致中腹部脐膨出，包括腹内脏器凸出，如肝、脾、胃、肠。脐膨出是不同襞和中肠回纳失败的后果，其特征在于肠旋转不良、正常脐环形成障碍。这些相关畸形是脐膨出发病的主要表现和死亡原因。

儿科或产科医生对脐膨出的初始护理至关重要。在脐带远端夹闭脐带，以防止挤压腹内脏器，且应尽可能避免污染暴露的内脏。应使用无菌手套检查和处理缺陷，并用无菌敷料覆盖膨出物。脐膨出可用温生理盐水浸润的无菌纱布覆盖，再覆盖几层保鲜膜。这些不渗透膜可使水分和热量的消耗减少到最低。如果患儿需要转诊，脐膨出必须保持在湿润和覆盖状态下。

婴幼儿的初步评估决定了随后处理的优先步骤。如果发现伴有巨舌，应立即监测血糖，因为低血糖提示有可能合并 Beckwith-Wiedemann 综合征。没有认识到低血糖的存在可导致永久性的神经损害。因此，任何脐膨出的患儿应立即静脉注射葡萄糖。同时应立即予以胃肠减压、呼吸支持（如有必要）和积极的液体治疗，全身静脉注射抗生素。应插入 10-F 的鼻饲管，防止吞咽空气引起胃肠道进一步膨胀，同时可避免误吸。避免使用面罩通气，因为可能加重肠管扩张。脐膨出合并周围性发绀，提示有心脏畸形或膈疝存在，因此，要进行仔细心肺听诊。超声心动图和泌尿系超声检查可以确定其他相关异常的存在。脐膨出破裂的患儿经暴露的内脏损失大量的热量、体液和蛋白质。暴露区域蒸发丢失大量液体，因此必须密切监测静脉补液量和维持体温。腹壁缺陷的婴幼儿水电解质溶液的治疗需要量是正常新生儿补液维持量的两倍。应密切监测酸碱状态、血清电解质、葡萄糖、蛋白质。在疾病初期，静脉应用广谱抗生素如氨苄青霉素和庆大霉素。内脏外露和低血清蛋白所致的抵抗力降低，将增加患儿的感染和脓毒症发生的风险。由于大多数完整囊壁的病例合并其他相关畸形，手术关闭腹壁前应完善诊断检查。某些情况下，手术治疗可以无限期推迟。非手术治疗可使皮肤完全覆盖缺陷。结痂剂可以用于非手术治疗，包括酒精、红药水（汞溴）和苯扎氯铵（烷基二甲基苄基氯化铵）。囊破裂必须行紧急手术。在这种情况下，可能难以区分是脐膨出还是腹裂。一般情况下，脐膨出中肝脏突出，但在腹裂中肝脏并不突出。手术应重点考虑肝脏定位，因为关闭腹腔时如果肝静脉扭结，可导致静脉回流减少，随后出现心脏功能失代偿。

## 二、脐疝

与脐膨出相比，脐疝是脐环发育缺陷所致，疝环直径通常 <4cm，且疝内容物仅包含肠袢。发育异常造成的脐疝大约发生在妊娠第 8 周和第 10 周后，常继发于脐环发育过程的挛缩障碍。

这种类型的疝很少引起症状或形成嵌顿，可自发关闭。在 4 岁或 5 岁时，如果筋膜的缺损仍然呈开放状态，则应行外科手术治疗。

## 三、腹裂

腹裂是一种先天性的脐周围腹壁缺陷，腹内容物通过此裂口膨出。膨出的腹腔内容物没有皮肤或腹膜覆盖。有关腹裂发病机制其中一个学说提出腹壁血管化障碍,在建立右脐动脉侧支循环之前不足以维持间充质细胞的完整性。这也许可以解释为什么中腹裂直径通常小于5cm,且病变几乎均在脐带右侧。除了肠扭转和肠闭锁之外,腹裂极少合并其他畸形,可能与凸起的肠管发生缺血有关。因其暴露于羊水,肠可能发生增厚、缩短、缠结或出现发绀。分离肠袢的必要性不大,且即使怀疑肠闭锁时也不进行肠袢分离,因为此时处理很容易损伤肠袢。一旦肠管回纳入腹腔,不断增厚的肠壁最终会恢复,即可以安全地实施手术矫正肠闭锁。经腹壁缺口突出的肠管可能会出现长时间功能障碍,因此,患儿需通过中心静脉导管接受全肠外营养。此外,狭窄的裂口及增厚的肠系膜经该裂口膨出会导致产前或产后中肠梗阻,进而引起肠缺血。可以通过仔细的产前超声检查判断肠道是否扩张和完整。如情况突然变化可提前分娩。此外,和脐膨出一样,腹裂患儿不是正常阴道分娩的绝对禁忌证;但要注意的是,这些患儿很少是适于胎龄儿,往往是小于胎龄儿。腹裂患儿产后处理与脐膨出相似,应加强预防,避免脱出的肠管发生扭转及绞窄。把内脏轻柔的放在腹部中心,注意预防肠道营养血管的扭转。首先用盐水湿润的纱布覆盖肠管,然后用纱布进一步包裹肠管使其固定,防止肠管向两侧下降,接着用保鲜膜覆盖包裹肠管,减少液体和热量的损失。腹裂为急诊手术指征,如果有任何肠道缺血迹象应采取紧急手术。腹裂的总死亡率约为10%,与脓毒症和长期肠功能紊乱等并发症有关。

对于脐膨出和腹裂的患儿,理想的修复是缝合患儿主筋膜和皮肤。如果内脏的回缩导致肠壁颜色改变或肺顺应性下降,提示应分期修复。直接测量腹内压可能有用,可通过鼻胃管或尿管连接的压力计进行测量。压力超过23mmHg表明需要分期修复。在该腹压下,缝合主筋膜会给固定的腹腔内容物带来风险,可能会引起心输出量减少、肠缺血,以及术后呼吸、肾衰竭。单纯皮肤或筒仓式缝合分期修复是可行的选择方案。临床表现是选择何种修复类型的最佳指标。

(韩 涛 李 广)

参考文献

1. Neu J. Necrotizing enterocolitis. World Rv Nutr Diet, 2014, 110: 253-263.
2. 张金哲, 杨啟政, 刘贵麟. 中华小儿外科学. 郑州: 郑州大学出版社, 2006.
3. 李晓庆, 周德凯, 刘潜. 新生儿肠闭锁20年回顾. 现代医药卫生, 2003, 19: 665-666.
4. 李正, 王慧贞, 吉士俊. 实用小儿外科学. 北京: 人民卫生出版社, 2001.
5. 姜子非, 徐旭军, 贺早. 巨型脐膨出的治疗探讨. 中华小儿外科杂志, 2005, 26(5): 279-280.
6. Appleby PW, Martin TA, Hope WW. Umbilical Hernia Repair: Overview of Approaches and Review of Literature. Surg Clin North Am, 2018, 98(3): 561-576.
7. Isani MA, Delaplain PT, Grishin A, et al. Evolving understanding of neonatal necrotizing enterocolitis. Curr Opin in Pediatr, 2018.
8. Ahle M, Drott P, Elfvin A, et al. Maternal, fetal and perinatal factors associated with necrotizing enterocolitis in Sweden. A national case-control study. Plos One, 2018, 13(3):

e0194352.

9. Homa B, Ahmadipour SH, Mohamadimoghadam J, et al. The Study of Newborns with Congenital Gastrointestinal Tract Obstruction. Journal of Krishna Institute of Medical Sciences University, 2014, 03（02）: 101–106.

10. Cheng F, Allen P. Gastrointestinal tract obstruction in the neonate A pictorial review. United Kingdom Radiology Congress, 2015.

11. Ulkumen BA, Pala HG, Baytur Y, et al. Retrospective analysis of fetal anterior abdominal wall defects. Saudi Medical Journal, 2014, 35（9）: 1147.

12. Wilson RD, Johnson MP. Congenital abdominal wall defects: an update. Fetal Diagnosis and Therapy, 2004, 19（5）: 385–398.

13. Muto M, Matsufuji H, Taguchi T, et al. Japanese clinical practice guidelines for allied disorders of Hirschsprung's disease. Pediatr Int, 2018, 60（5）: 400–410.

# 第十三章
# 感染性疾病新生儿的转运

新生儿需要转运的原因众多,感染性疾病是重要的原因之一。面对因感染性疾病需要转诊的病例,转运团队在转运前需要进行充分评估,初始治疗稳定患儿的病情,并采取措施避免正常人群感染这些疾病。

## 第一节 转运前评估

### 一、评估和诊断

发热是最容易被忽略的症状,患儿家长所称的发热往往不是发热。新生儿发热是指核心温度(肛温)高于 37.5℃。另外,患儿发热的时间通常被夸大或含糊,大多数患儿被认为的持续发热,通常是被明显的无热期所分隔的一些发热期,这种情况可以通过仔细询问病史得到证实。这对于鉴别不明原因的发热与其他疾病很重要。

通过电话描述皮疹可能导致查体的误导,如:通过询问按压时皮疹是否褪色,来确认皮疹是否为瘀斑未必准确。在通过电话来确认经过实验室检查所得的诊断之前,必须了解检查的细节。

建议:如果已经明确采取的重要的治疗措施,需把情况详细告诉转诊医生。如果认为患儿可能是败血症,但抗生素还没有开始使用,那就先按照败血症来处理,告诉转诊医生必要的特殊抗生素和剂量,询问转诊医生患儿需要多久才能用上抗生素。微生物学检查例如培养,在抗生素使用以后可能会出现假阴性。因此,为了确保血、尿、脑脊液(CSF)和便等标本的质量良好,应在抗生素使用前留取标本。尿培养的标本要通过导尿管或耻骨上膀胱穿刺留取。

在等待转运团队到达的时间里,经过初步的评估后可以让家长参与患儿病情的讨论,这样除了可以让他们放心外,也可在进一步了解患儿的病情后,更明确或补充一些病史。与家长再一次沟通是了解这些病史很好的机会。

### 二、特异性诊断及预防

实践证明,救护车上的转运医疗团队成员因参与转运患儿而被感染的风险非常低。但事实上,感染风险是与来自患儿的感染源和转运成员的特异性免疫直接相关的。转运机构应制订指南保护救护车的医护人员以免感染。尽管被转运的患儿尚未明确诊断,但那些发热、出疹或腹泻的患儿通常已经得了感染性疾病。应将感染性疾病分类,每一类疾病均应有一个指南来保证医护人员的安全。

### (一)标准预防

这些预防措施的目的是避免健康人群感染任何通过血液、体液和其他不明病原体传播的感染性疾病,能有效地预防转运患儿的医护人员染上传染病。在暴露前进行预防,可以使所有转运成员获得充分的免疫。转运成员在接触血液、所有体液、胸水、腹水、伤口分泌物、分泌物和排泄物(汗液除外)等,或进行腰椎穿刺、气管插管、静脉切开术、动脉穿刺、血管导管的放置、气管切开或气管内吸痰、处理已使用的器械等操作前,都应该穿隔离衣及带一次性手套、一次性口罩。如果有溅射的可能,还需带眼罩。需要标准预防的包括:不明原因的发热、炭疽热、水痘、脓疱病、白喉、痢疾、脑炎、食物中毒、肠胃炎、霍乱、病毒性肝炎、脊髓灰质炎、流感、麻疹、脑膜炎、腮腺炎、百日咳、带状疱疹、风疹发热、疥疮、猩红热、肺结核、伤寒、斑疹伤寒等。

只有当转运人员直接接触患儿的血液、体液和以上操作时才需要戴手套。一旦这些任务结束,应马上脱去手套并洗手。正确使用手套后未能马上脱掉手套,会增加感染传播的风险。戴手套不能替代洗手,洗手是预防院内感染和保护医护人员不被患儿感染的最好方法。

### (二)高级预防

当需要转运的患儿已经被确诊或怀疑具有某种确切毒力和具有特殊传染性的感染性疾病时,转运人员需要进行有效的高级预防。需穿戴全套的防护装备,包括通风的安全帽(如带有 HEPA 过滤、电池供电和净化空气的头罩)、乳胶手套、防水靴。全套防护衣穿戴使用后应焚烧或高压灭菌。转运团队到达后,所有接触过患儿的人员的名字、地址、电话都应该被记录下来。转运后,救护车应该接受运输公司最严格的清洗。

### (三)暴露前预防

转运团队的所有成员应接种抗麻疹、风疹、脊髓灰质炎、白喉、破伤风、甲型和乙型肝炎的疫苗。在完成乙肝疫苗接种后 1~2 个月,应抽血检查确认抗体的产生情况。转运成员每年需要接种流感疫苗。而脑膜炎球菌和肺炎球菌疫苗对于转运人员不是常规需要接种的疫苗。但如果某个地区正在流行一种疫苗能预防的脑膜炎球菌菌株,那就应该接种这种疫苗。转运团队成员在上岗前,需要产生抗水痘、风疹、麻疹和乙型肝炎的抗体。每位成员应该行 PPD 试验,如果结节 <10mm,应该在 2 周后复试。这个重复的"助强效应"能使结果更可靠,此记录为真正的试验结果。而且 PPD 试验应该每年进行。

## 三、至转出医院转运途中

大多数转运车都配备了充足的光源来查阅病史资料。如果患儿诊断明确,可以阅读患儿病例的全部内容,充分考虑在转运途中可能会面对的状况。如果转运团队对症状和体征的信息了解有限,就需要进行鉴别诊断。如是否能鉴别患儿为肺炎还是新生儿呼吸窘迫综合征呢?或是两者均存在?针对不同的情况应如何使用抗生素?如果已进行了相关检查仍不能确诊,是否可以先选用某种抗生素治疗? 治疗前是否留了标本? 疾病是否有应该引起治疗小组注意的传染性? 某些特定的感染,可能需要向指定医院的医疗服务者告知情况,做好预防保健。

## 四、到达转出医院

### (一)病史

必须清楚患儿母亲孕期、生产和产后的情况,才能完整掌握新生儿的病史。如是否有发热病史、胎膜早破的时间、羊水量和性质(例如:清、浑浊、臭味的或是脓性的)、既往或目前是否存在阴道疱疹性病变、母亲孕期是否患病、是否进行了 B 族链球菌感染的筛查;VDRL试验(检验梅毒螺旋体的一种方法)是否是阳性,如果是,明确是否经过规律的治疗;确定母亲分娩过程及产前几天是否用过抗生素。

除了解孕母的情况外,还需要采集新生儿的病史。既往住院的患儿,习惯上根据以往记录的表格数据来采集病史。医师是否询问了家长对于“发热”概念的理解;是否询问了患儿最近有无接触仓鼠(淋巴细胞脉络丛脑膜炎病毒)、小猫(Q 热 – 寇热)、幼猫(猫抓病)以及是否接触过死的松鼠(瘟疫)。

### (二)体格检查和实验室检查

转运人员应对患儿做详细的体格检查。有利于疾病诊断或决定患儿易感性和精神状态的有意义的体格检查项目,包括:小的咬伤,鼓膜检查,喉部检查(即使是小婴儿),颈部、腋窝、腹股沟淋巴结检查,肺部听诊,腹部触诊(肝、脾是否肿大),皮肤检查。

系统的实验室检查结果有助于判断感染过程的发生和发展。

### (三)印象

对疾病有一定的临床印象以后,再去思考:这段时期内社区内的常见感染性疾病是哪些,以及自己所在的医院近期发生的感染性疾病是哪些? 现在是否是呼吸道合胞病毒感染流行的季节? 流感开始流行了吗? 是否留意到了常见疾病的不典型的临床表现等。

### (四)诊疗计划

初步评估以后,根据病情需要决定是否做一些培养。多数病毒检测可以等到患儿转运至三级医疗机构后进行。常规情况下,样本在转运过程中放置的时间越短,检出病毒的可能性越大。离开转出医院之前,应该对疱疹病毒感染患者进行抗病毒治疗。因此,应在患儿离开转出医院前留取疱疹病毒标本,并开始阿昔洛韦治疗,然后当患儿在 NICU 稳定后再进行一次疱疹病毒检测。如果未检测出疱疹病毒,应根据所推测的病毒类型对标本进行基本病毒检测。许多病毒的检测可通过基因核酸的扩增(聚合酶链式反应,PCR)来实现,必要时留取脑脊液标本(CSF)行 PCR 检测。

转运前是否需要对患儿采集标本进行细菌学培养取决于以下因素:

1. 患儿在离开转诊医院之前要使用新的抗生素,需要再次行培养检查。

2. 在转运团队到场之前,患儿刚刚开始使用抗生素,遗漏了重要的培养检查,应该在离开之前立即留取培养。

3. 脑脊液中的细菌在抗生素使用后 2~3 天仍然可以存活。

4. 感染部位的局部因素和细菌的特点可能影响抗生素的抗菌效果,可能导致抗菌治疗后的细菌复活。

转诊医院采集的病毒检测应该通过该医院的微生物系统发出,因为病毒很脆弱,转运试管内的病毒很容易在转运途中被破坏。一般多数细菌培养物能经受住转运,在被送至转诊中心时仍存在活力。

是否应该在转运前开始治疗还是等到达目的地 NICU 后再开始治疗,取决于临床医生对疾病的判断。如果感染部位不明确,应根据患儿的症状进行适当的经验性治疗。其中临床医师最容易出现的误区是:临床医师不能通过经验性治疗而选用窄谱抗生素,相反,应使用覆盖范围广泛的抗菌药物。

## 第二节  离开转出医院前的准备

离开转出医院前应做好病情相关资料的复印和复制。如果分离出病原体,无论其是否特殊都应该置于琼脂凝胶上,或置于有螺帽的倾斜管内,或放入培养液内,与患儿一起转运。如果有可能,尽量从深部或有显著临床意义的地方采样(如血、脑脊液、胸腔液等),因为从患儿体表(如外耳道、脐带、腋下)取得的标本往往不能提供有用的诊断信息。

住院早期,应在患儿输注浓缩红细胞、血小板、新鲜冰冻血浆、静注免疫球蛋白等之前留取血清样本,这对研究抗体检测有帮助(如 IgG 和 IgM)。早期标本和痊愈后标本的抗体滴度不同。大部分医院没有常规在患儿住院早期留取急性期的血液标本。几乎所有医院仅仅将前几周内行电解质和其他血清学检查的血清样本留在冰箱中,并做好标记,新生儿期可采脐血行以上检查。当存在 TORCH 症状时,应寻找胎盘并将其置于塑料袋中,然后放在冰面上和泡沫聚苯乙烯盒中。另外,应收集革兰氏和抗酸杆菌(AFB)染色的菌株以及组织切片(阳性或阴性),用于减少不必要的抗生素使用,也可以纠正先前的诊断。相关放射学的检查副本也应当带回转入医院,如 MRI、CT 或骨扫描。

尽管搜集这些资料很有价值,但不能妨碍患儿的转运。如资料不具备同患儿一同转运的条件时,可以随后通过车辆、邮件或短信等方式获得。

## 第三节  转运途中和到达转运中心

无论在救护车内患儿是经暖箱还是用毛毯包裹送入相关转运中心,做好保暖工作是至关重要的。除非极低的环境温度(如冰水浸润),较冷的环境温度不会减少代谢率,相反,寒冷会增加氧耗。这对一个已经承受感染导致代谢异常的患儿来说会进一步增加病情恶化的可能。

## 一、暴露后预防

对于接触脑膜炎患儿的人群,如果不是初次暴露,不需要特殊预防。如果可以的话,应在最初 24 小时内采取预防措施。儿童初次感染肺结核被认为是没有传染性的。当然也有例外情况:如儿童或青少年患有空洞型肺结核或痰液抗酸杆菌染色(AFB)阳性。这些例外情况很少见。虽然对暴露于活动性肺结核患儿的转运人员不建议常规应用药物预防治疗,但 PPD 试验应作为常规的评估手段。一般接触带有血液的针筒或黏膜而感染 HIV 的风险极低。已经针对暴露人员制订了相关预防方案。除存在 HIV 感染风险外,针筒等此类暴露也可导致其他病原体感染,最常见的两种病原体为 HBV 和 HCV。接触此类暴露物后应当立即检测患儿父母的 HBV 表面抗原和 HCV 抗体,暴露于 HBV 后的预防措施见表 13-1。目前尚无针对暴露于 HCV 阳性血液的有效预防措施。对于暴露于侵袭性流感的患儿不需要预防。

表 13-1　经皮或经黏膜暴露于乙型肝炎后推荐的预防措施

| 暴露者 | 感染源 HBsAg 检测阳性 | 感染源未检测 HBsAg 或不明 | 感染源 HBsAg 检测阴性 |
| --- | --- | --- | --- |
| 未注射疫苗 | HBIG × 1*,首次接种 HB 疫苗 + | 首次接种 HB 疫苗 | 首次接种 HB 疫苗 |
| 既往曾注射疫苗并有抗体 | 检测 HBs 抗体,若足够,不需要治疗;量不够,则需补种疫苗 | 不需要治疗 | 不需要治疗 |
| 接种疫苗后无抗体 | HBIG × 2 或 HBIG × 1 加 HB 疫苗 | 如果存在高危因素,需视为 HBsAg 阳性做相关治疗 | 不需要治疗 |
| 接种疫苗后抗体不明 | 检测 HBs 抗体,如果量不足 HBIG × 1,并且补种 HB 疫苗,如果量足够,不需要治疗 | 检测 HBs 抗体,如果量不足,HBIG × 1 加 HB 疫苗,如果量足够,不需要治疗 | 不需要治疗 |

*HBIG 剂量:0.06ml/kg,肌内注射; + HB 疫苗剂量:1.0ml 重组乙肝疫苗或乙肝疫苗

## 二、清洁物品

转运患儿后的常规处置措施:救护车要通风 20 分钟;被褥要经过洗烫或蒸气消毒;枕头及其他物品须用稀释的漂白溶液擦拭;任何溅出的血液或血液容器均须仔细擦拭,且表面须用漂白溶液消毒。

转运患儿需要执行最大限度的预防措施,救护车应该由具有最严格清洗方案的转运公司提供。消毒方法包括甲醛蒸气的熏蒸法或其他类似方法,然后用次氯酸盐的酚溶液(家用漂白剂)擦拭。被褥应蒸气消毒或焚化。

**常见感染性疾病**

需要转运至三级医院 NICU 治疗的感染性疾病,包括:

1. **新生儿**　肺炎(包括 B 组链球菌和其他感染所致)、脑膜炎、脑炎和无菌性脑膜炎、脓毒症、坏死性小肠结肠炎、脐炎。

2. **中枢神经系统**　脑膜炎、脑炎、吉兰-巴雷综合征、婴儿型肉毒中毒、破伤风、高热惊厥。

3. **呼吸相关疾病**　上呼吸道感染、会厌炎、假膜性喉炎、急性细菌性气管炎、咽喉壁脓肿、扁桃体周围脓肿、下呼吸道感染、肺炎、吸入性肺炎、急性呼吸窘迫综合征、镰状细胞病急性胸部综合征、AIDS 相关性肺炎、细支气管炎、百日咳综合征。

4. **胃肠相关疾病**　坏死性小肠结肠炎、腹膜炎。

5. **心脏相关疾病**　心包炎、心包积液和心包压塞、心肌炎。

6. **全身性疾病**　脓毒症综合征、脑膜炎球菌血症、中毒性休克综合征、钩端螺旋体病、AIDS 相关的脓毒症综合征、溶血性尿毒综合征、疟疾、瘟疫。

7. **皮肤**　脑膜炎球菌血症、富尼埃坏疽、天花。

8. **眼睛**　眶周和眼窝蜂窝织炎。

## 一、新生儿肺炎

### (一)病因与病理

新生儿肺炎可在宫内、出生时或出生后获得。宫内感染的途径包括吸入污染的羊水和血行传播至肺,病原体包括细菌(如大肠埃希菌、克雷伯杆菌、李斯特菌、GBS、金黄色葡萄球菌)、真菌、病毒、支原体、衣原体、原虫及梅毒螺旋体等。分娩过程中感染性肺炎致病的微生物与宫内吸入污染羊水所致肺炎相仿,细菌感染以革兰阴性杆菌较多见,此外有 GBS、沙眼衣原体、解脲脲原体及 CMV、HSV 等病毒。出生后感染性肺炎传播途径包括接触传播、血行传播、医源性传播等,病原体包括细菌(以金黄色葡萄球菌、大肠埃希菌多见)、病毒(以呼吸道合胞病毒、腺病毒感染多见)及其他病原(如卡氏肺孢子虫、解脲脲原体、衣原体)。

宫内感染性肺炎由羊水及血行传播,引起广泛性肺泡炎,渗液中含有多核细胞、单核细胞和少量红细胞。镜检可见羊水沉渣、如角化上皮细胞及胎儿皮脂及病原体等。肺炎时肺泡通气量下降,通气/血流比例失调及弥散功能障碍,导致低氧血症、$CO_2$ 潴留等外呼吸功能障碍,以及细胞缺氧、组织对氧的摄取和利用不全而引起的内呼吸功能障碍。

### (二)临床表现

肺炎患儿通常表现为一些非特异性的症状,如食欲缺乏、烦躁或嗜睡、发绀或脸色发白。

常见的呼吸系统症状：气促、喘鸣、鼻翼扇动、呼吸困难、咳嗽和体温不稳定。体格检查时常可发现患儿部分或整体呼吸运动减弱,可有水泡音和喘鸣。

### （三）诊断

主要根据病史、临床表现及辅助检查诊断。

1. X线胸片是诊断肺炎最常用的辅助检查,B组链球菌感染性肺炎与呼吸窘迫综合征很难通过胸片鉴别。肺实变、脓肿是金黄色葡萄球菌肺炎的特征性表现。一些微生物,如革兰氏阴性肠道菌群与化脓菌引起的有肺囊肿和积液。

2. 血白细胞计数能够可靠地区分细菌性和病毒性肺炎。早产儿B组链球菌肺炎,通常也可以出现白细胞减少与淋巴细胞比例增高的情况。

3. 虽然只有10%左右的肺炎血培养阳性,但血培养阳性可真实反映肺炎的病因。当感染是全身性时,可以从尿液或脊髓液培养出细菌。

4. 在气管插管4小时内将气管内吸引物进行培养和染色有一定可靠性。但当革兰氏染色和培养结果存在差异时,培养结果的参考价值下降。如果存在大量胸腔积液,胸水培养和革兰氏染色法也助于诊断。呼吸道病毒检测可以等到患儿运回转诊中心后进行。

### （四）治疗

成功的治疗在于识别危险因素,快速诊断,应用抗生素治疗和支持治疗,甚至可能需要肺表面活性物质、PPHN的NO治疗等。尽管关于宫内感染性肺炎应用肺表面活性物质治疗的证据有限,但肺表面活性物质的替代治疗可降低死亡风险率,尤其是超低出生体重儿的死亡率。氨苄西林常用于宫内感染性肺炎的治疗。由于革兰氏阴性杆菌很容易对头孢类抗生素耐药,三代头孢不常规用于肺炎的治疗,除非是治疗24小时后临床迅速改善,或者高度怀疑肺炎链球菌感染的肺炎。一旦确定病原,抗生素应当依据药敏结果调整。

### （五）转运护理

初步评估以后,根据病情需要决定是否做一些培养。多数病毒检测可以等到患儿转运至三级医疗机构后进行。多数细菌培养物能经受住转运,在被送至转诊中心时仍存在活力,因此可以在转运前对患儿采集标本进行细菌学培养。然后根据患儿的症状进行适当的经验性抗感染治疗。如呼吸状况不稳定,根据情况给予吸氧或气管插管机械通气。转运做好病情相关资料的复制,转运途中注意生命体征的监测,并注意维持血糖及内环境的稳定。

## 二、新生儿脑膜炎

### （一）病因与病理

国内新生儿细菌性脑膜炎的病原菌各地不同,最常见的是葡萄球菌、大肠埃希菌,其次是不动杆菌、变形杆菌。国外脑膜炎病原菌常见于GBS、大肠埃希菌、李斯特菌等。

脑膜炎脓性渗出物布满脑膜及脑室内室管膜,但亚急性期浆细胞及淋巴细胞浸润稀少。50% 死亡患儿有脑积水,常由于第四脑室的正中孔一侧孔被脓性渗出物堵塞,亦可由于吸收脑脊液的蛛网膜颗粒受损造成交通性脑积水。所有患儿均有不同程度的静脉炎及动脉炎,室管膜下可有血栓性静脉炎而造成梗阻。

## (二)临床表现

细菌性或无菌性脑膜炎患儿有很多症状和败血症相似。细菌性脑膜炎患儿败血症的常见症状在新生儿较少见到。

1. **一般表现** 反应低下,精神、面色欠佳,哭声微弱,吮乳减少及体温异常等。

2. **特殊表现** 脑膜炎新生儿只有 17% 出现前囟膨隆,33% 有角弓反张,23% 有颈抵抗,12% 有抽搐,可有嗜睡、易激惹、尖叫等神志异常,也可有两眼无神、双目发呆、凝视远方、眼球上翻或向下呈落日状、瞳孔对光反射迟钝或大小不等等眼部异常,以及败血症的特殊表现,如黄疸、肝大、瘀点、腹胀、休克等。

## (三)诊断

主要根据病史、临床表现及辅助检查诊断。新生儿病毒性脑膜炎的脑脊液在细胞数及生化方面均变化较大。在 7 例柯萨奇 B5 病毒脑膜炎的研究中显示,平均脑脊液蛋白值为 244mg/dl,平均脑脊液白细胞数为 1 069/mm$^3$,其中 67% 的细胞为多形核细胞。但是,需要注意的是,"正常"新生儿脑脊液蛋白水平可以较高(最高达 240mg/dl),白细胞最高 90/mm$^3$,也可有多形核细胞存在。在早产儿和极低出生体重儿中,脑脊液蛋白水平更高。新生儿脑脊液的正常高值会使细菌性脑膜炎诊断变得困难。Sarff 等人报道,30% 的 B 组链球菌性脑膜炎新生儿的脑脊液白细胞可"正常"。但对所有脑脊液参数进行分析发现,细菌性脑膜炎脑脊液培养阳性而脑脊液参数正常的发生率会非常低。

脑脊液的革兰氏染色只有当细菌浓度≥100 000/ml 时才会阳性,细菌性脑膜炎患儿的脑脊液革兰氏染色阳性率只有 80%。由于细菌浓度较低,李斯特菌脑膜炎的脑脊液染色常为阴性。脑脊液的抗原检测方法是胶乳凝集反应试验,该方法可以检测到 B 组链球菌、大肠埃希菌、肺炎链球菌、脑膜炎奈瑟菌和流感嗜血杆菌。由于该方法与培养相比缺乏敏感性和特异性,抗原检测不再被推荐用于细菌性脑膜炎的常规抗原检测,除非在进行脑脊液检测时已经使用了抗生素。血培养的阳性率在细菌性脑膜炎的患儿中为 50%。

## (四)治疗

1. **抗菌治疗** 病因不明的脑膜炎过去常用氨苄西林和庆大霉素治疗,现多采用头孢呋辛或头孢噻肟加耐酶青霉素。病因明确的脑膜炎,可参考药敏结合临床用药。具体剂量取决于患儿的年龄和体重(表 13-2)。

2. **其他治疗** 可采用多次输注新鲜冰冻血浆或 IVIG 等免疫疗法。早期应严格限制输液量,预防脑水肿。对于非低血糖、低血钙、低血钠所致惊厥,可用苯巴比妥钠镇静治疗。前囟隆起颅内压增高明显时,可用甘露醇静脉滴注。硬膜下积液可反复穿刺放液,若 2 周后量仍多应予手术引流。

表 13-2　新生儿抗生素用法用量表

| 抗生素 | 途径 | 剂量（mg/kg）与给药时间间隔 | | | | |
|---|---|---|---|---|---|---|
| | | 体重 <1 200g | 体重 1 200~2 000g | | 体重 >2 000g | |
| | | 年龄 0~4 周 | 年龄 0~7 天 | 年龄 >7 天 | 年龄 0~7 天 | 年龄 >7 天 |
| 阿米卡星 | i.v., i.m. | 7.5 q.18h.~ q.24h. | 7.5 q.12h.~ q.18h. | 7.5 q.8h.~ q.12h. | 10 q.12h. | 10 q.8h. |
| 氨苄青霉素 | | | | | | |
| 　脑膜炎 | i.v., i.m. | 50 q.12h. | 50 q.12h. | 50 q.8h. | 50 q.8h. | 50 q.6h. |
| 　其他疾病 | i.v., i.m. | 25 q.12h. | 25 q.12h. | 25 q.8h. | 25 q.8h. | 25 q.6h. |
| 氨曲南 | i.v., i.m. | 30 q.12h. | 30 q.12h. | 30 q.8h. | 30 q.8h. | 30 q.6h. |
| 头孢唑林 | i.v., i.m. | 20 q.12h. | 20 q.12h. | 20 q.12h. | 20 q.12h. | 20 q.8h. |
| 头孢噻肟 | i.v., i.m. | 50 q.12h. | 50 q.12h. | 50 q.8h. | 50 q.12h. | 50 q.8h. |
| 头孢他啶 | i.v., i.m. | 50 q.12h. | 50 q.12h. | 50 q.8h. | 50 q.12h. | 50 q.8h. |
| 头孢曲松 | i.v., i.m. | 50 q.12h. | 50 q.24h. | 50 q.24h. | 50 q.24h. | 75 q.24h. |
| 头孢噻吩 | i.v. | 20 q.12h. | 20 q.12h. | 20 q.8h. | 20 q.8h. | 20 q.6h. |
| 氯霉素 | i.v., p.o. | 25 q.24h. | 25 q.24h. | 25 q.24h. | 25 q.24h. | 50 q.12h. |
| 克林霉素 | i.v., i.m., p.o. | 5 q.12h. | 5 q.12h. | 5 q.8h. | 5 q.8h. | 5 q.6h. |
| 红霉素 | p.o. | 10 q.12h. | 10 q.12h. | 10 q.8h. | 10 q.12h. | 10 q.8h. |
| 庆大霉素 | i.v., i.m. | 2.5 q.18h.~ q.24h. | 2.5 q.12h.~ q.18h. | 2.5 q.8h.~ q.12h. | 2.5 q.12h. | 2.5 q.8h. |
| 亚胺培南 | i.v., i.m. | 20 q.18h.~ q.24h. | 20 q.12h. | 20 q.12h. | 20 q.12h. | 20 q.12h. |
| 卡那霉素 | i.v., i.m. | 7.5 q.18h.~ q.24h. | 7.5 q.12h.~ q.18h. | 7.5 q.8h.~ q.12h. | 10 q.12h. | 10 q.8h. |
| 耐加氧西林 | | | | | | |
| 　脑膜炎 | i.v., i.m. | 50 q.12h. | 50 q.12h. | 50 q.8h. | 50 q.8h. | 50 q.6h. |
| 　其他疾病 | i.v., i.m. | 25 q.12h. | 25 q.12h. | 25 q.8h. | 25 q.8h. | 25 q.6h. |
| 甲硝唑 | i.v., p.o. | 7.5 q.48h. | 7.5 q.24h. | 7.5 q.12h. | 7.5 q.12h. | 15 q.12h. |
| 美洛西林 | i.v., i.m. | 75 q.12h. | 75 q.12h. | 75 q.8h. | 75 q.12h. | 75 q.8h. |
| 苯唑西林 | i.v., i.m. | 25 q.12h. | 25 q.12h. | 25 q.8h. | 25 q.8h. | 25 q.6h. |
| 奈夫西林 | i.v. | 25 q.12h. | 25 q.12h. | 25 q.8h. | 25 q.8h. | 25 q.6h. |
| 青霉素 G | | | | | | |
| 　脑膜炎 | i.v. | 50 000U q.12h. | 50 000U q.12h. | 75 000U q.8h. | 50 000U q.8h. | 50 000U q.6h. |
| 　其他疾病 | i.v. | 25 000U q.12h. | 25 000U q.12h. | 25 000U q.8h. | 25 000U q.8h. | 25 000U q.6h. |
| 青霉素 G 苄星青霉素 | i.m. | 50 000U q.d. | 50 000U q.d. | 50 000U q.d. | 50 000U q.d. | 50 000U q.d. |
| 替卡西林 | i.v., i.m. | 75 q.12h. | 75 q.12h. | 75 q.8h. | 75 q.8h. | 75 q.6h. |
| 妥布霉素 | i.v., i.m. | 2.5 q.18h.~ q.24h. | 2.5 q.12h.~ q.18h. | 2.5 q.8h.~ q.12h | 2.5 q.12h. | 2.5 q.8h. |
| 万古霉素 | i.v. | 15 q.24h. | 15 q.12h.~ q.18h | 15 q.8h.~ q.12h. | 15 q.12h. | 15 q.8h. |

### （五）转运护理

转运前留取培养,结合临床选择抗菌药物。呼吸不平稳者给予吸氧或呼吸机呼吸支持。如有惊厥或高颅压,给予镇静剂降颅压治疗。转运途中最重要的是尽可能地维持患儿病情平稳。要保证各种管道通畅,及时应对突然的病情变化。注意观察患儿病情,监护体温、心率、呼吸等生命体征;暖箱保暖,在到达目的地前先进行预热,使箱温增至32℃;将患儿置于暖箱系好安全带并固定箱体,以防路上颠簸,减少震动,保持患儿安静。摆好体位:置患儿于侧卧位,身下铺薄棉垫,颈部垫软枕,身体以安全带固定,减少转运途中的震动,转运暖箱应与救护车纵轴方向相同,以减少汽车运行时对患儿脑部血流的影响。如途中有呼吸道分泌物应及时给予吸净,保持呼吸道通畅。连接好监护仪,发现异常应将救护车暂停在路旁进行紧急处理,待病情稳定后继续转运。接触患儿的人员需要采取常规措施预防感染。

## 三、新生儿脑炎

### （一）病因与病理

TORCH 的病原可导致新生儿脑炎,脑炎也偶见于锥虫病、麻疹病毒和李斯特菌病。虽然肠道病毒(ECHO 病毒和柯萨奇病毒)常被作为新生儿病毒性脑膜炎的病原来监测,但这些病毒引起脑炎的资料并不多。最常见的新生儿脑炎病原是疱疹病毒,其中以疱疹病毒2型感染最常见。

### （二）临床表现

新生儿脑炎最早出现的症状有发热、厌食和嗜睡,这和其他非特异的发热性疾病无法鉴别,也可能会出现黄疸、呕吐。脑炎患儿可表现为烦躁不安、呼吸暂停、肌张力增高、局灶或广泛性惊厥及前囟膨隆。疱疹脑炎患儿中,2/3 存在皮损。疱疹脑炎可以单独发生,也可伴有肝脏和肾上腺等多系统受累。其他可能受累的脏器包括肺、喉、气道、胃、食管、肠、脾、肾、胰腺和心脏。

伴有抽搐的急性神经系统恶化的患儿需怀疑存在中枢神经系统疱疹病毒感染,由于新生儿抽搐非常隐匿,临床医师必须保持高度警惕。大部分疱疹脑炎的患儿在生后6天至3周发病,个别患儿可出生后即发病或6周后发病。关注疱疹脑炎的原因是由于其是唯一可以有效治疗的病毒性脑炎。

### （三）诊断

主要根据病史、临床表现及辅助检查诊断。无菌性脑炎新生儿的脑脊液检查非常重要。脑脊液培养出疱疹病毒的阳性率为25%~40%。单独脑炎的脑脊液培养通常是阴性的。疱疹病毒的 PCR 检测阳性率约为71%,是目前认可的诊断方法。如果出现疱疹样皮损,疱疹液可以直接进行培养或行荧光抗体检测。而疱疹病毒涂片(Tzanck 涂片)并不是一个可靠且特异的诊断方法。其他可以进行培养的部位包括结膜、鼻咽部、喉部、大便及尿液。如果考虑疱疹病毒感染,应立即开始治疗。在患儿开始转运前留取标本进行培养,培养标本禁止冰冻。血清学检查在诊断新生儿疱疹方面没有帮助。

### （四）治疗

依据病原菌选择使用药物治疗。当新生儿脑炎的病原菌可能是疱疹病毒时,应给予阿昔洛韦 30mg/（kg·d）,分 3 次静注,每次静注时间超过 1 小时。

### （五）转运护理

1. 将患儿置于转运暖箱中保暖,注意锁定暖箱的箱轮,以减少途中颠簸对患儿脑部血流的影响。在车厢空调有效的环境里,也可以由转运护士将患儿抱在怀中,这种方法不仅可以减少震动的影响,还能起到保暖的作用。

2. 注意体位,防止颈部过伸或过曲,保持呼吸道通畅,防止呕吐和误吸。

3. 连接监护仪,加强对体温、呼吸、脉搏、经皮血氧饱和度、血压、肤色、输液情况的观察。

4. 如需机械通气,推荐使用 T 组合复苏器或转运呼吸机,注意防止脱管和气胸等并发症。

5. 控制惊厥,纠正酸中毒、低血糖等,维持途中患儿内环境稳定。

6. 途中如果出现病情变化,应积极组织抢救,如有必要应及时按交通规则妥善停驶车辆,同时与新生儿救治中心取得联络,通知新生儿重症监护病房值班人员做好各方面的抢救与会诊准备。

## 四、新生儿败血症

### （一）病因与病理

新生儿败血症的易感因素较复杂,包括母亲妊娠及产时的感染史（如泌尿道感染、绒毛膜羊膜炎等）,母亲产道特殊细菌的定植如 GBS 等;产科因素有胎膜早破、产程延长、羊水浑浊或发臭、分娩环境不清洁或接生时消毒不严、产前产时侵入性检查等;胎儿或新生儿因素有多胎、宫内窘迫、早产儿、小于胎龄儿、长期动静脉置管、气管插管、外科手术、挑"马牙"、挤乳头、挤痱疖等;新生儿皮肤感染如脓疱病、尿布疹及脐部感染等也是常见因素。

新生儿败血症的病原菌（B 组链球菌、大肠埃希菌、李斯特菌、葡萄球菌）常因分娩时接触带菌的分娩通道而感染。近期的研究显示引起新生儿败血症的病原菌中凝固酶阴性葡萄球菌（常见于置管患儿）、肠球菌和其他革兰氏阴性杆菌所占比例有所增高。

### （二）临床表现

败血症患儿的症状可不明显,也可以非常严重。新生儿败血症最敏感的表现可能在医生眼里"仅仅看上去没那么好"。

#### 1. 全身表现

（1）体温改变:体壮儿常发热,体弱儿、早产儿常体温不升。

（2）一般状况:由于细菌毒素作用表现为精神、食欲欠佳,哭声减弱、体温不稳定、体重不增等常出现较早,且发展较快、较重,不需很长时间即可进入不吃、不哭、不动、面色不好、神萎、嗜睡。

（3）黄疸：有时是败血症的唯一表现，常为生理性黄疸消退延迟，或 1 周后开始出现黄疸，黄疸迅速加重或退而复现，或不能用其他原因解释的黄疸。

（4）休克表现：患儿面色苍白，四肢冰凉，皮肤出现大理石样花纹；脉细而速，股动脉搏动减弱，毛细血管充盈时间延长；肌张力低下，尿少、尿闭；血压降低；严重时可有 DIC。

**2. 各系统表现**

（1）皮肤黏膜：硬肿症，皮下坏疽，脓疱疮，脐周或其他部位蜂窝织炎，甲床感染，皮肤烧灼伤，瘀斑、瘀点，口腔黏膜有挑割损伤。

（2）消化系统：厌食、腹胀、呕吐、腹泻，严重时可出现中毒性肠麻痹或 NEC，后期可出现肝脾大。

（3）呼吸系统：气促、发绀、呼吸不规则或呼吸暂停。

（4）中枢神经系统：易合并化脓性脑膜炎，表现为嗜睡、激惹、惊厥、前囟张力及四肢肌张力增高等。

（5）血液系统：可合并血小板减少、出血倾向，可有瘀点、瘀斑，甚至 DIC。

（6）泌尿系统感染。

（7）其他：骨关节化脓性炎症及深部脓肿等。

## （三）诊断

主要根据病史、临床表现及辅助检查诊断。血、脑脊液、尿液培养在查找病原菌时很重要。如果患儿呼吸窘迫明显或血流动力学不稳定，腰穿可以延迟。腰穿体位可能会加重呼吸窘迫或心肺功能失代偿。尿液可以通过插导尿管或耻骨上膀胱穿刺获得。相对不太重要的检查是插管后通过气管插管获取痰液进行培养。虽然这种方法有一定的效果，但容易受喉部定植菌污染。避免采集腋窝、腹股沟、脐部、外耳道、鼻咽部、直肠及胃内的标本。胸片可能会见到肺叶的渗出表现。B 组链球菌肺炎感染时，胸片与呼吸窘迫综合征很难鉴别。败血症患儿中性粒细胞计数常 $\leq 1.8 \times 10^9$/L 或 $\geq 6 \times 10^9$/L，出生时 >1.1 $\times 10^9$/L，这些患儿可出现血小板减少和 DIC 表现。

## （四）治疗

应进行败血症的相关检查（血及尿培养、腰穿、胸片）。因为新生儿败血症可以迅速恶化，如果符合上述标准，即使症状比较轻的时候也应使用抗生素。

如果败血症的相关检查为阴性（如没有培养出病原）或者患儿没有出现败血症的临床表现，3 天后可停止抗生素治疗。这点应该可以保证医疗转运团队做出使用抗生素的决定，并不会导致抗生素疗程的延长。应根据败血症患儿的年龄和体重适量使用氨苄青霉素、庆大霉素或头孢噻肟来治疗。

静脉注射免疫球蛋白用于治疗新生儿败血症的研究已经展开。一些文章支持使用静脉注射免疫球蛋白治疗出生体重 <2 000g 的新生儿败血症。静脉注射免疫球蛋白在治疗严重早发型败血症的疗效已经得到认可。一般单次剂量 200~600mg/kg，每天 1 次，连用 3~5 天，尤其对那些伴有休克和中性粒细胞减少的新生儿有效。

在治疗新生儿败血症的病例时，与抗生素一样重要的是静脉补液、血管活性药物使用和氧疗。只有流感嗜血杆菌或肺炎链球菌引起的细菌性脑膜炎才推荐使用地塞米松。地塞米松的剂量是 0.6mg/（kg·d）静脉注射，每 6 小时一次，连续使用 4 天。关于地塞米松的治疗时机，意见比较一致，均主张在应用抗生素前 20~30 分钟应用，或者至少同时使用。对已用抗生素的患儿则不必给予地塞米松，因为此时用药未必能改善预后。没有脑膜炎症状而使用激素可能产生不良后果，目前尚不提倡使用激素。

### （五）转运护理

转运医疗队应熟练掌握败血症的非抗生素治疗。首次使用抗生素，特别是 β- 内酰胺类抗生素，如青霉素和头孢菌素，可以把大量微生物的破坏性细胞壁碎片冲入血流中，这会导致强烈的宿主反应并引起病情的突然恶化，完善的监护及合理的治疗是必备的。其他转运护理同前述。

（张　珊　张艳平）

参考文献

1. Shenai JP. Neonatal Transport: Outreach Educational Program. Pediatric Clinics of North America, 1993, 40（2）: 275–285.

2. Cornette L. Contemporary neonatal transport: problems and solutions. Archives of Disease in Childhood Fetal and Neonatal Edition, 2004, 89（3）: 212–214.

3. Moss SJ, Embleton ND, Fenton AC. Towards safer neonatal transfer: the importance of critical incident review. Archives of Disease in Childhood, 2005, 90（7）: 729–732.

4. Georg M Schmölzer. Monitoring during Neonatal Transport. Emergency Medicine: open Access, 2012.

5. 陈荣华. 尼尔逊儿科学. 西安: 世界图书出版公司, 1999.

6. 邵肖梅, 叶鸿瑁, 丘小汕. 实用新生儿学. 第 4 版. 北京: 人民卫生出版社, 2011.

7. 江载芳, 申昆玲, 沈颖. 诸福棠实用儿科学. 第 8 版. 北京: 人民卫生出版社, 2002.

8. Venkatesan A, Tunkel AR, Bloch KC, et al. Case Definitions, Diagnostic Algorithms, and Priorities in Encephalitis: Consensus Statement of the International Encephalitis Consortium. Clin Infect Dis, 2013, 57（8）: 1114–1128.

9. Jordan A Kempker, Greg S Martin. The Changing Epidemiology and Definitions of Sepsis. Clin Chest Med, 2016, 37（2）: 165–179.

10. Bergqvist G, Eriksson M, Zetterström R. Neonatal Septicemia and Perinatal Risk Factors. Acta Padiatrica, 2010, 68（4）: 337–339.

11. Vinodkumar CS. Perinatal risk factors and microbial profile of neonatal septicemia: – A multi-centered study. Journal of Obstetrics & Gynecology of India, 2008, 58（1）: 32–40.

12. Augusto Z, Agostino P. Necrotizing enterocolitis: controversies and challenges. Res, 2015, 4: 1373.

13. Diego F Niño, Chhinder P Sodhi, David J Hackam. Necrotizing enterocolitis: new insights

into pathogenesis and mechanisms. Nat Rev Gastroenterol Hepatol, 2016, 13 ( 10 ): 590-600.

14. Bell MJ. Neonatal necrotizing enterocolitis. The Scientific World Journal, 2011, 11 ( 5 ): 281-282.

15. Qazi SA, Khan MA, Mughal N, et al. Dexamethasone and bacterial meningitis in Pakistan. Areh Dis Child, 1996, 75: 482-488.

16. Molyneucx EM, Walash AL, Forsyth H, et al. Dexamethasone treatment in childhood bacterial meningitis in Malawi: a randomised controlled trial. Lancet, 2002, 360: 211-218.

# 第十四章
# 转运患儿的体温管理

生物体生存的自然环境温度变化很大，有些地区不仅四季温差大，昼夜间温度也有较大幅度的变化，而温度对生命系统具有重要影响。机体温度维持在一个很窄的范围是维持细胞功能活性的所有多酶体系处于最佳状态所必需的。体温调节是动物在长期进化过程中获得的较高级的调节功能。

较低等的脊椎动物如爬行动物、两栖动物和鱼类，以及无脊椎动物，体温随环境温度而改变，不能保持相对恒定，这些动物称为变温动物或冷血动物。变温动物对环境温度变化的适应能力较差，到了寒季体温降低，各种生理活动也都降至极低的水平；而较高等的脊椎动物如鸟纲和哺乳纲动物，逐渐进化出了体温调节功能，能够在不同温度的环境下保持体温的相对恒定，这些动物称为恒温动物或温血动物。

体温即机体的温度，通常指身体深部的温度。体温调节的方式有两类：①行为性体温调节，指动物通过其行为使体温不致于过高或过低的调节过程。如低等动物蜥蜴从阴凉处至阳光下来回爬动以尽量减小体温变动的幅度；人在严寒中原地踏步、跑动以取暖，均属此种调节。人类能根据环境温度不同而增减衣着，创设人工气候环境以祛暑御寒，则可视为更复杂的行为调节。②自主性体温调节，指动物通过调节其产热和散热的生理活动，如寒颤、发汗、血管舒缩等，以保持体温相对恒定的调节过程。产热过程主要受交感－肾上腺系统及甲状腺激素等因子的控制。因热能来自物质代谢的化学反应，所以产热过程又叫化学性体温调节；体表皮肤可通过辐射、传导、对流及蒸发等物理方式散热，所以散热过程又叫物理性体温调节。

散热量与体表面积成正比，而产热与体重或体积成正比。器官体积越小，每单位体积的表面积就越大。因此，小动物如蜂鸟、鼠科及人类新生婴儿等，均属于产热少却易于散热的类型，很难通过调节产热或散热量使机体的温度维持在正常范围。胎儿在子宫内能维持37℃左右的体温，其每千克代谢产热仅稍高于母亲，但其单位体表面积却比其母亲高出很多。新生儿娩出后，因室温通常低于宫内温度，通过辐射、蒸发、对流、传导的散热量很大，加之体温调节中枢功能不完善、无寒颤反应、皮下脂肪薄、棕色脂肪含量少、体表面积相对大、皮肤表皮角化层薄、能量储备少等特点，婴儿体温在生后几分钟内会迅速下降，以后逐渐回升，并在12~24小时内达到36℃以上。早产儿生后15分钟内体温可下降0.9℃。足月儿的体表面积与体重比是成人的4倍，但产热却仅仅与成人相同或相当于成人的1.5倍。此外，在面对寒冷刺激时，新生儿的产热能力仅为成人的1/3，新生儿在寒冷条件下维持体温的能力远低于成人，因此，新生儿比成人需要更高的环境温度。而与足月儿相比，由于角质层（即皮肤表层）发育不完全,蒸发散热更多,早产儿也更易受热量散失的影响。因此,他们需要更高的环境温度以保持自身体温。由于婴儿体表面积与体积比大,体温变化快,即使短时间被暴露于恶劣环境下,对新生儿也是很危险的,所以即使在环境温度相对有控制的医院里,也必须使患儿保持温暖;而在对环境温度控制措施较少的转运过程中,保持机体温暖会显得更加困难。

# 第一节 核 心 温 度

临床上一般采取在腋窝（人工体腔）、口腔和直肠内等部位测量体温的方法。正常人体的直肠温度平均约为 37.3℃,接近于深部的血液温度;口腔温比直肠温低 0.2~0.3℃,平均约为 37.0℃;腋窝温比口腔温又低 0.3~0.5℃,平均约为 36.7℃。新生儿的体温略高于成年人,老年人则稍低于成年人。

核心温度是指机体深部的温度,一般以直肠温度来代表。成人或儿童均需将体温维持在一个较窄的范围内。皮肤血管舒缩是体温调节的重要方式,皮肤温度在调节散热中起主导作用,而肤温的高低取决于皮肤血流量的大小。皮肤微循环有丰富的毛细血管网、静脉丛和大量动－静脉吻合支等,使皮肤血流量可以在很大范围内变动。在炎热环境中,皮肤血流量增多,有较多的体热可从机体深部被带到皮肤表层,使皮肤温度升高,以加强散热;在寒冷环境中,皮肤血管收缩,血流量减少,导致手足变冷,有时甚至呈蓝色,这能够降低皮肤与环境之间的温度梯度,减少热量的丧失。正常足月儿在寒冷环境中会屈曲胳膊和腿使之呈球形,从而减少暴露于环境中的体表面积,减少热量丧失;在炎热环境下,则会伸展胳膊和腿,增加皮肤的暴露面积。早产儿的这种反应能力较差,通常在任何环境中都保持伸展姿势。汗腺分泌对于体温调节也很重要,如在炎热环境中,由温热刺激引起的发汗,称为温热性出汗,这种出汗全身到处可见;而由情绪紧张和恐惧等精神因素引起的发汗,则称为精神性发汗,其汗液主要见于头额、手掌和足底,散热作用小。在劳动或运动时,这两种类型发汗经常混合出现。足月儿在炎热的环境中主要在眉毛部位出汗,身体其他部位极少出汗;而早产儿基本上不会出现明显出汗的现象,大部分表现为呼吸增快。新生儿对寒冷的反应与成人不同,受冷时不发生颤抖反应,而依赖于棕色脂肪产热等原本用于其他用途的热量储备。

患儿适宜的核心温度大约是 37℃,相比于皮肤温度而言,核心温度的维持和保证更重要。因此,为了寻找环境的适中温度（指在这一环境温度下机体耗氧、代谢率最低,蒸发散热量亦最少,而能保持正常体温）,在转运过程中,对核心温度和皮肤温度的评估都很重要。新生儿包括早产儿体温测量的传统部位是肛门（直肠内）、腋下和腹部皮肤等。测量腋温时,通常将温度计放于腋下并保留 5 分钟后读取数值,而早产儿由于皮下脂肪少,体温计与腋下皮肤接触欠佳,且不易固定,故对早产儿测量腋温的方式存在诸多不足。直肠温度也称肛温,因直肠温度接近机体中心温度,可准确反映机体体温。将玻璃温度计或热敏电阻温度计轻柔地放入直肠,即可获取直肠温度,但测量肛温的过程中可引起排便反射及直肠损伤,甚至穿孔,早产儿尤易发生;同时肛温测量也增加了护士的工作难度,故测量肛温的方法不适用于早产儿的日常体温监测。如果患儿呈仰卧位,通常将温度计放置于肝下的右上腹部皮肤(大约是 36.5℃),但新生儿腹部表面积相对较大,暖箱中患儿腹部裸露,会导致体温测量不准确,故测量腹部体温的方式主要适用于使用肤温传感器时,粘贴部位应选择在脐周且被尿不湿遮盖部位,如果患儿呈俯卧位,则可将温度计置于患儿背部。非接触式体温计不用接触皮肤,不需要放置在患儿身体的任何部位。只要把它靠近额头,在一定的距离内,温度计本身就能显示温度。如果温度计放置于患儿皮肤和床垫之间,其数值反映的是患儿的核心温度,而不是皮肤温度。大多数转运设备都配置热敏电阻温度计,可以持续监测患儿皮肤温度,而不仅仅是间断测量。由于皮肤温度比核心温度变化快,在转运过程中,使用皮肤热敏电阻温度计监测体温有更多优点。对低体温的患儿复温时,首先是提高环境温度,皮肤温度会先逐渐升高,核心温度也将缓慢升高。同样对高热患儿,应首先使其皮肤温度下降,继而达到降低核心温度的目的。

## 一、转运前医院处理

通常将患儿置于一个暖箱或远红外辐射台上。现代保温箱发明于 1880 年,在此之前,医职人员只能将早产儿放入铺满柔软羽毛或者毛毯的大型玻璃罐中。保温箱由恒温罩、控温仪等组成,采取计算机控制调节温度,不仅能提供适宜的温度和湿度,一些先进的婴儿保温箱甚至能够营造出类似母体子宫的环境,极大程度上提高了早产儿的存活率。暖箱可以设置将患儿肤温控制在 36.5℃,或将箱温控制在适于患儿年龄和胎龄的温度。在转运前为患儿提供保暖的另一种常见设备是远红外辐射台。婴儿辐射保暖台是指专用于新生儿、早产儿、病危儿、孱弱儿的护理保暖器械。它配备有红外辐射装置向婴儿持续供暖,并配有数字式肤温传感器、远红外温度探测器,可时刻监控护理过程中婴儿体表温度及床面温度,选配的婴儿黄疸治疗仪可用作新生儿黄疸治疗。临床上也将婴儿辐射保暖台称作辐射式新生儿抢救台或婴儿辐射保温台。

## 二、转运暖箱及使用

如何保证转运途中患儿病情平稳,避免发生意外,关键在于维持患儿生命的呼吸、循环、保温等功能。转运暖箱根据上述需要设计制造,以保证新生儿全部生命活动系统,维持高危儿体温的恒定,保证氧供及防止细菌感染。其主体结构有三部分:闭式暖箱,上方的温度和供氧调控盘,下方的呼吸、心率和心电图监护等,除支架部分外其本身还带有蓄电池、充电器及空气压缩瓶。转运暖箱的能源在没有电能的情况下可通过上述小体积蓄电池供给。从功能上此仪器可分为三部分:①保温系统;②直接供氧系统;③辅助呼吸装置。转运暖箱全箱体多为透明的有机玻璃,可全方位观察患儿情况。箱体上还配备数个可开启的窗口,以方便医务人员进行必要的操作。

转运暖箱分为单壁暖箱、双壁暖箱和伺服控制式暖箱。单壁暖箱的箱壁由单层有机玻璃制成,室温和周围的流动空气常干扰暖箱温度的稳定性,辐射和对流散热比例也较高,目前多采用比单壁暖箱内壁温度更高、热量散失与不显性水分丢失更少、能更有效地达到中性环境温度的双壁暖箱。暖箱温度的设置应根据患儿胎龄及出生体质量来设置一个中性温度。

一台良好的转运用暖箱,除需具有新生儿室中暖箱一般的特点外,还要求体积小、能固定于救护车上,尤有以下性能:

(1)最好有双层透明恒温罩,可避免患儿辐射散热及避免外界温度对箱内温度的影响。

(2)要有内置式电池,充电后能使用 2 小时以上,可接汽车 12V 电池或外置式 12~24V 蓄电池,后者可连续使用 2~4 小时。

(3)有足够的箱内光源照明,利于转运期间观察或处理患儿。

(4)可维持一定的箱内温度,转运用国产暖箱设定温度范围为 25~37℃,进口暖箱为 33~39℃,后者超过 38℃会报警并自动切断电源,防止患儿过热。

(5)有内置式吸引器,可作负压吸引。

(6)可进行箱内供氧,有供氧浓度指示(21%~60%)。当供氧时,外界气体可经细菌过滤器与氧气混合成混合气,再经湿化槽使混合气湿度达 60% 左右,然后经喷头喷出,从而维持箱内一定湿度,二氧化碳则经过箱内下部气孔流出。

(7)箱内有安全带以固定患儿,避免转运期间强烈震动而导致其呕吐和血压波动。

(8)有固定环以锁紧透明罩,防止汽车震动导致透明罩的震动。

(9)重量轻,一般在 25kg 左右(包括两个附属的小氧气筒)。

(10)箱体可置于升降台车上,便于在救护车内进出或在地上行走。

操作者可以通过一个把手控制暖箱内部温度。表 14-1 列出了救护车内温度在 25℃ 时各年龄和体重患儿的适宜暖箱温度。在更低的环境温度下,如果用单层暖箱,外界温度每下降 5℃,需上调暖箱温度 1℃;用双层暖箱时,外界温度下降 12℃需上调暖箱温度 1℃。转运暖箱通常需要预热 20~30 分钟才能达到指定温度,因此在将患儿放入暖箱前需提前预热。

表 14-1  暖箱内空气温度

| 患儿年龄和体重(g) | 单层暖箱(℃) | 双层暖箱(℃) |
| --- | --- | --- |
| 1~12 小时 | | |
| <750 | 41.5(39) | 39.5(37.5) |
| 750~1 000 | 40.5(38.5) | 39.0(37) |
| 1 000~1 200 | 39(37) | 37.5 |
| 1 200~1 500 | 37.5 | 36.5 |
| 1 500~2 000 | 36.5 | 35.5 |
| >2 000 | 35 | 34 |
| 12 小时~3 天 | | |
| <1 000 | 40.5(38) | 38(37) |
| 1 000~1 200 | 38 | 37 |
| 1 200~1 500 | 37 | 36 |
| 1 500~2 000 | 36 | 35 |
| >2 000 | 34 | 33 |

| 患儿年龄和体重（g） | 单层暖箱（℃） | 双层暖箱（℃） |
|---|---|---|
| 3~14 天 | | |
| <1 000 | 37.5 | 36 |
| 1 000~1 200 | 35 | 34.5 |
| 1 200~1 500 | 34.5 | 34 |
| 1 500~2 000 | 34.0 | 33.5 |
| >2 000 | 33.5 | 33 |
| 2~4 周 | | |
| <1 000 | 36 | 35 |
| 1 000~1 500 | 34.5 | 34 |
| 1 500~2 500 | 34.0 | 33.5 |
| 4~8 周 | | |
| <1 200 | 35.0 | 34.0 |
| 1 200~1 500 | 32.5 | 32.0 |
| 1 500~2 500 | 31.5 | 31.0 |

转运暖箱和其他暖箱一样,箱盖一旦打开散热会非常快,因此只有在需要时才能将箱门打开。通常可以通过操作窗口将患儿放入转运暖箱,而不用打开箱盖。由于转运暖箱空间狭小,转运人员在箱内操作比较困难,因此应将在转运途中可能进行的操作在离开转运医院前就全部完成。使用暖箱时宜将肤温传感器置于腹部,这样不仅可以持续监测体温,还可以通过设置肤温模式,使暖箱加热装置根据传感器所测皮温与预定值的差值情况而供热,此外还需接上心电监护仪,加强对体温、呼吸、脉搏、经皮血氧饱和度、血压、肤色、输液情况的观察。若患儿体温过低或不升,应缓慢增加暖箱温度,通常每5~10分钟升高0.5℃;同样,若患儿体温过高或不降,应下调暖箱温度。记录患儿体温及其变化情况都很重要。如果患儿体温朝正常方向发展,就不需要调节暖箱温度。有时,在转运极早早产儿或在寒冷环境下,可能无法保证足够的暖箱温度以维持患儿体温,因此必须采用其他措施以减少热量丧失或增加热量产生。如在患儿与暖箱壁之间的树脂玻璃层,因其比暖箱壁温度高,能够减少部分热量损失,从而有助于维持患儿体温。在小早产儿,尤其是胎龄小于28周的极早早产儿,通过蒸发散失的热量很大,可在患儿体外包裹一层食品级的塑料薄膜,因为其能够降低患儿表面的风速并提高周围环境的湿度,从而减少蒸发散热、对流散热及水分丧失;若患儿未行机械通气,则需要留出口、鼻部位以便于其呼吸。暖箱里还需要保证一定的湿度,但这在转运中是很难做到的。转运中最实用且能提供额外热源的装置还有加热垫,婴儿电热垫使用碳纤维丝为发热体,低压电源供电,通过传导和辐射两种机制对新生儿体表进行加温保暖,避免了婴儿热能的损耗,使新生儿体温得以保持恒定。任何与患儿肌肤相接触的热导体的温度都应低于42℃。患儿和昏迷的成人一样,当接触到热的物体时无法做出明确的表达,也不能在对其造成伤害前采取积极的防护措施。院内转运时,因热水垫表面温度一般不超过40℃,故可用热水垫提供热源;但热水垫通常需要交流电,这在转运过程中是无法提供的。

通常用大约 40℃ 的热水毯将患儿仔细裹好,遮住头部,即可保证其温暖,这种方法在很多转运情况下都在使用。由于患儿体温取决于转运暖箱的热源,因此适时调节暖箱热源就显得非常重要。

在北方,转运环境变化很大,在相对温暖的环境中转运暖箱运行良好,但在寒冷条件下功能会稍差一些。转运暖箱电池的使用寿命与其所处环境密切相关。大多数制造商都会提供相应环境温度下电池的期望寿命值,以及转运温箱在各种不同环境温度下保持患儿温暖的传感器的功能。在购买前仔细阅读这些说明材料,有助于买到适合当地环境的转运暖箱。

缺乏转运暖箱时,掌握其他能保持患儿温暖的方法非常重要。成人身体的皮肤本身就是一个天然的热源,将婴儿用毛毯包好并紧贴成人皮肤可使大多数患儿保持温暖。由于在患儿病情稳定状况下常不需要严密监测其生命体征等变化或无其他适宜的转运途径时,可采取将患儿与其母亲一起转运的方式。袋鼠式护理(skin-to-skin care),即皮肤 - 皮肤接触护理,是指母亲与患儿尽早开始皮肤接触,将只穿尿片、头戴毛绒帽的婴儿放在产妇裸露的胸腹部进行皮肤接触的一种护理方式,用类似袋鼠妈妈将小袋鼠养在育儿袋的方式环抱婴儿,这种方法可以减少患儿辐射散热和传导散热,有利于维持患儿体温;在恶劣环境下,这对体重非常低的患儿是极其有效的。同时要时刻谨记及时使用急救热源。如在急救车内温度达到 37℃ 的情形下,司机和转运人员可能会感到不适,但这个温度对患儿来说是很重要的。如果在转运过程中,部分操作不能通过小窗进行,应将急救车内升温到所能达到的最高温度,然后再打开转运暖箱的盖子,进行相关操作。此外,严密监测设备运行对患儿的成功转运非常重要。要随时检查如温度探测器、保险丝、电池、可选能源如加热垫等备用设备是否齐全。患儿转运中出现的问题大多与机器发生故障有关。在转运途中,可对一些具体问题做简单处理,如在寒冷环境下进行转运时,可在转运暖箱上盖一个被子或毯子,可在一定程度上避免患儿体温下降。

### 三、转运中亚低温疗法的应用

亚低温治疗已经被证明能有效保护因围生期窒息导致的脑损伤。缺血缺氧性脑病患儿应尽早在生后 6 小时内接受亚低温治疗,将明显提高生存率,改善神经系统预后。对于基层医院需接受亚低温治疗的患儿,大部分需进行新生儿转运,通常需在转运过程中将患儿体温降低至目标体温(33~34℃),争取亚低温的治疗时机。降温方式主要包括被动降温和主动降温。被动降温为自然降温,可辅助应用冰水袋、冰块、电扇等方法;主动降温需要亚低温治疗仪,该方法控制患儿核心温度的精准性强。

## 第二节 低 体 温

新生儿正常核心温度(肛温)是 36.5~37.5℃,正常体表温度为 36~37℃,国内定义 <35℃ 为低体温。美国儿科协会和 WHO 建议将低体温分为:①潜在寒冷应激(36.0~36.5℃),需要查找原因;②中度低体温(32.0~36.0℃),应立即保暖;③重度低体温(<32℃),需予以紧急、高

效的保暖措施。在转运过程中应密切关注患儿体温变化,使其体温维持在适当水平。患儿因任何原因出现低体温的状态,都需要进行复温。

对寒冷损伤综合征的患儿应采用逐步复温方式,即根据直肠温 >30℃(轻中度低体温)或直肠温 <30℃(重度低体温),在 6~12 小时或 12~24 小时内把体温恢复正常;复温速度一般为每小时提高暖箱温度 0.5~1℃,直至达到适中温度,但一般不超过 34℃,以维持患儿体温每小时升高 0.5℃,复温期间每 30 分钟测量 1 次体温,直至恢复至 36℃。对单纯低体温而未发生寒冷损伤者目前多采用快速复温方式,但具体在几小时内恢复正常无统一标准。最基本的方法就是将患儿从一个比较冷的环境放到较适宜温度的环境。患儿复温的速度不是最重要的,唯一需注意的是患儿温度需要平稳增加。

## 第三节　发　热

新生儿发热可分为四类:低热:小于 38℃;中热;38~39℃;高热:39~41℃;超高热:大于 41℃。正常新生儿在喂奶、饭后、运动、哭闹、衣被过厚、室温过高时,可使新生儿体温暂时升高到 37.5℃左右,甚至偶达 38℃。

患儿一般精神状态好,多无须处理。在转运中新生儿很少出现高热,如果发生,可将患儿置于热量易丢失的环境中,其体温就会缓慢下降。如果患儿体温高于 41℃,因超高热可导致热休克,对多器官系统造成损害,可对患儿进行物理降温,如洗温水澡或温水擦浴以增加传导散热。

（孔祥永）

### 参考文献

1. 陈琼,万兴丽,黄希,等. 早产儿黄金小时体温管理研究进展. 护理学报,2016,23（24）:11-16.

2. Carroll PD, Nankervis CA, Giannone PJ, et al. Use of polyethylene bags in extremely low birth weight infant resuscitation for the prevention of hypothermia. The Journal of reproductive medicine, 2010, 55（1-2）: 9-13.

3. 陈克正. 危重新生儿转运设备简介. 小儿急救医学,2001,8（2）: 73-75.

4. 孔祥永,封志纯,李秋平,等. 新生儿转运工作指南（2017 版）. 发育医学电子杂志, 2017, 5（4）: 193-197.

5. De Carolis MP, Rubortone SA, Bersani I, et al. Heat loss prevention in the delivery room in term and preterm infants. The Turkish journal of pediatrics, 2013, 55（1）: 63.

6. Carbasse A, Kracher S, Hausser M, et al. Safety and effectiveness of skin-to-skin contact in the NICU to support neurodevelopment in vulnerable preterm infants. The Journal of perinatal &

neonatal nursing, 2013, 27（3）: 255-262.

7. Jacobs SE, Berg M, Hunt R, et al. Cooling for newborns with hypoxic ischaemic encephalopathy. The Cochrane Library, 2013.

8. Ramos G, Brotschi B, Latal B, et al. Therapeutic hypothermia in term infants after perinatal encephalopathy: the last 5 years in Switzerland. Early human development, 2013, 89（3）: 159-164.

9. O'Reilly D, Labrecque M, O'Melia M, et al. Passive cooling during transport of asphyxiated term newborns. Journal of Perinatology, 2013, 33（6）: 435.

10. 邵肖梅,叶鸿瑁,丘小汕. 实用新生儿学. 第 5 版. 北京:人民卫生出版社, 2019.

# 第十五章

# 转运患儿常见的影像学改变

由于实施转运患儿的不同,转运人员准确掌握病史、进行必要体格检查和评估实验室及放射影像学结果等显得非常重要,同时还需将这些信息传递给接收医院,以决定转运方式,了解转运中可能发生的并发症,并为接收患儿做好准备。目前几乎所有医疗机构都有 X 线检查设备,而大部分重病或外伤的患儿都会行放射学检查,因此充分的影像学评估成为转运团队评估病情的重要指标。

本章对常见影像学资料的分析方法进行基本介绍,概括了转运儿的一些常见影像学改变的特点,包括对胸部、头颅、腹部、颈部、四肢 X 线及头颅 CT 等检查的评价。文章所有涉及右或左的描述,均指患儿的右或左,而不是报告片子上呈现的右或左。

## 第一节　头　颅

### 一、X 线检查

自头颅 CT 普遍应用以来,头颅 X 线检查已较少使用,主要用于了解有无骨折,对于外伤患儿仍较常使用。由于小儿颅骨仍处于生长状态,以及存在较多的骨缝线,头颅 X 线检查很容易出现显示不清的情况。如有颅骨骨折的存在,则提醒医生要警惕颅内损伤的可能,这只能表明发生了一个明显外伤事件,而不是颅内损伤的充足证据。如果临床表现或病史已提示可能有更严重的脑损伤发生,转运医生即使见到正常的颅骨 X 线检查结果,也不能掉以轻心。

创伤性颅骨骨折通常需要行手术修复,故对创伤性颅骨骨折的精确诊断有直接的神经外科学意义。而头颅 CT 可进一步描述损伤程度,如骨折程度,或颅骨下脑损伤或出血的存在。

### 二、CT 与 MRI 检查

CT 已经成为对头颅外伤患儿进行精确检查的首选。它能清楚识别脑室内出血和脑水肿,以及头部神经解剖结构之间的关系;能发现大多数的头颅骨折,更精确地确定骨折程度。

转运人员通常都能获取患儿的头颅 CT 片,故熟悉一些特定损伤的 CT 检查表现对转运有帮助。下面主要讨论一些特定损伤包括硬膜外、硬膜下和脑实质的出血和脑水肿,以及通常是通过超声检查发现的脑室内出血的 CT 表现。

在不借助造影剂的情况下用 CT 来评估头颅损伤也是完全可行的。CT 平扫能清楚显示出血的情况。首次头颅 CT 的首要目标是识别出血或颅内损伤,因为这些状况都是需要进行内科或外科干预的;在转运到达前通知神经外科医生时,区分硬膜下血肿和硬膜外出血是非常重要的。

硬膜外血肿是位于颅骨内板与硬脑膜之间的血肿,好发于幕上半球凸面,以额颞部和顶颞部最多,与颅骨损伤有密切关系,多系骨折导致脑膜中动脉和前动脉破裂出血所致。血液聚集在硬膜外间隙形成血肿,一般不超过颅缝,但可越过中线。头颅 CT 扫描最重要的是能清晰地显示血肿的部位、大小及合并脑损伤的程度等,且可连续、动态地观察血肿的变化。CT 扫描片上,于颅骨内板下方,急性血肿为梭形或半月形高密度影,CT 值 40~100Hu,密度均匀,边界清楚;亚急性血肿为双凸面镜高密度影,混杂密度。两者均有同侧侧脑室受压及中线结构向对侧移位。骨窗像上,CT 能显示颅骨骨折。MRI 表现:急性期 $T_1$ 加权像,血肿信号与脑实质相仿,$T_2$ 加权像血肿为低信号;亚急性和慢性期,在 $T_1$ 和 $T_2$ 加权像均呈高信号。2 岁以下儿童常见。虽然只有约 1%~2% 的头颅损伤会发生硬膜外或硬膜下出血,但由于其进展快、不易识别或治疗难度大,造成了大约 15% 的患儿死亡。在外科治疗开始前,紧急的内科治疗可起到稳定患儿病情的作用。

硬膜下血肿为加速性暴力使脑组织与固定的硬膜形成移位,将皮质与静脉窦之间的桥静脉撕断引起的出血,也可由于脑组织挫伤后的皮质血管出血流入硬膜下腔所致。头部 CT 扫描急性硬膜下血肿在脑表面呈新月形或半月形高密度区;而慢性硬膜下血肿在颅骨内板下可见一新月形、半月形混杂密度或等密度阴影,中线移位、脑室受压。亚急性或慢性硬膜下血肿 MRI 的 $T_1$ 和 $T_2$ 均表现为高信号。与硬膜外出血相比,硬膜下血肿通常表明存在更严重的中枢神经系统损伤。通常见于较小患儿;有可疑的病史时需注意是否存在非车祸性创伤史。一旦发现存在硬膜下血肿,需立即进行内科及神经外科治疗。

脑实质出血可由闭合性头部损伤引起,但不如前面提到的颅内出血常见。这些血肿一般不进行外科治疗,但其存在往往提醒转运医生患儿可能存在头颅损伤,可能需要侵入性治疗。

脑室内出血也可继发于创伤,但于早产儿生后 1 周内更常见。虽然其可能引起脑脊液引流阻塞,甚至需进行脑室腹腔分流术,但通常不需紧急外科手术。小婴儿可以通过经前囟超声对其进行诊断。转运团队在转运前需了解头颅超声结果。颅脑 CT、MRI 可发现脑室出血的部位、范围、出血量及出血周围脑组织水肿等情况,显示颅内是否存在肿瘤及血管病变等。

脑水肿可因颅脑损伤、颅内占位性病变、颅内炎症、脑血管病变、外源性或内源性中毒、脑代谢障碍等所致,弥漫性脑水肿常由低氧或弥漫性损伤所致。其通常在缺氧或创伤发生 24 小时后才会出现,但脑水肿偶尔也可见于损害的最初几个小时的头颅 CT 片。与正常 CT 图像相比,其表现为灰白质交界处密度减低,以及脑室系统消失。MRI 在 $T_1$ 加权像上水肿区呈低信号,在 $T_2$ 加权像上水肿区为高信号,结果较 CT 扫描结果更确切。

## 第二节 颈 部

### 一、创伤

对创伤患儿的颈髓影像学有一定程度的认识是很重要的。在进行更全面的评估前,转运团队应该持续固定颈髓。

#### (一)X线检查

X线主要有4种表现:脊椎间半脱位、脊椎旁肌痉挛、棘突间间隙变宽和椎体前上方微凸。X线操作简单,所需费用低,成像快且清晰,能够明确地显示出椎间隙和脊柱改变情况,通过观察脊柱弯曲程度就可以作出诊断,但是无法显示骨折片移位情况和椎管改变程度。最初提供多是颈部侧位片,可见到扭曲、混乱或颈髓的异常,单独的侧位颈髓片显示颈髓的敏感度仅约82%。如加上前后位和矢状位共三个位置的资料可将对骨折的识别敏感度提升到93%。X线片中需要显示 $C_7 \sim T_1$ 完全的颈段脊髓,医生才能进行系统的评估,然后可通过ABC三步法来阅片。ABC分别代表对齐、骨和软骨。前脊髓线、后脊髓线、棘突薄板线和棘点线等4条弯曲线可显示出正常的对齐,需注意颈髓位于后颈髓线和棘突薄板线之间,这个部位受到任何的骨质冲击都有造成脊髓损伤的危险。6岁以下儿童有颈部肌肉痉挛或戴有颈圈的颈髓损伤患儿,可能不显示脊柱前弯,但颈髓线仍是完整的。骨像可显示明显骨折以及相邻骨之间扭曲的关系。儿童颈椎有大量的软骨存在,而X线可透过软骨,所以发生骨折或移位时X线检查可能难以发现。对软组织的评估也很重要,椎骨前空间变大提示可能存在继发于其下骨、软组织或韧带损伤的出血或水肿。儿童在呼气、哭闹或颈部弯曲等日常活动时此区域的变化常使人误判。如果椎骨前异常的确存在,则需要复查影像学片。经口或经鼻插胃管或气管内插管等可能会改变椎骨前方关系。椎骨前间隙应小于声门上邻近同水平椎骨体宽度的1/2~2/3。由于食管通常无气体,该区域宽度为声门下处的两倍。

对儿童颈髓的常见误诊是 $C_2$、$C_3$ 的病理性半脱位。儿童颈髓的前后活动度比成人更大,在 $C_2$ 和 $C_3$ 之间发生4.5mm的前向重叠都可能是正常的。使用颈后线是区分正常(假半脱位)和异常 $C_2/C_3$ 关系的一种有用诊断工具。这条线从 $C_1$ 棘突皮质到 $C_3$ 棘突皮质,还标记了此线与 $C_2$ 棘突皮质的关系。如果该线经过或在 $C_2$ 棘突皮质内2mm,就认为是正常的。如果距离超过2mm,就应该怀疑该患儿存在引起 $C_2$ 对 $C_3$ 重叠的骨折。这种方法只能用来评估 $C_2$ 与 $C_3$ 的前部重叠(半脱位)。

#### (二)CT与MRI检查

CT用于诊断脊柱损伤可以清楚地显示出骨折线,准确描述出骨折线的部位和走向,对椎管狭窄程度的显示比较清晰,对骨折的稳定性显示不仅准确,还可以清晰分辨出小关节骨折、骨碎片数目,以及骨碎片向椎管内移位情况。CT片通常作为颈髓评估的一部分,但转运团队在转运前对颈部 CT 评估有时会延误患儿到达转运医院的治疗时机,因此不推荐常规行 CT 检查。MRI 对骨皮质的敏感度差,不能清晰显示出骨折线和骨折片移位。MRI 能够显示 X 线和 CT 检查不能显示的骨挫伤,但 MRI 检查时间较长,禁忌较多,许多急危重患者、体内植入心脏起搏器、神经刺激器及其他 MRI 禁忌金属物患者无法检查,这是其缺点。

无放射摄影异常发现的脊髓损伤(spinal cord injury without radiographic abnormality, SCIWORA)是指损伤暴力造成了脊髓损伤,而 X 线及 CT 等影像学检查没有可见的脊柱骨折、脱位等异常发现,也属于脊髓的间接暴力损伤。MRI 表现多样,可无明显异常改变,也可表现为脊髓水肿及出血,甚至出现脊髓完全断裂等重度损伤的相应改变。MRI 不仅能够显示脊髓损伤的范围及程度,而且根据血红蛋白代谢产物的演变规律,可判断有无出血及病程等,出血范围大者预后较差。应该对转运团队的人员强调,在转运过程中,不论是否存在与颈髓损伤一致的放射学改变,都应该保持颈髓移位的稳定。

## 二、非创伤

有经验的医生对于患儿出现急性上气道梗阻症状都是非常担心的,因为有发生气道完全梗阻及呼吸停止的风险,故对其正确的诊断及恰当的处理显得非常重要。如果患儿出现嘶哑、流涎、犬吠样咳嗽,以及与呼吸窘迫和发热相关的喘鸣等综合征,通常需要行颈部软组织影像学检查。由于不同原因导致的上气道梗阻需要有不同的治疗策略,有必要掌握一些能影响到颈部的常见儿童疾病的识别能力。

在颈部轻度过伸的侧位插管过程中,注意学习正常颈部侧位软组织结构,分清口腔结构、鼻咽,包括下咽部的气道、声带和声门下区域。正常气道是非尖锐的。在 AP 视野(前后投影获得的图像)上,声带构成气道的肩部。如果侧位软组织 X 线是在颈部弯曲或呼气时获取的,软组织结构与实际状况可能不符,并容易被误认为是异常的。以下将介绍哮喘、会厌炎和咽后脓肿的相应表现。

哮喘或喉气管支气管炎引起上气道水肿及明显喘鸣、犬吠样咳嗽和呼吸窘迫表现。X 线平片上表现包括正常会厌和咽后间隙、咽喉正常或扩张、气道末端到声带的狭窄。平片上声门水平典型支撑改变,被比正常气管直径更宽的部位替代,这与气道末端变化相似,由于其与教堂尖顶相似,被形容为"尖顶"。

会厌炎是一种由细菌感染导致的疾病,通常由流感嗜血杆菌引起,影响会厌和声门上部位。过去在欧美国家急性会厌炎多发于儿童,自从乙型流感嗜血杆菌疫苗的普及,儿童患此病者已很少见。与本章节提及的其他疾病相比,它更容易发生突然或完全的上气道梗阻。喉部侧位平片:正常会厌为菲薄、弧形的片状软组织影,与舌根通过会厌谷的空气隔开。急性会厌炎时会厌肿胀增大,同时可见喉咽腔气道阴影缩小,界限清楚,此外会厌谷影可消失。颈部 CT:主要用于观察脓肿形成,并除外其他疾病如颈深部脓肿、咽喉异物等。CT 可见会厌及其周围组织增厚、会厌前间隙消失等。此项检查有延误病情风险。颈部 MRI:主要可用于除外其他疾病及确认相关并发症。此项检查同样有延误病情的风险。

咽后脓肿是咽后间隙的化脓性炎症,因发病机制不同,分为急性和慢性两型。急性常见,为咽后淋巴结化脓所致,多见于 3 岁以下儿童,其中半数以上发生在周岁以内。慢性者少见,多系颈椎结核形成脓肿,又称冷脓肿。与哮喘和会厌炎有一些相同的临床表现。X 线片颈椎结核引起的冷脓肿可位于中央部,局部黏膜无明显充血,颈椎 X 线片可显示椎前有隆起软组织阴影,有时可见液平面及颈椎骨质破坏征象。咽后和咽下部感染和肿胀,存在椎骨前软组织增宽。如果颈部 X 线的拍摄技术不当,也会错误地得出这种影像。

## 第三节　胸　　部

### 一、X 线检查

胸片是转运中最常见的影像学资料,通常也是最重要的资料,能提供有关患儿心肺状态最重要的线索。其重要性还包括,确定气管插管及经鼻或经口置入的胃管和中心静脉管的位置是否合适,并能识别一些可能威胁生命的情况,如气胸等。标准的 X 线胸片包括直立前、后位和侧位片。但在严重疾病或危重患儿,只能得到仰卧位的胸片。除了关注拍摄胸片的体位,胸片需包括所有的胸骨结构,清晰的膈肌轮廓,包括肋膈角。通常仰卧位片除心影和纵隔要比立位片偏大外,其余区域影像基本没什么差别。

阅读胸片应从外部到内部。平时很容易迅速将注意力放到心脏和肺部,而忽略其他明显的表现。首先观察胸部软组织影像,依次为骨骼、肺野、肺门、纹理与纵隔。应该多关注肋骨(观察每一根肋骨),因为骨折很容易被忽略。这一点在外伤的患儿中尤其重要,因为这可以提醒转运团队患儿存在的一些潜在的严重情况,比如气胸、肺挫伤或与上部肋骨或胸骨骨折相关的胸部血管损伤等。如存在不可解释或愈合中的肋骨骨折,也可提示患儿是否受到虐待。其次观察肺,正常胸片是在吸气相拍的,肺野至少应该暴露至第 9、10 肋。吸气不充分的话常致肺野偏白,心脏影可能偏大。要识别主气道及其位置。在小儿,通常在气管进入胸部的位置(随着气管左侧的主动脉弓)可以见到气管的右侧分叉,或有明显的气管隆嵴。这个正常的表现可能被误认为是颈部或纵隔肿物。隆嵴和主支气管的位置也需要注意。气管出现在胸部一侧的位置异常,表明或者是同侧气体减少(如肺不张),或者是对侧胸部过度膨胀(比如气胸)。正常情况下,左主支气管处在比右主支气管更横的位置。两肺透亮度应是相同的,并充满肺外带。不对称的透亮度也表明透亮度减低(单侧肺炎),或者过度通气(气胸、吸入异物后非对称的过度通气)。由于下方有胃泡,左侧膈肌稍低于右侧。除早产儿外,小婴儿肺门周围结构不够清楚,肺部透亮度可能高于较大儿童。

对纵隔的检查重点是心脏。胸腺是纵隔上部的一个重要结构,可能被误认为是肿瘤或中央肺疾病。小婴儿正常心脏占胸部宽度的 60%,较大的儿童通常占比不超过 55%。在直立位时,心右界主要是右心房,因为心室处于更前方。通过心脏转向中间右侧,能够看到左心房右界。左心界主要由左心室和肺动脉组成。正常情况下主动脉弓和降主动脉是中间偏左的,通常在纵隔窗的左侧可见。

确定患儿体位是否发生旋转以及曝光是否合适是正确阅读胸片的基础。通过对比肋骨和锁骨的位置能确定是否存在旋转。肋骨前部应终止于胸廓左右的同样部位。两锁骨的影像应对称。如果不能识别体位是否发生旋转,可能将正常结构误认为异常。曝光是否适当可通过检查通过胸廓的胸部脊髓来确定。肺血管在两肺中间第 3 肋间可见。

直立位时,横向观看能够准确定位透亮度减低阴影(比如肺炎),还能看到心脏结构。纵隔前方和食管后方的气体通常在侧位可见。纵隔上肺叶从后部的肺叶末端延伸到近中央的前部。右肺高于左肺,并且通常完全可见。心脏后部可见的主要是左心房。

胸外结构也需检查。胸片能够显示颈部相关的疾病,比如咽下异物或喉炎;腹部情况,比如空腔脏器穿孔(直立位胸片可见膈下游离气体)或明显的胃扩张(在转运前可能需要减压以防止呕吐)。

近年来有研究采用 DR 双能量减影技术后,得到了单纯的骨组织图像,去除了肺纹理和肺部软组织的重叠遮盖,同时也使心后区及膈下的肋骨充分显示暴露出来,图像清晰度大为提高,能清楚观察到骨皮质和骨小梁的完整性,明显提高了细微、多发肋骨骨折的检出率。

## 二、CT 检查

1. 有助于对 X 线检查发现的问题作出定性诊断。

2. 根据临床需要可检出 X 线检查未发现的隐性病源,尤其是那些大多数无移位的位于后部或前部的骨折,特别是在急性期,这些区域 X 线通常很难评估,CT 扫描对评估这些类型的骨折更为敏感。

3. 对病源的发现、定位及定量诊断较为可靠;低剂量胸部 CT 的临床应用使得 CT 得以在儿科临床应用,此项检查同样有延误病情风险。一般在患儿转运过程中不作常规检查。

## 第四节　腹　部

### 一、X 线检查

腹部 X 线片较难理解,需要丰富的经验,而且腹部 X 线片上的许多发现之间没有特定相关性,就算外科情况如阑尾炎或肠套叠也是如此。腹部影像学改变随着气体量和疾病进程而不同。与胸片不同,腹部 X 线不存在对称性,而且即使是正常的腹片之间也有很大不同。实际工作中,转运者更多会关注机械性肠梗阻(如肠扭转、肠套叠)、麻痹性疾病(如胃肠炎)、肠穿孔、先天畸形(通常导致梗阻)及坏死性小肠结肠炎等疾病。

阅读腹片和胸片一样,也不能仅限于腹腔脏器,还需检查骨结构和腹腔以外的区域。腹部片上有时也可见到一些胸部信息。阅片时需定位那些相对固定位置的腹部结构和实质脏器,包括胃、直肠、结肠的肝曲和脾曲、脾、肝、肾和膀胱等。这种按顺序或有结构的阅读腹片的方法可提供一个框架,利于阅片,也能提高阅片能力。新生儿和小婴儿由于缺少肾周和腹膜后脂肪,一些像肾、腰大肌阴影这样的结构可能显示不清。

腹部 X 线片最常采取仰卧位和直立位两种体位。这使检查者能够看到腹腔脏器在有重力和无重力情况下的位置及特点,对区分肠梗阻和简单的肠扩张有帮助。但对转运团队来说,在重症或外伤患儿中这两种体位都有可能做不到。

明确肠梗阻的诊断需要进一步的空气或钡剂灌肠检查,常规腹片能够对病因提供线索。尤其是新生儿,经常引起肠梗阻先天畸形(比如十二指肠或空肠闭锁)的特点是可显示胃和十二指肠第1段内有扩大气液平面,即典型的"双泡征",整个腹部其他地方无气体。在6个月到6岁的儿童,肠套叠是引起肠梗阻最常见的原因,阑尾炎则在较大儿童中占主要原因。

正确识别肠梗阻对转运人员非常重要。不论何种原因导致明显的肠道扩张,都要防范患儿发生呕吐和误吸(尤其是空中转运时)的风险,可给予经口或经鼻气管插管,进行适当的胃减压。如果未能识别肠梗阻,不仅将患儿置于呕吐、误吸的风险中,还可能发生肠穿孔的危险;在这些情况下,必须进行胃减压。

需注意腹部平片上呈现一些异常的气体表现,包括麻痹性肠梗阻、机械性肠梗阻和气腹。气腹时,可能胃肠道里没有气体或只是胃中有气体。气腹很容易识别,且可能由于相对少见的原因引起,如急性胃肠炎或阑尾炎等外科情况。在麻痹性肠梗阻,可见到胃肠道扩张、充满积气、环状皱襞,以及直立位可见气液平,以上这些表现可见于胃肠炎,也可见于脓毒症或脊髓休克等全身疾病中。与机械性肠梗阻表现不同的是环状皱襞更有组织性,依据胀气肠管的黏膜皱襞(肠纹)形态,可判断肠梗阻部位是在空肠、回肠或大肠。直立位时,每一段都会比较锐利,并且液平会出现在每一扩张肠段末端的水平。

## 二、CT 检查

CT检查目的是了解腹腔脏器有无感染性疾病,如炎症、结核、脓肿等;有无占位,如良、恶性肿瘤及转移性肿瘤等;有无畸形、结石、梗阻、穿孔、积液等。一般在转运中不常规开展。

## 第五节 骨 外 伤

除了肋骨或颅骨骨折,其他骨折对转运患儿的治疗一般不造成主要影响。骨盆骨折是腹部和骨盆外伤的主要合并症,还会引起明显的失血。儿童股骨骨折多不引起明显的失血,却是存在包括外伤等明显暴力的一个重要标记。新生儿最常见的长骨骨折是锁骨骨折,在临床上多无需特别处理。

外伤患儿通常可见非常严重的骨折,适当稳定的固定在转运过程中很重要。合并神经肌肉损伤时,则需要在转运前进行骨折复位或手术治疗。儿童骨和成人骨的生理特点存在很大差别,这些差别导致了不同类型的骨折,以及包括发育中骨独特区域的骨折。转运人员需要理解影像学上有关骨折的相关描述。

## 一、X 线检查

X线检查是骨折最基本的影像学检查方法,对骨折的诊断和治疗具有重要价值。骨折的X线片拍摄应包含邻近的一个关节在内的正、侧位片。描述可分为几个部分,包括识别骨或片中包含的邻近关节。描述内容应回答以下问题:损伤性还是病理性、闭合性还是开放性、骨折是否发生移位、如何移位、骨折是陈旧的还是新鲜的、骨折对位线是否满意、是否需要修复、有无邻近关节或骨的损伤等。完整的描述应该简洁并包括以上提及的所有内容。如果存在骨折，那就需要寻找可能存在的其他损伤；如果发现损伤存在于上下肢末端，这就很重要，因为可能存在其他部位骨折和/或移位。恰当地识别骨折通常并不困难。

成人和青少年由于没有生长板，长骨骨折常将骨分为三段（如股骨斜形骨折将骨分为3段，且不包括关节）。要正确识别患儿的生长板、骨骺、干骺端、骨干，就需要熟悉生长骨的解剖结构。骨折种类：儿童多数骨折和成人相似，可以有横断骨折、斜行骨折、螺旋骨折、粉碎骨折、撕脱骨折、压缩骨折、多段骨折等，可以是开放的，也可以是闭合骨折；儿童特有的骨折，如青枝骨折、弯曲骨折和骨骺损伤等；新生儿有产伤骨折；其他如虐待骨折等。生长板在未成熟长骨的近端和远端，长骨干骺端生长板的发育过程即软骨内成骨过程，生长板软骨的排列、增殖、分化、生化合成紊乱及矿化过程异常均会引起长骨生长发育障碍。常导致肢体的缩短或成角畸形。生长板的骨折涉及远离骨长轴线运动的移位，可能形成侧角。侧角是用来描述骨与骨折线之间的弯曲度。典型的远端骨碎片依据近端位置进行描述。比如说，如果和近端相比，桡骨远端部分与手掌侧成角，这可能就是"前侧"或"腹侧"成角。桡骨远端骨骺分离最常见为骺板损伤，远侧骨块主要向背侧移位，不少病例前后位X线片表现正常，仅侧位X线片显示骨骺不同程度向背侧平移，因此读片重点应放在侧位片上。分离的骨碎片是从长轴中剥离的部分，如骨缩短则意味着发生相反的外力作用。100%横向骨折表现为缩短；横向桡骨骨折表现为缩短，并且呈现15°侧成角。尺骨斜形骨折占侧成角的80%。除非骨清晰地暴露于皮肤阴影之外，否则X线片通常不会显示是开放性还是闭合性骨折（开放性骨折意味着在外伤过程中或过后骨会暴露在环境中）。这个区别可以通过对骨折伤口外观的检查发现。

## 二、CT检查

主要用于显示X线片较难显示的部位和关节内骨折，如脊柱、骨盆、肩、髋、膝、踝、颌面、颅骨等，并能发现X线片难以显示的骨碎片和软组织出血、水肿。

## 三、MRI检查

MRI检查对于显示急性骨折后骨折端出血、髓腔内水肿及血肿、软组织损伤效果较好。可以发现X线和CT检查不能发现的软骨、骺板、韧带、血管神经损伤及隐性骨折。

（田兆方 翟晋慧）

---

✐ 参考文献

1. 陈建新，陈自谦. X线直接数字摄影双能量减影技术的临床应用进展. 中国临床医学影像杂志，2007，18（5）：356.

2. Kobayashi S, Nakazawa S, Otsuka T. Acute traumatic intraventricular hemorrhage in children. Childs Nerv Syst, 1985, 1（1）：18-23.

3. Pang D. Spinal cord injury without radiographic abnormality in children, 2 decades later.

Neurosurgery, 2004, 55 ( 6 ): 1325-1342.

4. Gilula LA, Murphy WA, Tailor CC, et al. Computed tomography of the osseous pelvis. Radiology, 1979, 132 ( 1 ): 107-114.

5. Morais DF, de Melo Neto JS, Meguins LC, et al. Clinical applicability of magnetic resonance imaging in acute spinal cord trauma. Eur Spine J, 2014, 23 ( 7 ): 1457-1463.

# 第十六章
# 转运相关技术

转运过程中为了给危重的婴幼儿提供最高级别的照顾,必要的转运装备是实施安全转运的前提。使用转运设备的价值在于救治重症患儿,因此无论是专职的转运团队还是仅作为新生儿重症监护病房一部分的转运人员,都应熟练操作和精心维护这些设备,保证转运的顺利实施。本章主要讨论转运前或转运中危重婴幼儿所需要的转运装备和技术。

## 第一节 转运装备及相关技术

转运装备包括交通工具、转运设备、药物配置及通讯设备等。

### 一、交通工具

在目前条件下以转运救护车为主,每个转运中心应配备 1 台以上装备完善的新生儿转运专用救护车。有条件的可选择直升机或固定翼飞机作为转运工具,实现更快速、长距离航空转运。

### 二、转运设备

大小及重量应该合适,必须可以用电池充电,无电源情况下可以独立工作大约两倍转运时间。应考虑转运环境中空间的有限性,所有必需的仪器零件及插座应与仪器一起存放。因为转运环境的特殊性,转运过程中的仪器应该牢固地安放。转运设备可分为基本设备和便携设备两大类:

1. **基本设备** 如转运暖箱、转运呼吸机、心电监护仪、脉搏氧监护仪、微量血糖仪、氧气筒(大)、负压吸引器、便携氧气瓶、输液泵、T 组合复苏器、急救箱、空氧混合仪等。

2. **便携设备** 如喉镜及各型号镜片、气管导管、吸痰管和胃管、吸氧管、复苏囊及各型号面罩、输液器、静脉注射针、胸腔闭式引流材料、备用电池、固定胶带、听诊器、体温计、无菌手套、吸氧头罩或面罩、喉罩等。

### 三、药物配制

包括 5% 及 10% 葡萄糖注射液、生理盐水注射液、盐酸肾上腺素、5% 碳酸氢钠、硫酸阿托品、多巴胺、利多卡因、呋塞米、甘露醇、苯巴比妥钠注射液、肝素钠、无菌注射用水、皮肤消毒制剂等。

## 四、通讯设备

转运服务台（处）最少应设两条专线电话和 1 部移动电话，24 小时值班接收转运信息。转运医护人员分别配置移动电话 1 部，保证信息联络通畅。可尝试利用互联网和物联网的转诊平台。

## 第二节　氧　疗

氧气应用的指征包括：①改善低氧状态；②减少呼吸功；③降低心肌工作负荷。

很多仪器可用于婴幼儿以供给不同的氧浓度，这些设备的效率取决于患儿是否接受和配合的程度。当这些设备应用于转运时，需要额外关注设备维护和保持患儿的配合度。呼吸设备是转运中最重要的组成部分。转运团队人员的组成有可能包含或不包含呼吸治疗师，因此所有转运成员必须了解不同的氧输送设施。

### 一、保温箱内供氧

利用密闭的保温箱提供氧气和稳定热量环境。大多数的保温箱设计有空气喷射装置，最大的供氧浓度为 40%。如想获得更高浓度的氧，可关闭空气喷射装置，仅允许氧气进入到保温箱，这样的话可以在相应的流量下将氧浓度提高到 85%。

### 二、鼻导管吸氧

鼻导管是塑料导管有两个短的齿放入鼻孔内，氧流量从每个齿进入。鼻导管适用于可通过鼻呼吸及需氧浓度小于 50% 的患儿，最大氧流量不超过 4~5L/min。对儿童来说，有时鼻导管比面罩更舒服，可以讲话而不改变氧的输送。鼻导管的缺点在于氧流量太高会引起不舒服和鼻黏膜干燥，鼻塞或鼻腔分泌物堵塞时可能效果不好。

### 三、简易面罩吸氧

简单的塑料面罩可以覆盖儿童的鼻和口，每侧都有两个孔，允许二氧化碳的呼出。如果面罩内的氧流量不能满足吸入高峰流量，这些孔也允许患儿吸入空气。面罩内的氧流量必须足够以预防二氧化碳的积聚才行。

### 四、复苏气囊供氧

复苏气囊分气流充气式复苏囊和自动充气式复苏囊两种。

#### （一）气流充气式复苏囊

1. **氧输入口**　氧由此从加压氧源进入气囊。

2. **至患儿的输出口** 氧由此氧气囊到患儿。

3. **流量控制阀** 提供了一个可调节的漏孔来调节气囊内的压力。

4. **压力表连接处** 可连接压力表,用于显示给新生儿通气的压力。

优点:输送 100% 浓度氧;容易确定面罩是否密封良好;可感知肺顺应性;可用于常压给氧。缺点:要求密封,为了使气囊充气,面罩必须紧贴着婴儿的面部;需要有压缩气源来充气;可能缺少一个安全的减压阀门。

### (二)自动充气式复苏囊

1. **空气入口** 是一个单向活瓣,可以安置在气囊的任意一端,压缩后的气体通过其流入。

2. **氧入口** 是一个小突起,连接氧气管。自动充气气囊不需要靠氧的压力充气。

3. **患儿侧气体出口** 通过面罩或气管内导管,氧从这里由气囊流向患儿。

4. **通气瓣** 位于气囊与患儿侧气体出口之间。通气时挤压气囊活瓣打开,氧和空气通向患儿;当气囊重新扩张时活瓣关闭,能预防患儿的呼出气进入气囊。

5. **储氧器** 是可连接在气囊空气入口的设备,接上储氧器可以防止氧被室内空气稀释,从而得到 100% 的氧。

6. **减压阀** 防止气囊内压力过大。优点:无压缩气源也可充盈;有减压阀。缺点:没有密封也会充盈;需要储氧器;通过面罩来常压给氧不可靠。

## 五、T- 组合复苏器供氧

T- 组合复苏器是近年来国内外应用较多的一种正压通气装置,包括以下基本组成部分:①T- 组合复苏器;②患儿输气管;③患儿 T 形管;④供气管;⑤新生儿面罩;⑥模拟肺。它的主要优点是能保持呼气末正压,但此装置需压缩气源。吸气峰压或呼气末正压可通过控制器进行调节。当操作者交替关闭和开放装置上的开口时,此装置即给予婴儿间断的肺膨胀压。T- 组合复苏器有以下优点:①压力一致;②吸气峰压(PIP)、呼气末正压(PEEP)的有效控制,操作者不因操作皮囊而疲劳;③可靠的给氧;④操作者的经验、训练、注意力和疲倦程度都不会影响输出的压力;⑤恒定一致和精确的 PEEP 能协助婴儿在转运途中或在更换呼吸机管道的时候进行呼吸。

如果在转运途中使用自动充气式复苏囊人工呼吸支持治疗,需要将整个复苏囊置于转运暖箱内操作,十分不便,而且不能保证精确的吸气峰压及恒定一致的呼吸末正压。使用T- 组合复苏器人工呼吸支持治疗时,可将呼吸器置于暖箱外,仅将输气软管及与面罩或气管导管相连的 T 形管置于暖箱内,单手操作即可,不易疲劳,且便于观察通气效果,在未配备转运呼吸机或呼吸机故障时可临时替代辅助通气治疗。

## 六、喉罩气道供氧

喉罩气道是一个用于正压通气的气道装置,由一个可扩张的软椭圆形边圈(喉罩)与弯曲的气道导管连接而成。弯曲的喉罩越过舌产生比面罩更有效的双肺通气。采用盲插法,用示指将喉罩罩体开口向前插入新生儿口腔,并沿硬腭滑入至不能推进为止,使喉罩气囊环安放在声门上方。向喉罩边圈注入约 2~3ml 空气,使扩张的喉罩覆盖喉口(声门)。喉罩气道导管有一个 15mm 接管口,可连接复苏囊或呼吸器进行正压通气。新生儿转运时喉罩主要用于:①气囊－面罩通气无效、气管插管失败或不可行时,作为开放气道的辅助手段;②小下颌或相对大的舌,如 Pierre-Robin 综合征和唐氏综合征;③多用于出生体重 ≥ 2 000g 的新生儿。

喉罩通气具有易操作性、可行性、安全性、有效性等优点,不仅能在较短的时间内提供有效呼吸支持,而且通气过程中不易发生脱管等问题,对患儿刺激较小。局限性主要有:①气道密封性稍弱;②内容物的反流和误吸;③喉罩不能用于气管内吸引及气管内用药。

### 七、机械呼吸机供氧

新生儿转运呼吸机是转运系统的标准配置,一般包含以下参数或性能:

1. **呼吸机基本要求** 选用新生儿专用常频或兼高频转运呼吸机;备用电池须为锂电池,方便转运使用。

2. **通气模式** 高频模式和／或常频模式。

3. **监测及显示** 包括触摸屏还是旋钮;操作界面;呼吸参数,如压力、潮气量、分钟通气量、频率、吸呼比等。

4. **呼吸模式** 如有创通气及鼻塞无创通气模式。

5. **其他技术指标** 如流量测量方式、湿化系统、高级拓展功能平台等。特别注意呼吸机的备用电池:内置后备电池完全充电后需能独立工作大约两倍转运时间。转运过程中注意防止脱管和气胸等并发症。

### 八、氧毒性

氧气是维持生命所必需的,以前的基本观念认为只要给缺氧的新生儿高浓度氧气(高氧),任何缺氧／缺血性损伤都可以缓解。但近年来人们逐渐意识到高氧的潜在毒性,即使对于足月儿,短时间内突然的高氧血症会超过其抗氧化防御能力,导致潜在的自由基相关性损伤。肺和全身氧毒性取决于氧浓度和吸氧时间;新生儿或小婴儿最常见的氧毒性是眼晶状体后的视网膜纤维病变,部分因为过高的动脉氧分压影响到视网膜动脉。

氧疗的目标是使组织得到充足的氧气而又不致产生氧毒性和氧化应激反应,新生儿用氧监测包括吸入氧浓度监测和动脉血氧合状态的监测。转运过程中可使用空氧混合仪以提供合适的氧浓度,也可通过监测血气或无创的脉氧来监测动脉氧分压。一旦监测指标和患儿的临床状态允许,应开始停止供氧。

## 第三节　保暖设备

对于新生儿(早产儿和足月儿)来说,保温箱是转运过程中维持患儿体温恒定所必需的。标准密闭保温箱通过循环加温加湿气体保持患儿的体温,但这种类型的保温箱存在明显的缺陷,如开门时热量会散失、紧急情况下医护人员不能及时抢救患儿。此外即使保温箱的温度和湿度可以维持在一个恒定范围,热量仍能通过箱壁丢失。

辐射式保温箱利用红外线辐射能量为患儿保暖,在一定范围内可以保持患儿体温和在标准的保温箱内一样恒定,而且还减少了氧耗和热量丢失。辐射式保温箱的原理是利用电加热元件发射红外线。这类的电加热元件包括石英电热管、暖气管或电灯,它们可以联合应用于独立的或固定的开放保温箱。一般选择石英电热管作为电加热元件,因石英电热管可快速加热,对脂质不敏感且不会发射可见光;和大多数保温箱相比,辐射保温箱具有方便触摸、清洁及操控自由等优点。辐射保温箱的基本要求包括:

1. 保持患儿辐射热量分布均匀。

2. 体温报警器 患儿体温不在监测范围时报警器会持续报警。

3. 探头或加热器的报警器。

保温箱可以利用自身的能量来源预热,防止患儿暴露在寒冷环境中。患儿置于保温箱后,按照患儿的具体状况设置箱温,确保患儿的体温维持在 36.5~37.2℃,这需在其身上适当部位放置温度传感器监测皮肤温度(控制热量输出)。一般探头应放置在患儿的前胸或腹部,而非患儿和床垫之间,因为探头会感受两者的温度而干扰加热装置。此外,频繁打开箱门也会增加热量丢失。转运过程中要注意锁定暖箱箱轮,以减少途中颠簸对患儿脑部血流的影响。在做各项操作及抢救时都应注意保暖,但也要防止过热的情况发生。

在转运车厢空调有效的环境里,也可以由转运护士将患儿抱在怀中,这种方法不仅可以减少震动的影响,还能起到保暖的作用。

# 第四节　血管通路

在转运团队到达之前,当地医院就应完成开放静脉输液通路的工作。如静脉输液通路没有建立或丢失,则需紧急开放一个主要通路。转运人员应配备合适的设备以建立静脉通路。经皮可见或可触摸到的静脉都是较好的选择,必要时可穿刺置管用于输液和药物应用。

## 一、中心静脉置管

急救状态下中心静脉置管不是建立静脉通路的首要选择。如选择中心静脉置管,则应在可控的环境下进行,而不是在急救车上或飞机上,且必须由技术最娴熟的人员进行此操作。

**1. 中心静脉置管的适应证**

(1)长期输液而外周静脉不易穿刺的患儿。

(2)周围循环衰竭的危重患儿需要测中心静脉压。

(3)应用静脉输入高营养液,抢救危重患儿需短时间内输入大量液体。

(4)毒性和刺激性药物或溶液的静脉输注。

(5)缺乏外周静脉道路的患儿。

**2. 中心静脉置管前的准备工作** 导管可选择单腔、双腔或三腔导管;插入导管前应用肝素盐水冲洗所有的管腔,以防止管腔出现气栓和血栓。正确摆放患儿的体位是成功置管的首要前提,体位的摆放取决于穿刺部位的选择。操作者应戴口罩、头罩、穿无菌衣、戴手套避免导管污染。置管前应充分消毒患儿皮肤(通常使用碘伏),并用无菌纱布拭干,如患儿血流动力学可以耐受,一般采用镇静(苯二氮䓬类药物和/或麻醉药)和局部麻醉进行镇痛。如无法胃肠外镇静,应考虑局部麻醉。通常采用局部给予1%的利多卡因。一般采用Seldinger穿刺技术(针丝技术)放置导管。每个导管腔应回抽出血并最终通过胸部X线确认置管成功。导管需缝合到皮肤进行固定,无菌敷料贴附保证穿刺部位清洁。

**3. 静脉通路**　包括肘前静脉、颈静脉、锁骨下静脉和股静脉通路。距右心房最近的为右中心静脉,其次为左颈内静脉和左锁骨下静脉。如果患儿急需液体复苏,最快、最简单和最理想的途径为骨内穿刺途径;如需快速中心静脉置管时,最常选择股静脉和锁骨下静脉。

(1)肘前静脉通路:利用头臂静脉位置表浅的特点,可通过引鞘经皮穿刺或通过静脉切开。肘前静脉置管成功率较低,不建议在急救状态下使用。如果选择此通路,置管后应用夹板固定患儿胳膊以防止肘前部弯曲。气泡是潜在的一个危险因素,需时刻监测静脉通路的气泡,即使它起初只是位于外周,但随后也有可能到达中心静脉。

(2)颈静脉通路:颈内静脉是中心静脉置管中最安全的通路之一。由于婴幼儿颈部较短,此方式一般在较大儿童中使用。置管步骤比较简单:将针放在胸锁乳突肌外侧缘和颈外静脉的交界处,直接指向胸骨柄方向即可。

颈外静脉置管是在静脉的远端用一个手指触摸固定,在胸锁乳突肌的外侧缘穿入针和导丝。

(3)锁骨下静脉通路:静脉出口在锁骨中内1/3,穿刺针指向锁骨下的胸骨柄。尽管锁骨下静脉通路有较高的气胸发生率,但在血流动力学不稳或循环衰竭的患儿中,此途径也可使用。在急诊情况下锁骨下静脉途径适用广泛,也可用于新生儿。

(4)股静脉通路:股静脉通路需要在腹股沟韧带下定位股动脉,局部麻醉后在动脉内侧进针。必须警惕此通路较其他血管部位有较高的感染率和血栓发生率。

## 二、骨内通路

骨内通路的建立和固定都很容易,不管是在急救中心或是在转运过程中都推荐使用。液体复苏,包括血液、血浆、晶体和胶体都可以通过骨内通路输注。复苏药物及某些抗生素亦可以通过此途径。常因传统的外周血管通路建立困难而使用,尤其适用于循环衰竭、创伤或抽搐发作中的患儿。

## 三、脐血管通路

1周以内的新生儿由于脐血管暴露、导管容易置入,可通过脐动脉和脐静脉分别向主动脉或下腔静脉置管。这项技术已经广泛用于转运、产房、NICU和急救室。一些药物如抗生素、碳酸氢钠、电解质和替代药物对主动脉有潜在损伤,故不可以通过脐动脉输注,仅可通过脐静脉输注。但因脐部导管并发症发生率较高,也有部分医生在非急救的情形下不推荐使用脐血管置管,认为在有充足时间时应先建立外周或中心静脉导管通路。1周以上的新生儿脐带根部已干瘪,则不能再放置导管。

1. **脐血管置管的适应证** ①中心静脉压力测定;②紧急静脉输液或给药;③交换输血或部分交换输血;④超低出生体重儿的长时间中心静脉输液。

2. **脐血管置管的禁忌证** 脐膨出、脐炎、脐带畸形、腹膜炎、坏死性小肠结肠炎、下肢或臀部有局部血供障碍等。

3. **脐血管置管主要步骤如下**

(1)器具准备:无菌设备(手术衣、手术帽、无菌手套)、碘伏、刀片、脐血管置管包、脐导管、冲管液(脐静脉用生理盐水,脐动脉用肝素生理盐水)、三通、结扎针线、胶布等。

(2)脐导管选择:常用 3.5F 和 5.0F。脐动脉导管:小于 1.5kg 的新生儿,用 3.5F(1.1mm);大于 1.5kg 的用 5.0F;如果有 2.5F 的管,可用于小于 1.0kg 新生儿。脐静脉导管:早产儿 3.5F,足月儿 5F。

(3)计算置管长度:置管前,固定患儿四肢,持续监测心率、呼吸和脉氧。置管长度:测量患儿的肩部至脐带的距离以确定插管的长度。高位的脐动脉:体重(kg)×3+9cm+脐带残端的长度(cm)或体重(kg)×2.5+9.7cm+脐带残端长度(cm),小于 1 500g 者按体重(kg)×4+7cm+脐带残端长度(cm)。脐静脉:体重(kg)×2+5cm+脐带残端长度(cm)或体重(kg)×1.5+5.6cm+脐带残端长度(cm)。

(4)脐血管置管的主要操作步骤:严格洗手,无菌操作;操作开始前用注射器抽取盐水或者肝素生理盐水 10ml,连接三通。冲管,确保脐导管通畅,确保管道没有气泡,确保三通(各个方向都要试)正常。关闭三通。脐带主干、脐带夹及其周围皮肤消毒,脐带置于脐基底部,仅在出血时系紧。消毒范围上界平剑突,下界平耻骨联合,左右为腋中线,尤其脐凹皱褶处,脐带夹也要消毒。扎住脐带的基底部(扎住脐带皮肤的部分,不要扎到胶质上),确保出血最少,但应能让导管顺利插入。用手术刀切上端脐带,保持 1cm 脐带胶质端的长度。

(5)脐动脉置管:扩充脐动脉,夹住导管头上大约 1.0cm 处。将脐导管(注意,脐动脉导管内是要充满肝素水的!不能有气泡)插入脐动脉,插入 1~2cm 后,在过脐带部分可能会感觉轻微的抵抗,开始向腹腔内进入,由于脐动脉走向的关系(脐动脉向下进入髂内动脉),助手应将脐带向头侧牵位以牵直脐动脉,导管与水平成 45° 旋转推进即可。插入 2~3cm 后,回抽有血说明在在血管内后继续前进,插入 5~7cm 后,在髂内动脉交汇处可有较大的抵抗,需要通过髂内动脉向上进入髂总动脉,所以方向与之前相反,阻力较大。可将插管退出 1~2cm 后再旋转推进,直到预定位置,抽吸有回血以证实在血管内。如果插管中见大腿发白或发紫,考虑为股动脉痉挛,可将插管退出一定长度,热敷大腿,颜色恢复正常后再次插管,若 30 分钟颜色无好转,拔管后插另一条脐动脉。

(6)脐静脉置管:方式和脐动脉方法一样,识别脐静脉,区别是插到腹壁内后,脐静脉是向肝脏方向走行的,经过静脉导管进入下腔静脉,助手应该把脐带向下牵拉,与腹壁呈 60°,便于导管进入静脉导管。最后拍 X 线片确定导管的位置。

(7)导管的位置:脐动脉置管位置最好在高位,即 $T_8$~$T_{10}$ 之间;如选择低位则是 $L_4$、$_5$ 水平;以上两个位置都要避开腹主动脉的分支:肾动脉、肠系膜上下动脉。脐静脉应该处于下腔静脉,就是右心房之下,静脉导管之上(膈肌之上 0.5~1.0cm)。

## 第五节　输 液 泵

输液泵因质量轻、容易安放与转运,一般比较小和容易安装,只需小的管道和附属设备,对转运很有帮助。输液泵可以确保恒定的输液速度和单位时间的输液量,可以预防小婴幼儿容量超负荷,保持外周血管通路畅通。

有三种类型恒定输液泵。第一种类型利用滚筒挤压管道导致液体的蠕动;第二种输液泵依赖对注射器活塞的推动;第三种输液泵可以定量,小容量的输注(缓慢、持续的压力输注)。

输液泵是电池供电和电驱动的。大部分输液泵一旦充满电,可以工作 6~8 小时,并可以在 20~30 分钟内重新充满电,适用于转运。输液泵速可以最慢至每小时 0.1ml,最快可至每小时 999ml。大部分泵设计为一旦阻塞会有警报,如液体流入、气体存在、低电池状态和输液完成时警报都会响。但输液泵不能监测到液体外渗,所以应经常观察输液部位是否有外渗,如外渗可能会导致皮肤激惹和损伤。

## 第六节　气 管 插 管

气管插管是指将特制的气管内导管经声门置入气管的技术,这一技术可为气道通畅、通气供氧、呼吸道吸引和防止误吸等提供最佳条件。在转运过程中,只有患儿发生紧急情况时才进行气管插管。气管插管操作需要以镇定、系统但是快速的方式,基于以下原因:①降低气道创伤的可能性;②保证患儿的稳定性;③保证合适的操作;④维持患儿的氧合与通气。

### 一、气管插管的指征

1. 新生儿复苏。
2. 呼吸心搏骤停。
3. 人工呼吸机械通气。
4. 胎粪性羊水吸入需气管内吸引。
5. 获取气管内分泌物做培养。
6. 气管内给药,如肺表面活性物质、肾上腺素等。
7. 怀疑膈疝。

### 二、步骤

不管气管插管的原因如何,必须通过带有氧气罩阀的面罩通气,在准备气管插管的同时,保证设备都齐全且可用。最基本的要求是,转运团队的每个成员都熟悉并且可以识别所有气管插管的设备及其位置。

1. **器械** 新生儿喉镜(镜片早产儿用 0 号,足月儿用 1 号)、大小合适的气管导管、面罩及简易复苏囊、插管钳(经鼻插管用)、可弯曲的钝头金属管芯、吸痰管、大小合适的面罩、有储氧带的面罩复苏囊、布胶布、听诊器、剪刀等(表 16-1)。

表 16-1 气管插管深度和内径规格

| 新生儿体重(g) | 插管深度(cm) | 导管内径(mm) |
| --- | --- | --- |
| <1 000 | 6 | 2.5 |
| 1 000~2 499 | 7~8 | 3.0 |
| 2 500~4 000 | 8~10 | 3.5 |
| >4 000 | 10 | 4.0 |

2. **人员** 应该有至少两个训练熟练的人员进行气管插管:一个人负责准备,另一个人负责检测患儿的心肺状态,帮助摆体位和保持气道通畅。如有可能用经鼻胃管尝试吸出所有胃内容物,所有在急救室和转运中心接受气管插管的患儿都应该被认为是"满胃"的状态。用带有纯氧的氧气罩阀的面罩通气几分钟,使肺泡充满氧气,如患儿呼吸暂停这将成为附加的氧源。对于既往无心肺疾病的患儿,气管插管后的最佳氧饱和度是 100%。如患儿之前有心肺疾病,最佳的氧饱和度可根据患儿的疾病状态调整,如支气管肺发育不良的患儿吸入纯氧的情况下可达到的最大氧饱和度为 96%~97%。有经口和经鼻两种方式。

3. **经口气管插管操作步骤**

(1)患儿放置辐射台或保温箱中,头部在"鼻吸气"位,让颈部轻微伸展,抽空胃液,吸尽咽部黏液。

(2)观察患儿的心率和呼吸,必要时用复苏囊加压给氧。

(3)将患儿头部置于正中位,头后仰,在颈后垫以棉布卷,以保持气道平直。

(4)术者立于患儿头侧,以左手拇指、示指、中指持喉镜,余两指固定于患儿下颌部,喉镜镜片应沿着舌面右边滑入,将舌头推至口腔左侧,推进镜片直至其顶端刚超过舌根:左移镜片,提起整个镜片,暴露咽喉区。

(5)寻找解剖标记:声带看起来像声门两侧的垂直条纹,或像反向的字母"V",向下用力压环状软骨,有助于看到声门;吸出分泌物有助于改善视野。

(6)插入气管导管:右手持气管插管从喉镜右侧经声门插入气管;如声门关闭,等待其开放再插入。插入导管顶端,直到导管上的声带线达声门水平。插入深度判断如下:导管前端 2cm 处有一圈黑线,示进入声门深度;导管本身有刻度标记,插入深度距门齿距离 = 体重(kg)+6cm;胸片检查:正确导管前端应位于第二胸椎水平。

(7)撤出喉镜:用手固定插管位置,接复苏囊,进行正压通气。

以下措施均提示气管插管位置正确:直接观察到导管穿过声门;听诊双侧胸部,如左右两侧呼吸音相等,胃区无或有很小声音;呼吸时胸廓起伏一致而胃区不扩张;心率回升、面色转红;呼气时雾气凝结在导管内壁;胸片确认导管在气管内;呼出二氧化碳检测仪器检出二氧化碳的存在。

（8）胶布固定,整个插管过程要求 20 秒内完成（不包括固定时间）；如超过 20 秒,或者在操作过程中患儿出现发绀、心率减慢时应立刻停止操作,用复苏囊加压给氧,直至面色转红、心率回升后再重新插管。

**4. 经鼻气管插管操作步骤** 适应证和器械与经口气管插管相同,与经口途径相比便于固定。

（1）前三步与经口气管插管相同。

（2）将气管插管从鼻腔轻轻插入,如遇阻力可转动插管,将插管送至咽喉部。

（3）将喉镜插入口腔,暴露声门,用插管钳夹住插管送入声门。从插入喉镜至插管完毕要求在 25 秒内完成。

**5. 建立静脉通路** 因为可能使用急救药物,建议气管插管前建立静脉通路。小于 2 岁的婴幼儿应在气管插管前给予阿托品,0.2mg/kg 静脉注射,以便阻断迷走神经刺激。有时候此刺激来自于喉镜,导致婴幼儿的心动过缓。近年来有专家建议插管前应给予必要的镇痛镇静处理。

**6. 完成插管后的工作** 完成气管插管后继续手动通气,同时助手在腋中线检查呼吸音,两侧是否对称。如对气管插管的放置有疑问,应用喉镜观察声带以便确保位置的正确性。需要用胶带或安息香溶液（如果条件允许）固定气管插管,制动患儿以避免意外脱管。

## 三、并发症

尝试气管插管前,应先评估患儿的面部解剖、颈部和下颌的运动幅度及口腔内部的结构。会增加气管插管难度的解剖特点包括:不能完全张开嘴、不能延伸颈部、短而厚实的颈部、巨舌、面部或腭的畸形、鼻喉部或下呼吸道的活动性出血、气道肿物、喉头靠前等。

并发症及预防

1. **感染** 严格执行无菌操作。

2. **喉头水肿** 避免反复插管,导管内径合适,避免导管过粗压迫声门引起水肿。

3. **出血** 插管时动作轻柔,避免损伤声门或气管。

如转运团队到达转运机构时患儿没有气管插管,或者对患儿是否应该气管插管存在疑问,应在转运前进行气管插管以保证最安全的转运。

# 第七节 吸 痰

吸痰是指经口腔、鼻腔,将呼吸道的分泌物吸出,以保持呼吸道通畅,预防吸入性肺炎、肺不张、窒息等并发症的一种方法。包括经口鼻腔吸痰和气管插管内吸痰等方式。

气道分泌物是由细胞碎片、黏液、血液、炎症细胞、微生物、水、糖蛋白及免疫球蛋白等组成,由肺脏的黏膜及黏膜下腺体产生。气道分泌物的量、持续性、颜色、气味及存在外源性物质极具诊断价值。吸痰是很有必要的,基于以下几个原因:作为异物的气管插管会增加黏液分泌;神经系统疾病,如脑卒中、尼曼 – 皮克病、缺氧性中枢神经系统损伤和某些手术步骤可能会抑制分泌物排出;胸腔、腹腔或气道的手术会增加分泌物的产生;某些患儿可能有无效的咳嗽,需要帮助来清除分泌物;对于没有气管插管的患儿,鼻喉部吸痰可能暂时有利于清除上呼吸道分泌物。

吸痰时合适的设备包括:大小合适的面罩(必备,防止意外脱管)、有压力计的充气氧气袋、吸出物储存器、大小合适的吸痰管、可调节的负压吸引装置、生理盐水溶液。

吸痰注意事项:

1. 严格无菌操作,痰液黏稠者雾化后再给予吸痰。

2. 每次吸痰时间不超过 10 秒,连续吸痰间隔不小于 30 秒,且不超过 3 次。

3. 由于吸痰可使患儿 $SpO_2$ 下降,心率发生变化,需在吸痰前给患儿吸入流量为 1~2L 的氧 1~2 分钟,增加其体内的氧储备,提高机体对缺氧的耐受性,从而减轻吸痰时的不适反应。

4. 吸痰完毕再给予流量为 1~2L 的氧 2~3 分钟,以恢复患儿在吸痰过程中氧的消耗,恢复体内的氧储备,再将吸入氧流量下调至吸痰前的水平,以防吸入高流量氧引起氧中毒、肺组织纤维化等不良后果。

5. 新生儿吸引压力不应超过 100mmHg,压力过小吸痰效果差,使操作时间延长;压力过大则易损伤患儿的气道黏膜。

6. 吸痰后立即听诊肺部,评价吸痰效果。肺部感染严重时痰液较多,可适当增加吸痰频次,一般情况下每 2 小时吸引 1 次。

7. 选择质地光滑、管壁挺直、硬度合适、富有弹性的吸痰管。

8. 口、鼻腔内吸痰应先吸口腔再吸鼻腔,吸痰管插入长度不超过患儿鼻尖到耳垂的距离。开放负压后,将吸痰管边旋转边吸引,慢慢向外提出,手法轻巧,动作轻柔。

9. 注意吸痰时出现的不良反应,如气道黏膜出血、刺激性呛咳、心率下降、发绀等。应严密观察患儿面色、心率、血压、$SpO_2$ 的变化。特别是 $SpO_2$,如发现 $SpO_2$ 下降、心率增快或减慢时,应立即停止吸痰,给予吸氧,待 $SpO_2$ 上升至 85% 以上或者恢复到吸痰前水平,方可再次吸痰。

新生儿气管插管内吸痰包括开放式和密闭式两种方式。多用于 NICU 病房的呼吸支持的管理中。

# 第八节　胸腔穿刺术

胸膜腔穿刺术(thoracentesis),简称胸穿,是指对有胸腔积液(或气胸)的患者,为了诊断和治疗疾病的需要而通过胸腔穿刺抽取积液或气体的一种技术。

## 一、适应证

1. 胸腔积液和气胸的诊断。

2. 胸腔积液和气胸的引流。

## 二、禁忌证

包括：病情危重，有严重出血倾向，大咯血，穿刺部位有炎症病灶，对麻醉药过敏。

## 三、操作步骤

气胸时胸腔内积聚气体。可能的原因为穿透性或钝性创伤，导致肺不张的潜在疾病或自发性肺不张。当进入胸腔的气体不能逃逸时会发生张力性气胸，导致胸内压的增加，导致纵隔远离受影响的一侧。会发生受影响一侧的肺不张，如果发生纵隔偏移，会导致另一侧肺通气不均。张力性气胸更严重的并发症包括血流动力学的不稳定、心输出量的下降和严重的低血压。胸腔积液是脏胸膜和壁胸膜之间异常的液体积聚。血胸是胸腔内血液的积聚。所有的以上情形都会导致呼吸窘迫、不对称胸腔运动和呼吸音降低。症状及体征的严重性取决于胸内受损的严重性。除了以上症状，如果发生纵隔偏移，如不及时处理，可能发生心输出量下降、严重的低氧血症甚至死亡。

置管前胸腔穿刺术既是一种诊断手段，又是一种治疗方法。行胸腔穿刺术时，摆好患儿体位以便充分暴露。在患侧胸廓和胳膊下放置物品将其垫高。在触觉语颤（胸腔内气体或液体积聚导致的震颤）和叩诊变钝的部位标记穿刺点。如为排出气体，穿刺点应放置在胸前第 2 肋间锁骨中线上或腋前线第 4 肋间下一肋的上缘。液体引流应以腋前线第 4~6 肋间为穿刺点。切记肋间神经、动静脉位于肋骨的下缘，因此穿刺针沿肋骨的上缘刺入。消毒备皮，（常用 1% 利多卡因）局部麻醉，穿透皮肤、胸内肌肉及向下至肋骨骨膜。将 16 或 18 号大小的导管插入胸腔（通过针穿过胸腔时的感觉），一旦导管进入胸内腔，气体或液体会进入注射器。将内置针移去，将连接三通管的注射器与导管连接。此操作必须在呼气时做，预防气体进入胸腔，而且操作者在放置三通管时应该持续保证导管的密闭性。静脉延长管放置在三通管的第三个臂上，这样当注射器装满时，将会排空到储存器。穿刺过程中需警惕导管的扭曲。

## 四、并发症及预防

1. 感染　严格无菌操作有助于减少感染。
2. 出血　术前确认各标志以免损伤。
3. 神经损伤　从上缘进针可避免肋间神经损伤。
4. 肺损伤　避免过度用力强行进针。
5. 膈肌损伤。
6. 皮下气肿。

（田兆方）

✎ 参考文献

1. 封志纯,钟梅 . 实用早产儿与早产儿学 . 北京 : 军事医学科学出版社,2010.
2. 中国医师协会新生儿科医师分会 . 新生儿转运工作指南（2017 版）. 中华实用儿科

临床杂志,2017,32(20):1543–1546.

3. 武荣,封志纯,刘石.新生儿诊疗技术进展.北京:人民卫生出版社,2016.

4. 周海燕,李娜,武荣.不同供氧流量下婴儿培养箱内新生儿口鼻部的氧浓度.中华围产医学杂志,2011,14(8):500–502.

5. 邵肖梅,叶鸿瑁,丘小汕.实用新生儿学.第5版.北京:人民卫生出版社,2019.

6. 张玉侠.实用新生儿护理学.北京:人民卫生出版社,2015.

7. 李国宏.60项护理技术操作流程.南京:东南大学出版社,2015.